물리치료사와
작업치료사를 위한

고급자료분석

Advanced Data Analysis
for Physical Therapists
and Occupational Therapists

이 충 휘 저

계축문화사

머리말

2002년에 연구방법론 책을 출간하고 개정판을 내면서 거의 20여년이 지났다. 많은 독자들이 연구방법론 책을 사랑해준 덕에 6판까지 개정판을 낼 수 있었다. 책의 분량은 점점 늘어나고 새로운 내용을 추가하기에는 학부생들과 대학원생들에게 분량 면에서 좀 부담이 되는 지경에 이르렀다. 2009년부터 시작된 보직 생활을 마치고 2020년에 드디어 연구년을 갖게 되었고 대학원생을 위한, 그리고 연구방법론 책에서 자세히 다루지 못했던 부분들을 고급자료분석 책을 통해 소개하고 싶었다. 이 책은 학부생보다는 대학원생을 위한 책이라고 할 수 있다. 고급자료분석 책을 읽기 전에 연구방법론을 미리 공부한 학생들에게 도움이 될 듯하다.

그 동안 물리치료와 작업치료계에서도 많은 대학원과정이 생겼고 우수한 논문들이 해외에 출판되어 국내외적으로 한국물리치료계의 학문적 위상도 많이 높아졌다. 논문을 투고하면서 리뷰어들의 코멘트를 받아 보면 표본의 크기, 효과 크기에 대한 이야기가 적지 않게 언급되곤 한다. 또한 논문에서도 단순하게 p값을 제시하는 것에 그치지 않고 효과크기를 같이 제시하는 학술지도 많아졌다. 그래서 이 책의 1장에서는 논문을 쓰는 사람들이 어려워하는 통계방법의 선정에 고려해야 할 사항과 그에 따른 적절한 통계방법에 대해 좀 더 자세하게 다뤘다. 이와 관련하여 독자들이 활용가능한 통계소프트웨어도 소개를 하였다. 2장부터 5장까지는 일반적으로 많이 논문에서 등장하는 통계방법 별로 G*Power를 이용한 표본크기, 효과크기를 구하는 법을 SPSS의 결과물을 얻는 과정과 함께 예제를 인용해서 설명하였다. 특히 대학원생들이 어려워하면서 많이 사용하는 반복측정 설계와 그에 따른 여러 분석방법 예들을 소개하였다. 그 외에도 공변량분석, 회귀분석, 로지스틱 회귀분석, 요인분석, 신뢰도 분석 등 실제로 학위논문을 쓰면서 자신의 연구설계와 부합하는 통계분석을 예제를 따라 해 볼 수 있도록 예제파일을 제공하였다. 예제파일들은 계축문화사 홈페이지(http://gyechuk.co.kr/)의 자료실에서 내려받기가 가능하도록 준비하였다.

이 원고를 준비하면서 자신들의 학위논문의 연구 데이터를 기꺼이 제공한 김정아, 이경은, 유승주, 윤성준, 문일영, 안선희, 곽경태, 임우택 졸업생들에게 고맙다는 이야기를 전한다. 또한 짧은 준비기간임에도 불구하고 출판준비를 해주신 계축문화사 사장님과 편집부장님, 디자인 담당자께도 감사의 인사를 드린다.

2021년 6월 30일
백운관 230호 연구실에서 저자 씀

차 례

1

통계방법의 선정

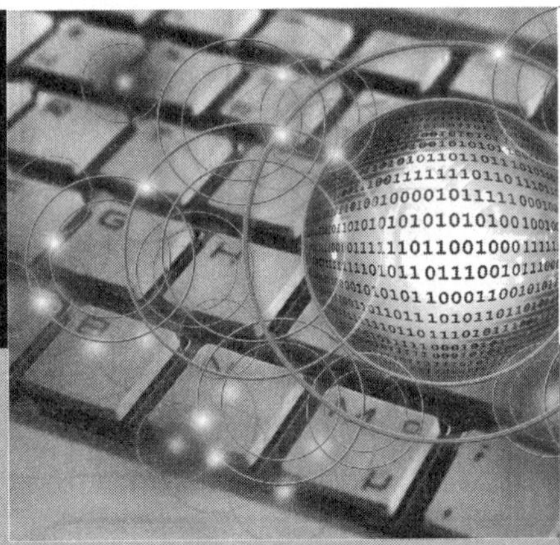

1. 측정의 수준
2. 측정수준과 분석
3. 통계방법의 선정
4. 자료 변환
5. 통계패키지

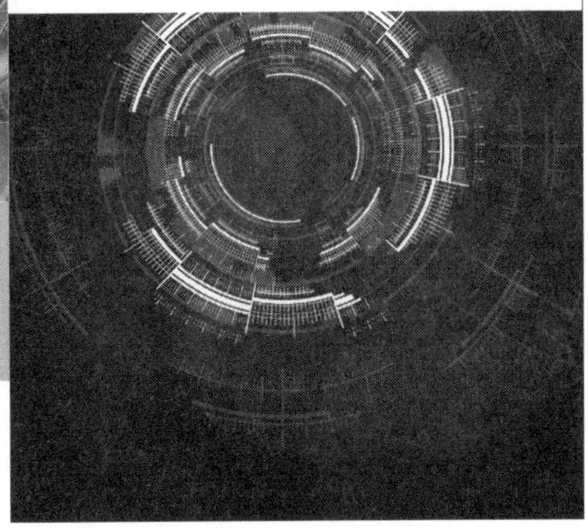

1

제**1**장

통계방법의 선정

변수는 연속변수(continuous variable)와 비연속변수(discrete variable)로 나눌 수 있으며, 연속변수는 주어진 범위 내에서 이론적으로 무한히 세분된 값을 가질 수 있는 것이다. 실제로 연속변수들은 정확하게 측정될 수는 없지만 측정하는 도구들의 정밀도에 의해 제한된다. 예를 들면, 관절가동범위의 측정이나 힘, 무게 등이 이에 해당된다. 비연속변수는 이산변수라고도 하는데, 특정한 값 이외의 다른 값을 취하지 못하거나 세분할 수 없는 변수이다. 예를 들면 심박동수나 운동과제를 학습하는 데 필요한 횟수, 가족 중 어린이의 수 등이다.

1. 측정의 수준

측정은 물리치료사가 평가 혹은 치료계획을 세울 때, 그리고 연구를 시행할 때도 항상 염두에 두어야 하는 사항이다. 대부분의 자료는 측정을 통하여 얻어진다. 측정은 관찰내용을 자료로 전환시키는 행위라고 정의할 수 있다. 측정하고자 하는 대상의 특성이나 속성을 변수(variable)라고 한다. 변수는 계량화(quantification)할 수 있는지 여부에 따라 질적(qualitative) 변수와 양적(quantitative) 변수로 나뉜다. 질적 변수는 성, 출신지, 직업종류와 같이 계량화할 수 없는 변수를 말하고, 양적 변수는 지능지수, 키, 몸무게 등과 같이 양화할 수 있는 변수를 말한다. 학자에 따라서는 질적 변수를 비연속(discrete) 변수, 양적 변수를 연속(continuous) 변수라고 구분하기도 한다. 어떤 한 변수가 다른 변수의 변화에 영향을 주는지 혹은 받는지 여부에 따라 독립(independent) 변수와 종속(dependent)변수로 나누기도 한다. 실험군에서 연구자가 임의로 통제하는 변수를 독립변수라 하고, 이 독립변수에 의해서 영향을 받는 변수가 종속변수가 된다. 독립변수와 종속변수의 특성을 [표 1-1]에 제시하였다.

[표 1-1] 독립변수와 종속변수의 특성

독립변수	종속변수
원인 처치(treatment) x축(abscissa, X) 통제요인(controlled factors) 조작변수(manipulated variable)	결과(효과) 생리적 반응(physiological response) y축(ordinate, Y) 결과(outcome) 측정된 변수(measured variable)

예를 들어, 회전욕을 하면 관절가동범위가 증가된다고 할 때 회전욕은 독립변수가 되고 관절가동범위는 종속변수가 된다. 엉덩관절의 굽힘각도가 변하면 넙다리네갈래근의 근력이 증가된다고 할 때 엉덩관절의 각도는 독립변수가 되고 넙다리네갈래근의 근력은 종속변수가 된다.

측정을 시작하기 전에 변수를 선정하여야 하고 반드시 그 변수에 대한 정의가 필요하다. 물리치료학이나 작업치료학에서 사용하는 대부분의 변수는 전세계적으로 정의가 되어 있다. 예를 들면, 관절가동범위(range of motion), 다리 길이의 측정, 도수근력검사 등이다. 각 변수를 조작적으로(operationally) 정의한 후에는 두 개 이상의 범주(category)로 분류를 한다. 가장 간단한 형태는 어떤 특성이나 반응의 유무, 예를 들면, 환자가 강직(spasticity)이 있느냐 혹은 없느냐, 일상생활 독립정도를 측정하는 항목 중에서 특정 영역에서 독립적이냐 혹은 의존적이냐로 나눈 경우이다. 연구대상이 되는 환자는 모두 두 가지 상호배타적인 범주 중에서 하나의 범주에 속한다. 이러한 과정을 거친 후에는 측정하려고 하는 변수의 측정 수준을 고려하여야 한다. 변수의 측정 수준은 다음과 같이 네 가지로 분류된다.

1) 명목척도(Nominal scale)

네 가지 척도 중에서 가장 낮은 수준의 척도인데, 부여된 수치는 단지 식별 목적으로만 사용된다. 절단위치를 부위별로 구분할 때, 첫 번째 범주에는 상지 절단자를 포함시키고 두 번째 범주에는 하지 절단자를 포함시킨 후 각각에 1과 0이라는 수치를 부여했다면 이 것은 명목척도로 측정된 것이라고 할 수 있다. 이 두 가지 범주는 서로 배타적이어서 연구대상은 모두 둘 중의 한 범주에만 반드시 포함되어야 한다. 만약 상지와 하지가 동시에 절 단된 사람이 연구대상에 포함되어 있다면 이때는 제3의 범주를 만들어야 하고, 첫 번째와 두 번째의 범주에 부여되었던 수치와는 다른 제3의 수치가 부여되어야 한다.

명목척도에 사용되는 범주의 수에 대하여는 제한이 없다. 명목척도로 측정된 수치들을 통계적인 목적으로 사용할 때는 수치끼리 서로 더하거나 뺄 수 없고 나누거나 곱할 수도 없다. 명목척도로 측정된 경우에 각 범주에서 빈도수, 백분율, χ^2-검정, 파이(φ) 계수 등을 구할 수 있다.

명목척도의 예를 든다면, 관절염의 종류(류마티스성 관절염, 퇴행성관절염, 감염성관절염, 골관절염, 외상성관절염, 통풍성관절염), 입체인지(stereognosis) 검사에서 반응의 여부, 편마비 환자의 마비 형태(spastic, flaccid)와 마비된 쪽(좌, 우), 보조기의 착용 여부, 환자의 성(남, 여), 오른손잡이와 왼손잡이, 환자의 보행 가능 여부 등을 들 수 있다.

2) 서열척도(Ordinal scale)

순서척도라고도 불리는데, 명목척도와 다른 점은 각 범주들 사이에 서열이 있다는 점이다. 서열척도에서 각 범주에 부여된 수치들은 서로 상대적인 순위(relative rank order)만을 나타낼 뿐이다. 예를 들면, 환자의 운동성 위치감각(kinesthetic position sense)이 온전한 정도에 따라 전혀 손상이 없으면 3을, 약간 손상이 있으면 2를, 심하게 손상된 경우에는 1을, 전혀 감각이 없으면 0이라는 수치를 부여했을 때, 이것이 바로 서열척도의 예가 된다.

서열척도에서 사용된 수치는 명목척도에서 사용된 수치와 의미가 다르다. 명목척도에서는 수치들 간에 상대적인 크기를 나타내지 못하지만 서열척도에서는 $4 > 3 > 2 > 1 > 0$의 의미가 가능하다. 그러나 $4 - 3 = 2 - 1$이라는 의미가 성립하지 않는다. 따라서 운동성 위치 감각이 3인 환자가 2인 환자보다도 양호한 편이라고 설명할 수는 있지만, 2에 해당하는 환자와 1에 해당하는 환자와의 차이만큼 더 좋은 편이라는 설명은 옳지 않다.

서열척도로 측정된 경우 중위수(median), 백분위(percentile), 사분위(quartile), 순위 상관계수 등을 사용할 수 있다. 서열척도의 예를 살펴보면, 경련성(spasticity)의 정도(none인 경우 0, 약간 있는 경우 1, 중간인 경우 2, 심한 경우 3), 일상생활 동작에서 환자의 독립성 정도를 감독(supervision)과 도움이 필요한지 여부에 따라 분류한 경우(zero 0, 불량 1, 양호 2, 우수 3), 도수근력검사(zero 0, trace 1, poor 2, fair 3, good 4, normal 5), 그 외에도 사회과학에서 많이 사용하는 리커트형태(Likert type)의 태도나 신념을 측정하는 척도가 서열척도에 해당한다. 근육의 강직(spasticity)을 평가하는 애쉬월스척도(Ashworth scale), 뇌성마비 대운동 기능분류 시스템(Gross Motor Function Classification System)도 여기에 해당한다.

3) 등간척도(Interval scale)

간격척도 혹은 등간척도라는 용어로도 사용되는데, 앞에서 논의되었던 명목척도나 서열척도보다도 높은 수준의 척도로서 부여된 수치들 간의 간격이 같다는 것을 전제로 하고 있다. 등간척도에서 사용되는 0은 임의로 정해지는 수치이지 절대적 수치는 아니라는 점에 유의하여야 한다. 등간척도의 전형적인 예로서 온도를 들 수 있다. 섭씨 10°는 섭씨 20°와 섭씨 10°의 차이가 있다. 마찬가지로 섭씨 30°는 섭씨 20°와 10°의 차이가 있다. 이때 두 온도의 차 섭씨 10°의 간격은 같다. 그러나 섭씨 20°가 섭씨 10°보다 두 배 뜨겁다고 말할 수는 없다. 왜냐하면, 섭씨온도에서 0°는 온도가 전혀 없다는 뜻이 아니라 단지 얼음이 녹고 물이 얼음이 되는 온도를 임의로 0이라고 정한 것뿐이다. 그리고 온도 0°는 섭씨, 화씨(물의 어는점을 32℉, 물의 끓는점을 212℉로 하여 그 사이를 180 등분한 온도체계), 절대 온도(물의 어는점을 273K, 물의 끓는점을 373K)에 따라 다르다. 등간척도의 예로는 습도, 지능지수, 체온 등을 들 수 있다.

4) 비척도(Ratio scale)

비율척도라고도 하며 척도 중에서 가장 높은 수준의 척도이다. 등간척도에서와 마찬가지로 측정 단위(unit) 간에 동일한 거리를 유지하고 있으며, 절대 0점(absolute zero point)을 갖고 있다. 다시 말하면, 비척도에서의 0은 어떤 능력(ability)이나 속성(property)이 완전히 없다는 것을 뜻한다. 관절가동영역을 측정한 경우 40°는 20°보다 2배 움직인다는 설명이 가능하다. 비척도로 측정된 수치들은 덧셈과 뺄셈, 곱셈과 나눗셈을 할 수 있다. 비척도로 측정되는 변수의 예는 신경전도속도, 보조기의 길이, 치료시간, 치료횟수 등이다.

2. 측정수준과 분석

연구자는 가능하면 높은 수준의 척도로 측정하여야 한다. 높은 수준의 척도는 등간척도와 비척도를, 낮은 수준의 척도는 명목척도를 의미한다. 높은 수준의 척도는 낮은 수준의 척도보다도 많은 정보를 갖고 있어서 좀 더 강력하고 예민한 분석절차를 따른다. 높은 수준의 척도에서 낮은 수준의 척도로 자료를 전환시키면 정보의 손실이 뒤따른다.

10명의 연구대상자로부터 측정된 몸무게를 정리한 자료를 예를 들어 설명하겠다. 비척도로 측정된 값들은 측정값에 대한 완전한 정보를 포함하고 있다. 등간척도로 측정된 값들은 비척도에서 측정된 값들 중 가장 작은 값(B)에 임의로 0을 부여하고, 그 연구대상자보다 5kg이 무거울 때마다 5점씩을 가산해 준 것이다. 따라서 등간척도에서 몸무게의 차이 20 − 15 = 40 − 35라는 개념이 가능하다.

[표 1-2] 씨름선수 몸무게에 대한 가상의 자료

연구대상자	비척도	등간척도	서열척도	명목척도
A	180kg	70	10	1
B	110kg	0	1	2
C	165kg	55	8	1
D	130kg	20	5	2
E	175kg	65	9	1
F	115kg	5	2	2
G	125kg	15	4	2
H	150kg	40	7	1
I	145kg	35	6	2
J	120kg	10	3	2

그러나 등간척도에서와 같이 각 개인에 대한 실제의 몸무게는 알 수가 없다. B는 가장 가벼운 사람이지만 등간척도로 보았을 때, 몸무게가 10kg인 아동인지, 110kg인 성인인지를 알 수가 없다.

서열척도로 측정된 경우는 몸무게가 가장 가벼운 순서에서 무거운 순서로 서열을 정한 것이다. 가장 가벼운 경우는 1을, 가장 무거운 경우는 10을 부여하였다. 이런 경우 비척도와 비교할 때, 훨씬 많은 양의 정보가 손실되었다. 즉, A가 B보다 얼마나 무거운지 알 수가 없다. A와 B의 차이는 5kg일 수도 있고 150kg일 수도 있다.

마지막으로 명목척도로 측정된 경우, 연구대상자는 모두 경량급과 중량급으로 나뉘었다. 그 기준은 임의로 설정되었다. 몸무게가 150kg 이상인 경우 중량급 범주에 포함하여 1을 부여하고, 150kg 미만인 경우에는 2를 부여하였다. 이렇게 측정된 경우 연구자가 이용할 수 있는 정보의 양은 극히 제한되어 있다. 즉, 한 범주 안에서 누가 누구보다 무거운지, 또는 얼마나 무거운지 알 수가 없다.

이와 같이 낮은 수준에서 측정될수록 이용할 수 있는 정보의 양이 제한되므로 연구자는 가능하면 높은 수준의 척도로 측정하려고 노력하여야 한다. 또한, 일단 높은 수준의 척도로 측정된 경우 낮은 수준의 척도로 전환시킬 때는 정보의 손실이 따른다는 것을 알아야 한다. 따라서 각 척도별 측정치들은 보기에는 다 같은 수치이지만 그 수를 의미 있게 수리적으로 처리할 수 있는 통계방법에는 차이가 있다.

네 가지 척도 중에서 가장 이상적인 척도는 비척도이다. 연구자는 연구를 계획하는 과정이나, 연구자료를 분석하는 단계에서 자신이 사용하려는 측정치가 어떤 척도에 해당하는가를 미리 확인할 필요가 있다. 왜냐하면 측정치가 어느 척도에 해당하는가에 따라 동일한 특성을 알아보는 통계방법도 사용이 가능한 것과 불가능한 것이 있기 때문이다. 사전에 이러한 확인을 안 하면 중대한 오류를 범하게 된다.

네 가지 척도 중에서 높은 수준의 척도는 비척도이고 낮은 수준의 척도는 명목척도이다. 그러므로 연구자는 가능하면 높은 수준의 척도로 측정하여야만 한다. 높은 수준의 척도는 낮은 수준의 척도보다 많은 정보를 가지고 있어서 좀 더 강력한 분석절차를 적용할 수 있다.

연구자가 자료나 연구결과에 대해 논의할 때는 반드시 수집된 자료의 측정수준에 맞게 진술하여야 한다. 예를 들면, 수집된 자료가 서열척도로 측정되었음에도 불구하고 비척도의 수준에서 분석하거나 진술을 한다면 큰 오류가 아닐 수 없다. 측정수준에 대한 명확한 이해를 하는 것이 수집된 자료에 알맞은 결론을 유도하는 데 도움이 된다.

3. 통계방법의 선정

자료를 분석할 때, 통계방법을 선택하기 위해서는 우선 분석의 목적, 측정수준, 집단의 수, 변수의 수를 고려해야 한다. 자료분석의 목적은 세 가지로 구분되는데, 첫째는 비교(comparison)이고, 둘째는 상관성(association) 판단, 셋째는 예측(prediction)이다. 다시 말하면, 단순히 그 집단의 분포모양을 설명하고자 하는지? 변수들간의 관계 유무와 관련정도를 알아보려고 하는지? 실험의 효과를 분석하고자 하는지? 아니면, 어떤 현상을 예측하려고 하는지를 먼저 결정하여야 한다.

변수는 측정수준에 따라 명목척도, 서열척도, 등간척도, 비척도로 나뉜다. 모든 변수는 이것들 중의 한 가지로 표현된다. 측정된 변수가 어느 수준에 해당되는가에 따라 통계방법이 결정된다. 연구자가 수집한 자료가 명목척도이거나 서열척도라면 비모수검정(nonparametric test)을 하여야 하고, 등간척도나 비척도로 측정되었다면 모수검정(parametric test)을 하여야 한다. 전통적으로 사용해 온 통계적 추론방법은, 표본이 추출된 확률분포(또는 모집단)가 어떤 형태(정규분포, 이항분포 등)라고 알고 있는 경우에 이들 분포를 구체적으로 결정짓는 미지의 모수(parameter: 모집단에서 얻어진 통계량, 모평균, 모비율 등)에 관한 추정이나 검정이었다. 이렇게 분포의 형태에 관한 지식은 있으나 구체적인 모수를 모를 때 행하는 추론방법을 통계학에서는 모수검정(parametric test)이라 한다. 그러나 때로는 모집단의 분포가 정규분포를 따른다고 보기가 어려울 수도 있고, 또는 분포의 형태에 대한 가정이 전혀 불가능할 수도 있다. 이런 경우에는 비모수검정(nonparametric test) 또는 분포무관방법(distribution-free method)이라 한다.

[표 1-3] 통계방법과 측정의 수준

통계방법	검정방법	사용목적	측정수준	
			독립변수	종속변수
독립 t-검정(independent)	P*	두 집단 간의 평균차이를 검정	명목척도	등간/비척도
대응표본 t-검정(paired)	P	두 개의 짝지워진 집단이나 한 집단에서 실험 전후에 측정된 값의 평균비교	명목척도	등간/비척도
중위수검정(median test)	NP*	두 개 이상의 독립적인 집단에서 중위수의 차이 검정	명목척도	서열척도
만-휘트니 검정 (Mann-Whitney U test)†	NP	두 개의 독립적인 집단에서 서열 점수(ranks of scores) 차이 검정	명목척도	서열척도
윌콕슨부호순위검정 (Wilcoxon signed-rank test)	NP	두 개의 짝지워진 집단에서 서열 점수(ranks of scores) 차이 검정	명목척도	서열척도
분산분석** (ANOVA)	P	두 개 이상의 독립적인 집단끼리 평균차이 검정	명목척도	등간/비척도
크루스칼-월리스 검정 (Kruskal-Wallis test)	NP	세 개 이상의 독립적인 집단에서 서열점수(ranks of scores)의 차이 검정	명목척도	서열척도
프리드만 검정 (Friedman test)	NP	세 개 이상의 관련된 집단에서의 서열점수(ranks of scores)의 차이 검정	명목척도	서열척도
카이제곱검정 (Chi-square test)	NP	변수간의 관련성, 분포의 적합도 검정	명목척도	명목척도
피어슨상관 (Pearson Correlation)	P	두 변수간의 상관성 검정	등간/비척도	등간/비척도
스피어맨의 로 (Spearman's Rho)	NP	두 변수간의 상관성 검정	서열척도	서열척도
다중회귀분석 (multiple regression analysis)	P	두 개 이상의 독립변수가 한 개의 종속변수를 예측	등간/비척도	등간/비척도

*P: parametric test NP: nonparametric test

**: 분산분석에서 독립변수가 하나인 경우를 one-way 분산분석, 두 개 이상인 경우를 다원분산분석이라고 한다. 특히 두 개의 독립변수가 관련된 경우를 이원분산분석(two-way ANOVA)이라고 한다. 반복측정(repeated measure)을 한 경우에는 반복측정 분산분석을 한다.

†: Wilcoxon rank sum test라고도 함

[표 1-4] 통계방법 요약표

<table>
<tr><th rowspan="3">측정수준</th><th colspan="5">표본수</th><th rowspan="3">상관관계</th></tr>
<tr><th rowspan="2">1개</th><th colspan="2">2개</th><th colspan="2">3개 이상</th></tr>
<tr><th>독립</th><th>종속(연관)</th><th>독립</th><th>종속</th></tr>
<tr><td>명목척도
(비모수통계)</td><td>카이제곱 검정</td><td>카이제곱 검정</td><td>맥네마 검정</td><td>카이제곱 검정</td><td>코크란 검정</td><td></td></tr>
<tr><td>서열척도
(비모수통계)</td><td></td><td>만-휘트니 검정</td><td>윌콕슨 쌍대 비교</td><td>크루스칼-월리스 일방향 분산분석</td><td>프리드만 이원분산분석</td><td>스피어맨 상관</td></tr>
<tr><td rowspan="2">등간 또는 비척도 (모수 통계)-정규성 (1-표본 Kolmogorov-Smirnov 검정, Shapiro-Wilk 검정), 등분산성 검정 (Levene 검정, Bartlett 검정)</td><td rowspan="2">대응표본 t- 검정 (전후 비교)</td><td>독립 t-검정 등분산 가정에 위배될 때는 Welch's corrected unpaired t-test</td><td>대응표본 t- 검정</td><td>일방향 분산분석 → 다중비교</td><td>반복측정에 의한 분산분석(구형성 가정) → 사후검정가능</td><td>피어슨 상관 회귀분석 (독립변수가 있는 경우, 다중회귀, 로지스틱 회귀분석, 판별분석)</td></tr>
<tr><td colspan="5">이원(two-way) 분석, 이원반복측정 분산분석, multifactorial 분석</td></tr>
</table>

[표 1-5] 다중비교방법

검정방법 종류	비교시기	비교집단	표본크기
Fisher's least-significant-difference(LSD) method	사후비교	모든 짝**	다른 표본크기
Duncan's multiple-range procedure	사후비교	모든 짝	같은 표본크기
Newman-Keuls(NK) 또는 Student Newman Keuls(SNK) procedure	사후비교	모든 짝	같은 표본크기
Tukey's honestly significant difference(HSD) procedure	사후비교	모든 짝	같은 표본크기
Sheffé method	사후비교	모든 조합	다른 표본크기
Bonferroni test	사후비교	모든 조합	다른 표본크기
Dunnett	사전비교*	대조군과의 비교	다른 표본크기

*사전비교(a priori contrasts)는 분석결과를 얻기 전에 미리 각 집단 간의 비교를 계획한 경우이며, 사후(post hoc)비교는 분산분석을 한 후 유의한 결과를 얻었을 때, 추가로 각 집단을 비교하는 것이다.

**모든 짝(pairwise)은 k개의 집단이 있을 때 ${}_kC_2$개의 비교이며, 모든 조합(combination)은 선형결합으로 표현되는 모든 형태의 비교, 대조군과의 비교는 대조군과 k-1개의 나머지 집단 간의 비교를 말한다.
${}_7C_3 = (7\times6\times5)/3! = 35$, 7개 중 3개를 뽑기만 하는 경우, ${}_{10}C_4 = (10\times9\times8\times7)/4! = 210$

집단 간 차이에 대한 검정을 할 때는 [표 1-6]을 참고하기 바란다.

[표 1-6] 집단 간 차이 비교 검정 방법 요약

변수의 수	집단의 수	대상자 비교방법(대상자간, 대상자내) 또는 (집단간, 집단내)	측정의 수준	분석방법
1개	1개	대상자간, 집단간	서열척도	일표본부호검정(one-sample sign test)
			등간/비척도	일표본 t-검정(one-sample t-test)
	2개	대상자간, 집단간	서열척도	만-휘트니 U 검정(Mann-Whitney U test)
			등간/비척도	독립 t-검정(two-independent-sample t-test)
		대상자내, 집단내	서열척도	윌콕슨 부호-순위 검정(Wilcoxon signed-ranks test)
			등간/비척도	대응표본 t-검정(paired t-test)
	3개 이상	대상자간, 집단간	서열척도	크루스칼-윌리스 검정(Kruskal-Wallis H test)
			등간/비척도	일방향 분산분석(one-way ANOVA)
		대상자내, 집단내	서열척도	프리드만 검정(Friedman test)
			등간/비척도	반복측정분산분석(one-way within-subjects ANOVA)
2개		대상자간, 집단간	등간/비척도	이방향 분산분석(two-way between-subjects ANOVA)

흔히 통계학에서는 연구집단(group)이나 표본(sample)의 수에 따라 단일표본검정, 두 개의 표본검정, 세 개 또는 그 이상의 표본검정으로 나눌 수 있다. 따라서 표본의 수에 따라서도 적용하는 통계방법이 결정된다. 이때 주의해야 할 점은 반복측정한 집단에서 얻어진 자료인지 또 집단(표본)을 선정하는 데 있어 짝짓기(paired)를 한 것인지, 아니면 독립적(independent)인 관계인지를 확인하여야 한다.

연구자가 분석하려고 하는 변수의 수가 하나일 때는 단일변량(univariate), 두 개의 경우에는 이원변량(bivariate), 세 개 혹은 그 이상일 경우에는 다변량(multivariate) 분석을 하여야 한다. 이와 같이 특정한 통계방법을 선택하기 위해서는 앞에서 언급한 사항을 고려하여야 하며, 그 외에도 각각의 통계방법이 갖고 있는 가정(assumption)을 충족시키는가를 검토하여야 한다. 예를 들어, 독립 t-검정에서는 두 모집단의 분포가 정규분포를 해야 하고, 두 집단이 독립적일 것, 그리고 두 모집단의 분산이 같아야 한다는 조건이 있다. 분산분석에서는 종속변수의 정규성, 각 집단 종속변수의 등분산성, 분석사례들이 서로 독립성을 갖고 있어야 한다는 가정이 있다. 반복측정 분산분석에서는 구형성 가정을 충족시킬 것을 요구한다. 모수검정에서 특정한 통계방법을 적용할 때 충족되어야 할 여러 가정이 있지만 그 중의 어떤 가정은 반드시 충족되어야 하지만 또 어떤 가정은 엄격성이 덜 요구되는 가정도 있으므로 그 통계방법을 적용하는 것이 가정에 위배되는지 여부를 일반인이 판단하기는 어렵다. 특히 고급통계방법을 사용할 때는 통계학 전문가의 도움이 필수적이다.

실험설계를 통해서 어떤 통계방법이 적합한지는 다음의 그림을 참고하기 바란다.

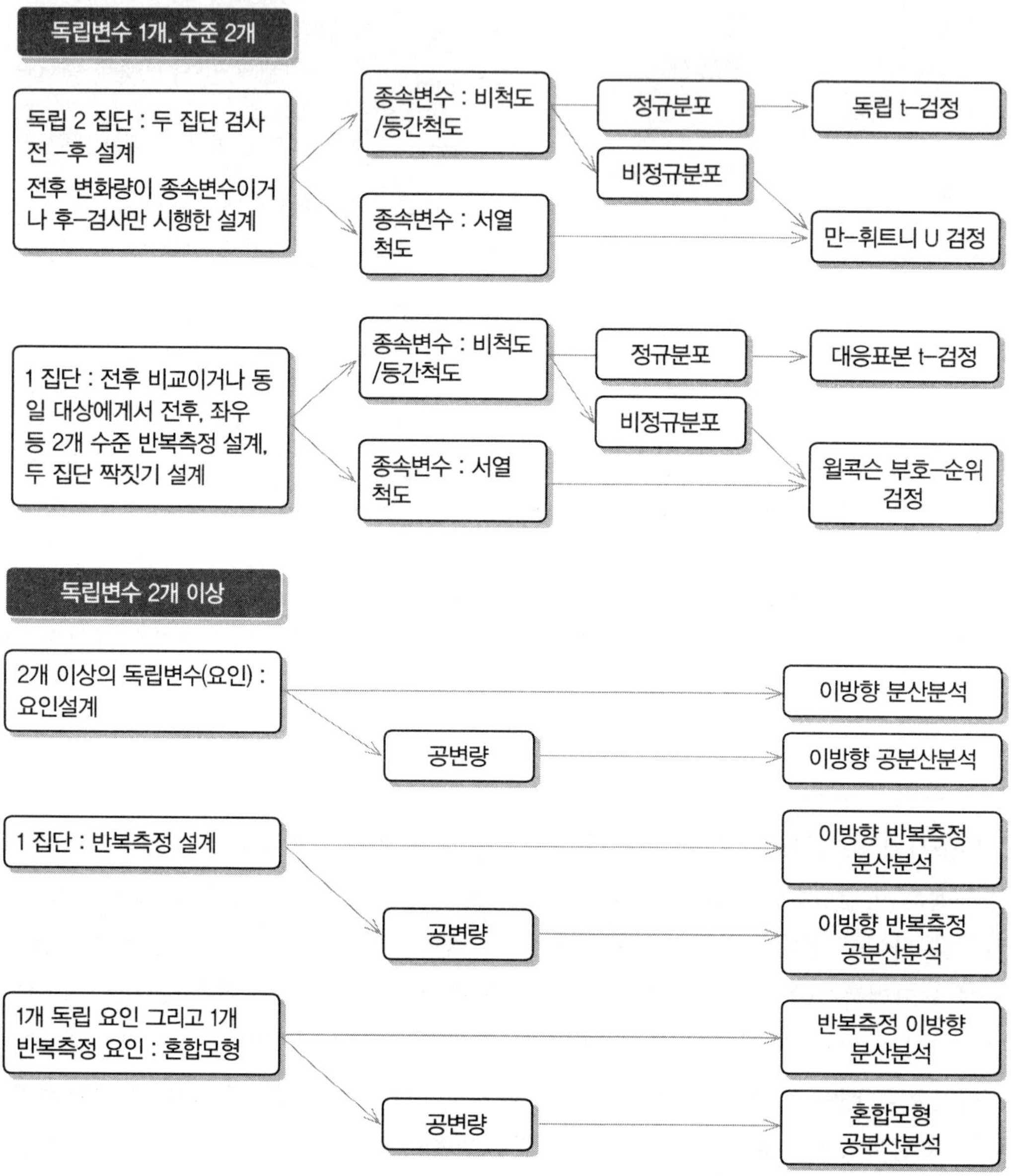

분석의 목적이 변수들간의 관계에 대한 것이면, 우선 변수의 수가 몇 개인가를 살펴본다. 두 변수가 모두 연속변수(등간척도, 비척도)이면 피어슨 상관계수를, 두 변수가 모두 서열척도이면 스피어맨 상관계수를, 한 변수는 이분형(dicotomous) 변수이고 다

른 하나는 연속변수이면 양류상관(point-biserial)계수를, 두 변수가 모두 이분형 변수이면 파이상관(phi correlation)계수를 구한다. 만약 한 변수는 예측변수이고 나머지 한 변수는 결과변수인 경우에는 선형회귀식(linear regression)을 구한다. 변수의 수가 2개 이상이면서 독립변수와 종속변수의 관계가 성립할 때는 다중회귀분석(multiple regression)을 한다. 빈도에 대한 검정을 할 때 범주형 변수의 수가 1개이면 카이제곱 검정의 적합도 검정(goodness-of-fit test)을 하고, 범주형 변수의 수가 2개이면 카이제곱 검정 중에서 독립성 검정을 하면 된다.

상관성 자료분석

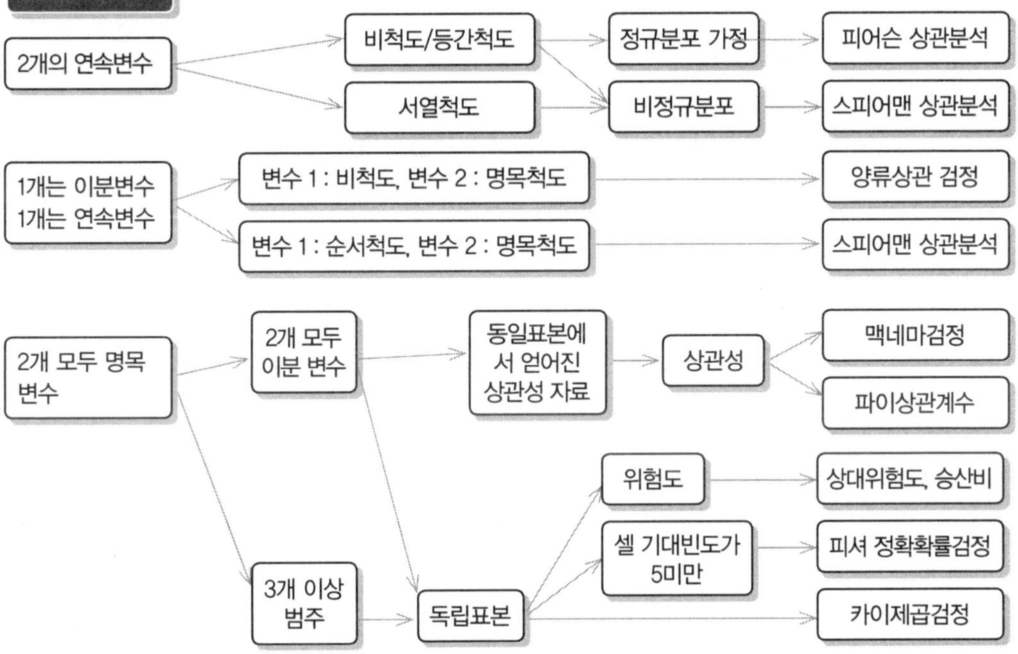

예측 목적의 분석 방법

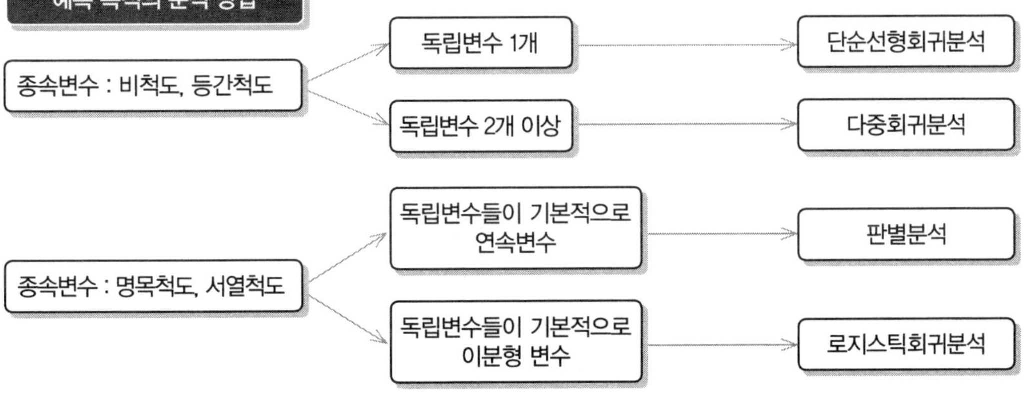

측정된 자료가 정규분포를 하는지 SPSS에서 알아보려면 일-표본(one-sample) Kolmogorov-Smirnov분석이나 Shapiro-Wilk검정을 하면 된다. 이 때의 영가설(H_0)은 '정규성을 따른다'이고 대립가설(H_1)은 '정규성을 따르지 않는다'라고 정의된다.

다음은 31명의 대상자에게 폐활량을 측정하고 엑셀파일에 저장한 자료이다. FEV1은 Forced Expiratory Volume in one second를 의미하고 FVC는 Forced Vital Capacity를 의미한다. 폐활량조사.xls파일을 SPSS로 불러오기를 하자.

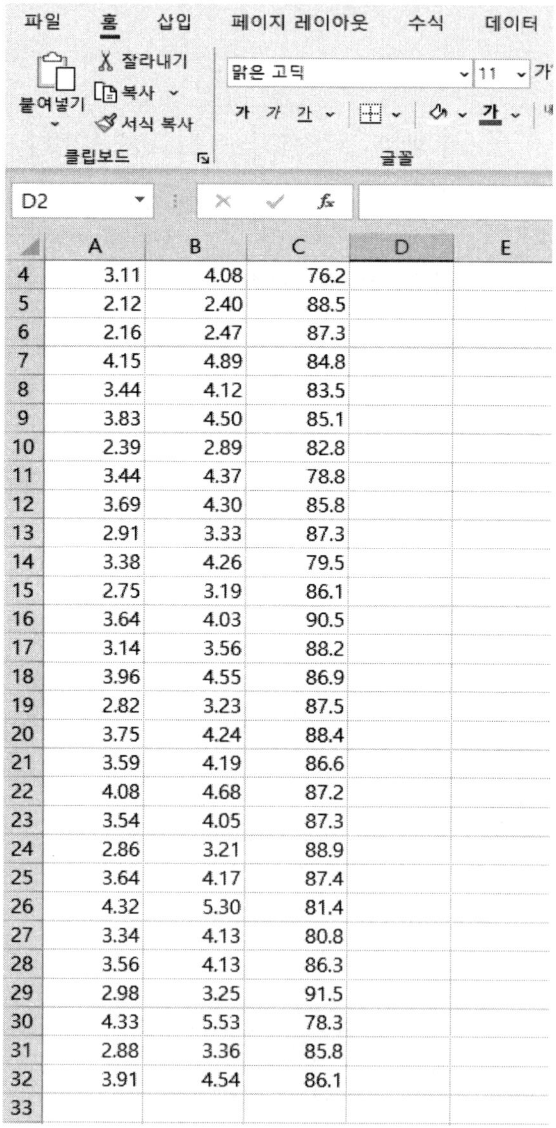

	A	B	C	D	E
4	3.11	4.08	76.2		
5	2.12	2.40	88.5		
6	2.16	2.47	87.3		
7	4.15	4.89	84.8		
8	3.44	4.12	83.5		
9	3.83	4.50	85.1		
10	2.39	2.89	82.8		
11	3.44	4.37	78.8		
12	3.69	4.30	85.8		
13	2.91	3.33	87.3		
14	3.38	4.26	79.5		
15	2.75	3.19	86.1		
16	3.64	4.03	90.5		
17	3.14	3.56	88.2		
18	3.96	4.55	86.9		
19	2.82	3.23	87.5		
20	3.75	4.24	88.4		
21	3.59	4.19	86.6		
22	4.08	4.68	87.2		
23	3.54	4.05	87.3		
24	2.86	3.21	88.9		
25	3.64	4.17	87.4		
26	4.32	5.30	81.4		
27	3.34	4.13	80.8		
28	3.56	4.13	86.3		
29	2.98	3.25	91.5		
30	4.33	5.53	78.3		
31	2.88	3.36	85.8		
32	3.91	4.54	86.1		
33					

SPSS를 실행하고 파일-데이터 가져오기 - 데이터베이스 - Excel을 클릭한다.

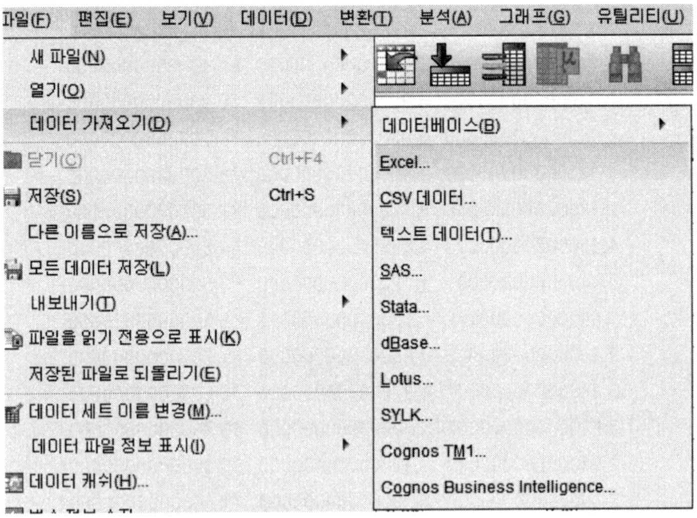

폐활량조사파일.xlsx를 클릭하고 열기를 클릭한다.

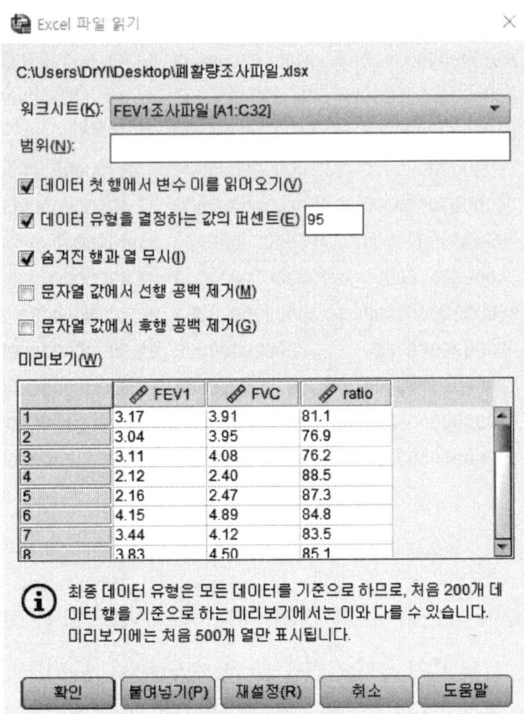

데이터 첫 행에서 변수 이름 읽어오기에 체크를 하고 확인을 클릭한다.

	FEV1	FVC	ratio	변수
1	3.17000000000000	3.91000000000000	81.1000000000000	
2	3.04000000000000	3.95000000000000	76.9000000000000	
3	3.11000000000000	4.08000000000000	76.2000000000000	
4	2.12000000000000	2.40000000000000	88.5000000000000	
5	2.16000000000000	2.47000000000000	87.3000000000000	
6	4.15000000000000	4.89000000000000	84.8000000000000	
7	3.44000000000000	4.12000000000000	83.5000000000000	
8	3.83000000000000	4.50000000000000	85.1000000000000	
9	2.39000000000000	2.89000000000000	82.8000000000000	
10	3.44000000000000	4.37000000000000	78.8000000000000	
11	3.69000000000000	4.30000000000000	85.8000000000000	
12	2.91000000000000	3.33000000000000	87.3000000000000	
13	3.38000000000000	4.26000000000000	79.5000000000000	
14	2.75000000000000	3.19000000000000	86.1000000000000	
15	3.64000000000000	4.03000000000000	90.5000000000000	
16	3.14000000000000	3.56000000000000	88.2000000000000	
17	3.96000000000000	4.55000000000000	86.9000000000000	
18	2.82000000000000	3.23000000000000	87.5000000000000	
19	3.75000000000000	4.24000000000000	88.4000000000000	
20	3.59000000000000	4.19000000000000	86.6000000000000	
21	4.08000000000000	4.68000000000000	87.2000000000000	
22	3.54000000000000	4.05000000000000	87.3000000000000	
23	2.86000000000000	3.21000000000000	88.9000000000000	
24	3.64000000000000	4.17000000000000	87.4000000000000	
25	4.32000000000000	5.30000000000000	81.4000000000000	
26	3.34000000000000	4.13000000000000	80.8000000000000	
27	3.56000000000000	4.13000000000000	86.3000000000000	
28	2.98000000000000	3.25000000000000	91.5000000000000	
29	4.33000000000000	5.53000000000000	78.3000000000000	
30	2.88000000000000	3.36000000000000	85.8000000000000	
31	3.91000000000000	4.54000000000000	86.1000000000000	
32				

SPSS에서 Kolmogorov-Smirnov검정과 Shapiro-Wilk값을 보려면 분석 → 기술통계량 → 데이터 탐색 → 보고자 하는 변수를 종속변수로 옮기고 도표 → 검정과 함께 정규성 도표에 체크 → 계속 클릭 → 확인을 클릭하면 된다.

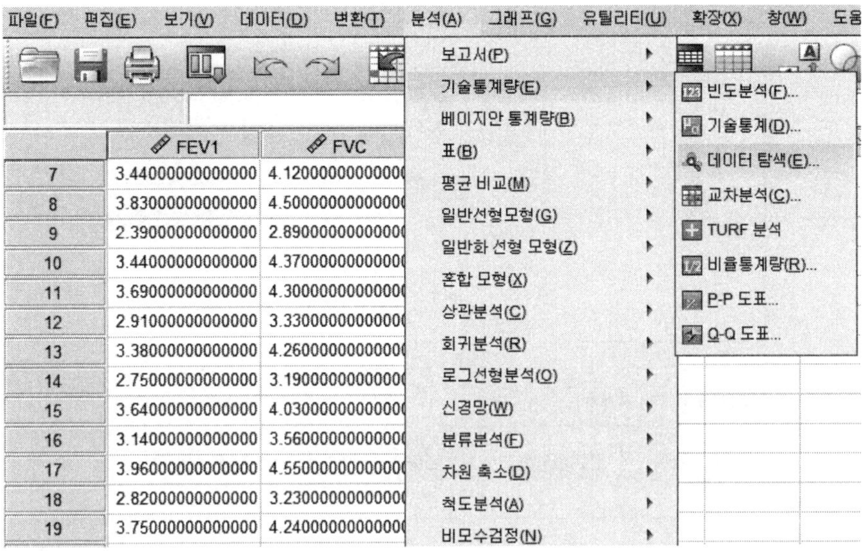

FEV1과 FVC를 선택하여 종속변수 칸에 옮겨 놓는다.

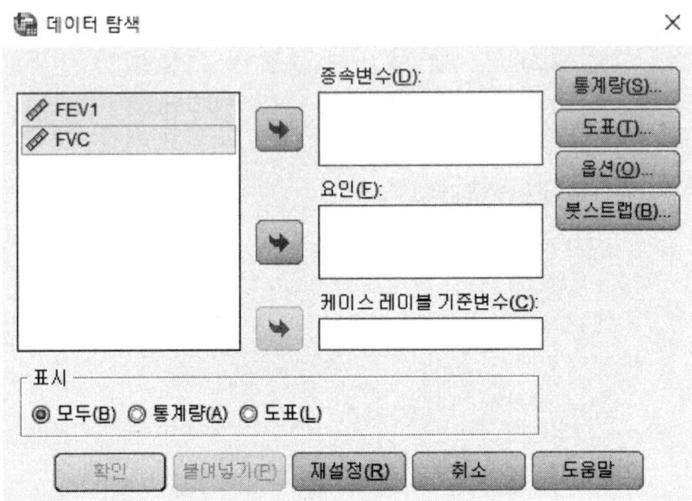

도표를 클릭한다.

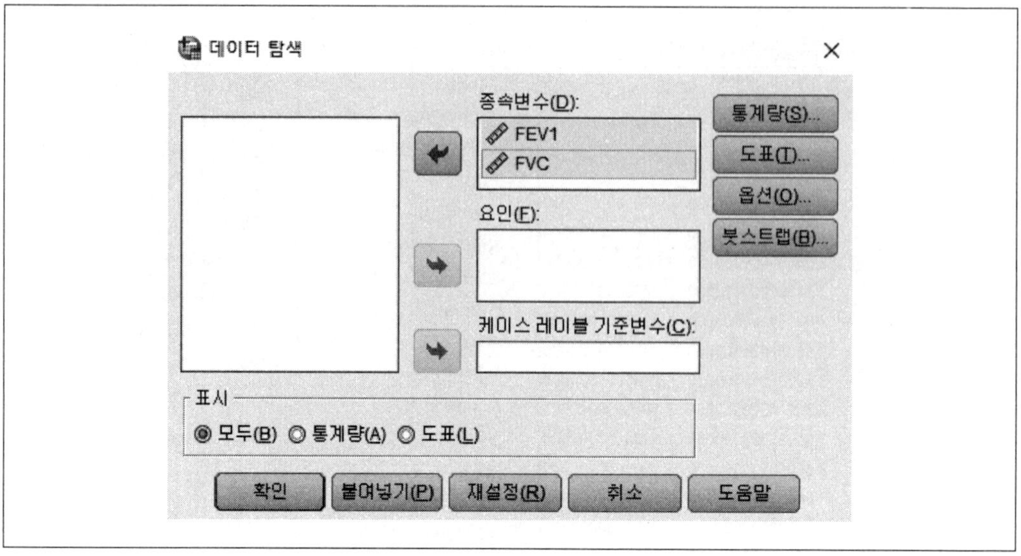

검정과 함께 정규성 도표에 체크한다.

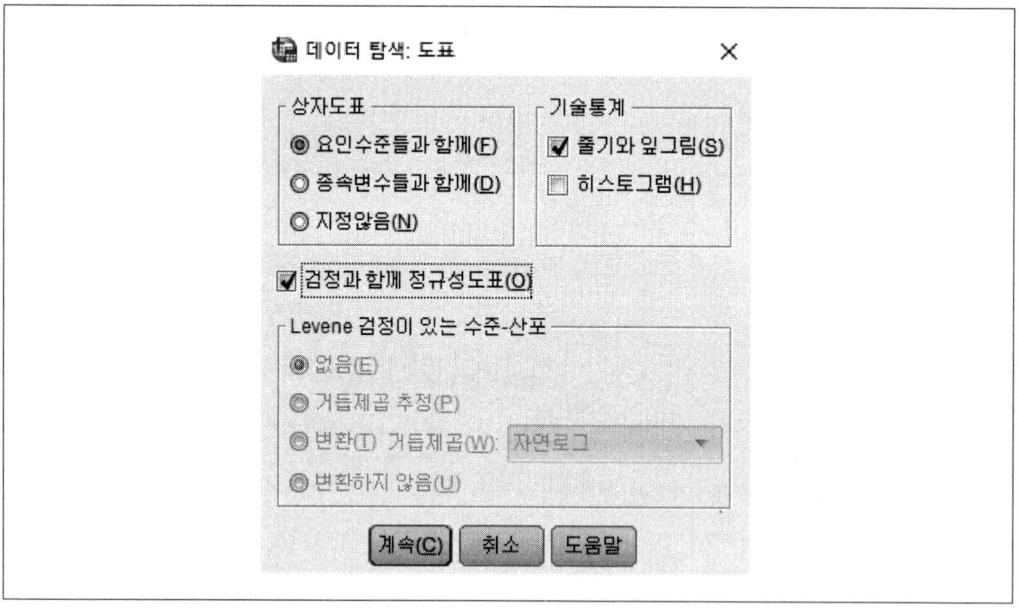

계속을 클릭한다. 확인을 클릭한다. FEV1과 FVC에 대한 기술통계량 값이 제시된다.

기술통계

			통계량	표준화 오류
FEV1	평균		3.352258065	.1042234053
	평균의 95% 신뢰구간	하한	3.139405475	
		상한	3.565110654	
	5% 절사평균		3.365806452	
	중위수		3.440000000	
	분산		.337	
	표준화 편차		.5802913617	
	최솟값		2.120000000	
	최댓값		4.330000000	
	범위		2.210000000	
	사분위수 범위		.8400000000	
	왜도		−.333	.421
	첨도		−.309	.821
FVC	평균		3.961612903	.1319425557
	평균의 95% 신뢰구간	하한	3.692150256	
		상한	4.231075551	
	5% 절사평균		3.964390681	
	중위수		4.120000000	
	분산		.540	
	표준화 편차		.7346250598	
	최솟값		2.400000000	
	최댓값		5.530000000	
	범위		3.130000000	
	사분위수 범위		1.040000000	
	왜도		−.212	.421
	첨도		.086	.821

FEV1에 대한 기술통계량을 검토해 보자. 평균은 3.35, 평균의 95%신뢰구간에서 상한값과 하한값은 평균(3.35)±1.96x(표준오차 0.104, 결과표에서는 표준화 오류)를 한 값이다. 5%절사평균은 데이터에서 상위극단값 5%, 하위극단값 5%를 제외한 상태에서의 평균을 의미한다. 중위수(중앙값)는 크기순서로 자료를 나열했을 때 중간에 위치하는 값을 의미한다. 범위는 최댓값에서 최솟값을 뺀 차이를 의미한다. 사분위수 범위는 자료를 작은 것부터 큰 것까지 크기순으로 나열해 놓고 어떤 특정한 값 아래에 전체자료 개수의 25%가 있는 값을 제1사분위수(제25백분위), 50%가 있는 값을 제2사분위수(중앙값, 중위수, 제50백분위), 75%가 있는 값을 제3사분위수(제75백분위)라고 한다.

사분위수 범위(interquartile)는 제1사분위수와 제3사분위수 간의 차이를 의미한다. 왜도(skewness)는 분포의 모양이 대칭을 벗어나 어느 한쪽으로 기울어진 정도를 보여준다. 왜도가 0이면 좌우대칭을, 왜도가 -0.333이면 꼬리가 왼쪽에 있는 모양(skewed to the left)이 된다. 첨도란 분포가 얼마나 뾰족한지를 나타내주는 지수인데 정규분포일 때는 0의 값을 갖는다. 첨도가 0보다 크면 뾰족한 모양을 보이고, 0보다 작을 때는 정규분포보다 완만한 모양을 보인다. 이 자료에서는 첨도가 -0.309이므로 정규분포보다 약간 완만한 모양을 하고 있음을 알 수 있다. 첨도와 왜도값을 고려할 때 FEV1 자료는 거의 정규분포한다고 볼 수 있다.

정규성 검정 결과표는 아래와 같다.

정규성 검정

	Kolmogorov-Smirnov[a]			Shapiro-Wilk		
	통계량	자유도	유의확률	통계량	자유도	유의확률
FEV1	.078	31	.200*	.974	31	.626
FVC	.150	31	.074	.964	31	.378

*. 이것은 참 유의성의 하한입니다.
a. Lilliefors 유의확률 수정

FEV1은 Kolmogorov-Smirnov검정의 유의확률이 0.200, Shapiro-Wilk검정의 유의확률이 0.626으로 유의수준 0.05보다 크므로 영가설을 기각하는데 실패하였고 정규성을 만족한다라고 해석한다. 따라서 모수검정방법을 적용할 수 있다. FVC는 Kolmogorov-Smirnov검정의 유의확률이 0.074, Shapiro-Wilk검정의 유의확률이 0.378로 유의수준 0.05보다 크므로 영가설을 기각하는데 실패하였고 모수검정방법을 적용할 수 있다.

빈도 Stem & 잎

빈도수	줄기		잎
3.00	2	.	113
6.00	2	.	788899
8.00	3	.	01113344
10.00	3	.	5556667899
4.00	4	.	0133

줄기 너비 : 1.000000
각 잎 : 1케이스

[그림 1-1] FEV1의 줄기와 잎그림 도표

FEV1의 줄기와 잎그림 도표를 보아도 정규분포 모양을 하고 있음을 알 수 있다. 잎에 해당하는 부분을 왼쪽으로 90도 회전한 상태로 놓고 각 기둥의 끝을 연결해보면 정규분포 모양을 띠고 있음을 쉽게 알 수 있다. 줄기의 숫자와 잎의 숫자를 연결해보면, 21, 21, 23, 27,28........... 40, 41, 43, 43의 관측치를 보여주고 있다.

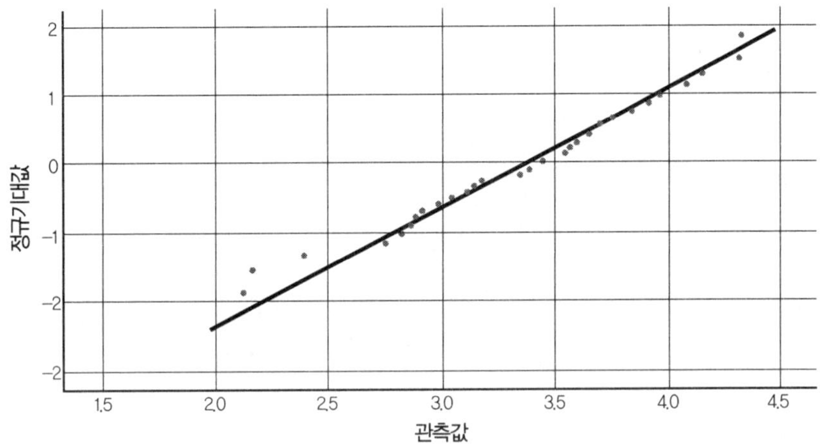

[그림 1-2] FEV1의 정규 Q-Q도표

FEV1의 정규 Q-Q도표를 보아도 관측값들이 직선 근처에 위치하고 있음을 보아 정규분포 한다고 판정한다. FEV1에 대한 상자그림을 보아도 중위수가 거의 상자의 중간에 위치함을 볼 수 있다.

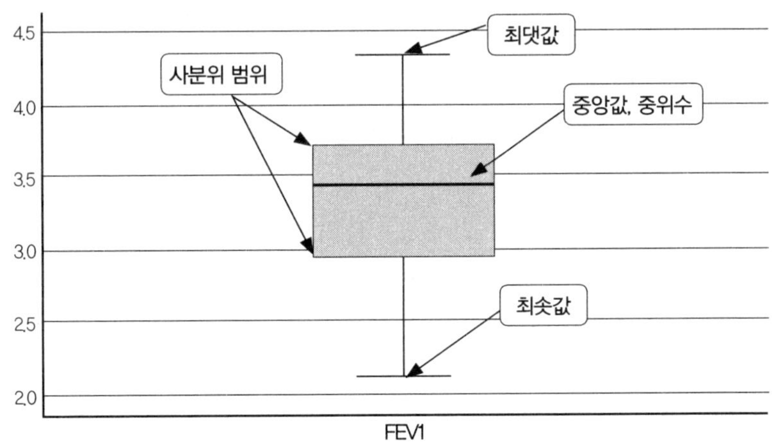

같은 방법으로 ratio에 대한 정규성 검정을 해보자. 결과표는 다음과 같다.

기술통계

			통계량	표준화 오류
ratio	평균		84.92903226	.7150185132
	평균의 95% 신뢰구간	하한	83.46876964	
		상한	86.38929487	
	5% 절사평균		85.05483871	
	중위수		86.10000000	
	분산		15.849	
	표준화 편차		3.981054596	
	최솟값		76.20000000	
	최댓값		91.50000000	
	범위		15.30000000	
	사분위수 범위		6.000000000	
	왜도		-.736	.421
	첨도		-.311	.821

정규성 검정

	Kolmogorov-Smirnov[a]			Shapiro-Wilk		
	통계량	자유도	유의확률	통계량	자유도	유의확률
Ratio	.199	31	.003	.920	31	.024

a. Lilliefors 유의확률 수정

Ratio는 Kolmogorov-Smirnov검정의 유의확률이 0.003, Shapiro-Wilk검정의 유의확률이 0.024로 유의수준 0.05보다 작으므로 영가설을 기각하였고 정규성을 만족하지 못한다라고 해석한다. 따라서 비모수검정방법을 적용해야 한다.

SPSS에서 1-표본 Kolmogorov-Smirnov분석을 이용하여 정규분포하는지를 알아보려면 분석 → 비모수검정 → 레거시 대화상자 → 1-표본 K-S를 택한 후 해당 변수를 옮겨놓고 확인을 클릭하면 된다.

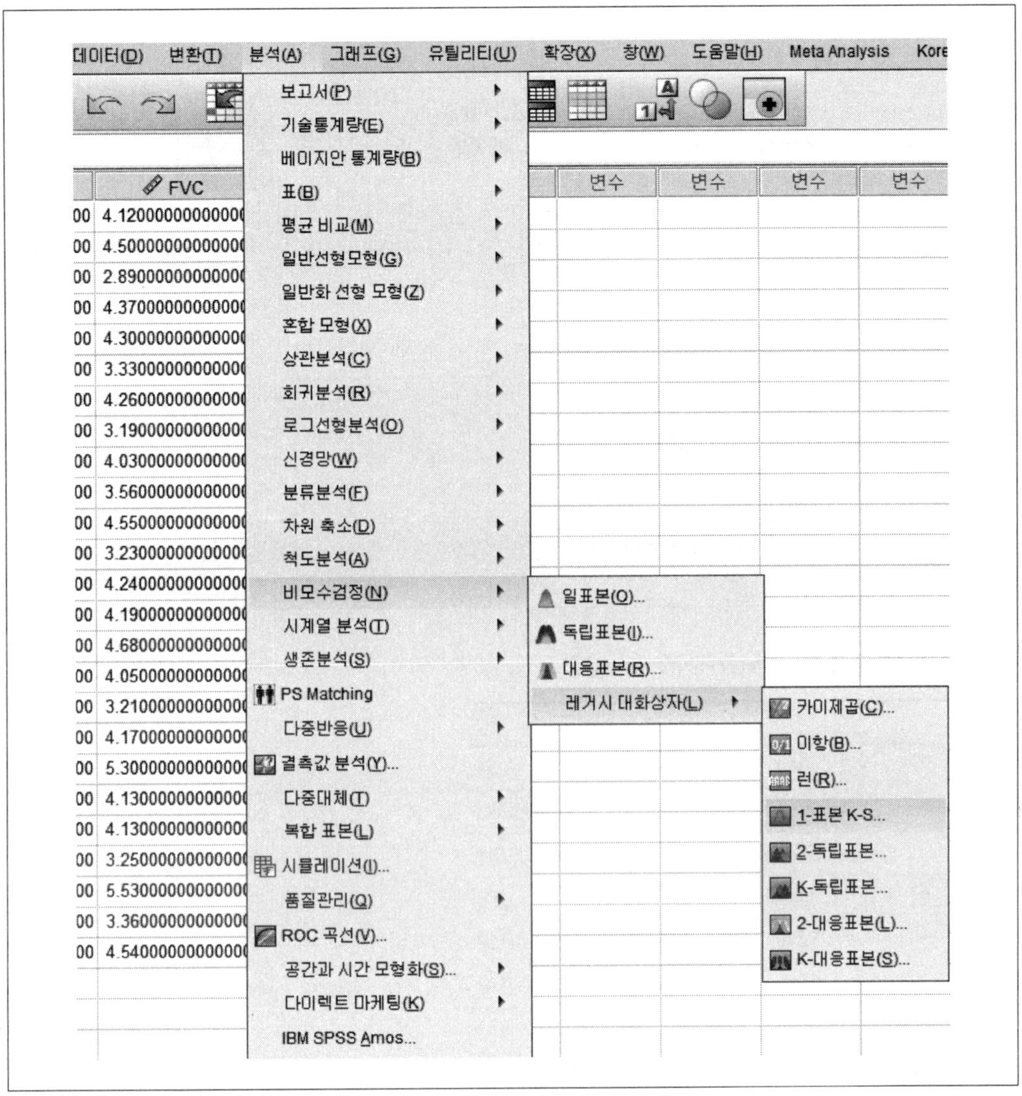
데이터(D) 변환(T) 분석(A) 그래프(G) 유틸리티(U) 확장(X) 창(W) 도움말(H) Meta Analysis
FVC
변수
보고서(P)
기술통계량(E)
베이지안 통계량(B)
표(B)
평균 비교(M)
일반선형모형(G)
일반화 선형 모형(Z)
혼합 모형(X)
상관분석(C)
회귀분석(R)
로그선형분석(O)
신경망(W)
분류분석(F)
차원 축소(D)
척도분석(A)
비모수검정(N)
시계열 분석(T)
생존분석(S)
PS Matching
다중반응(U)
결측값 분석(Y)...
다중대체(T)
복합 표본(L)
시뮬레이션(I)...
품질관리(Q)
ROC 곡선(V)...
공간과 시간 모형화(S)...
다이렉트 마케팅(K)
IBM SPSS Amos...
일표본(O)...
독립표본(I)...
대응표본(R)...
레거시 대화상자(L)
카이제곱(C)...
이항(B)...
런(R)...
1-표본 K-S...
2-독립표본...
K-독립표본...
2-대응표본(L)...
K-대응표본(S)...

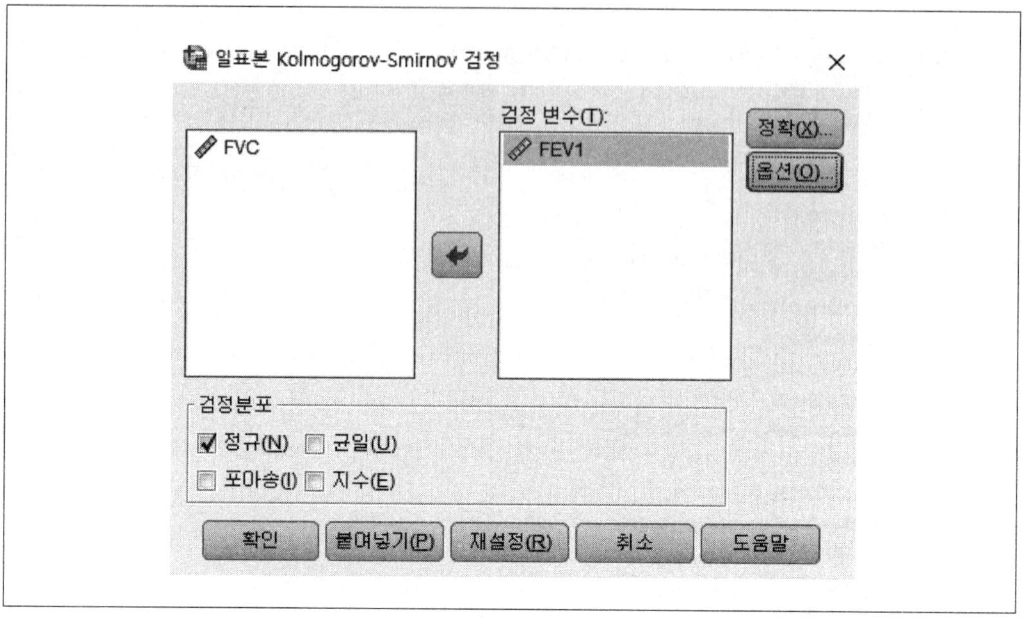

일표본 Kolmogorov-Smirnov 검정

		FEV1
N		31
정규모수[a,b]	평균	3.352258065
	표준화 편차	.5802913617
최대극단차이	절대값	.078
	양수	.048
	음수	-.078
검정 통계량		.078
근사 유의확률 (양측)		.200[c,d]

a. 검정분포가 정규입니다.
b. 데이터로부터 계산
c. Lilliefors 유의확률 수정
d. 이것은 하한입니다.

정규성 검정결과를 해석해보면 영가설은 “H_0: FEV1 측정값은 정규분포를 따른다”인데 유의확률이 각각 p=0.200으로 유의수준 0.05보다 크다. 따라서 영가설을 기각하지 않고 “FEV1은 정규분포를 따른다”라고 해석한다.

1-표본 Kolmogorov-Smirnov 검정은 자료의 수가 아주 많을 때 사용하는 검정방법이며 Shapiro-Wilk검정은 일반적인 자료에 사용하는 검정이다. Shapiro-Wilk의 값

이 1에 가까울수록 정규성을 따른다고 판정한다.

4. 자료 변환(data transformation)

t-검정, 분산분석, 선형회귀분석 등은 정규성, 등분산성 가정을 충족시켜야 사용할 수 있다. 자료가 치우친 분포를 하여 정규분포하지 않을 때, 비모수 검정방법을 택하거나 비선형방법을 택할 수 있다. 또 다른 방법으로는 종속변수를 정규분포에 가깝게 변환하는 방법을 사용한다.

정규성, 등분산 가정을 충족시키기 위해서 흔히 사용되는 자료 변환 방법은 제곱근을 씌우는 법(square root), 제곱을 해주는 법(square), 로그를 씌우는 법(log), 역수를 취하는 법(reciprocal), 사인 변환(sine transformation)을 해주는 법이 있다.

예를 들어 원자료(raw data)에 제곱근을 씌우게 되면 큰 값들은 사이가 좁아지고, 작은 값들은 사이가 벌어지는 효과가 있다. 원자료에 로그를 씌우면 제곱근을 씌운 것보다 큰 값들을 더욱 조밀하게 만들고 작은 값들은 더욱 간격을 벌리는 효과가 있다.

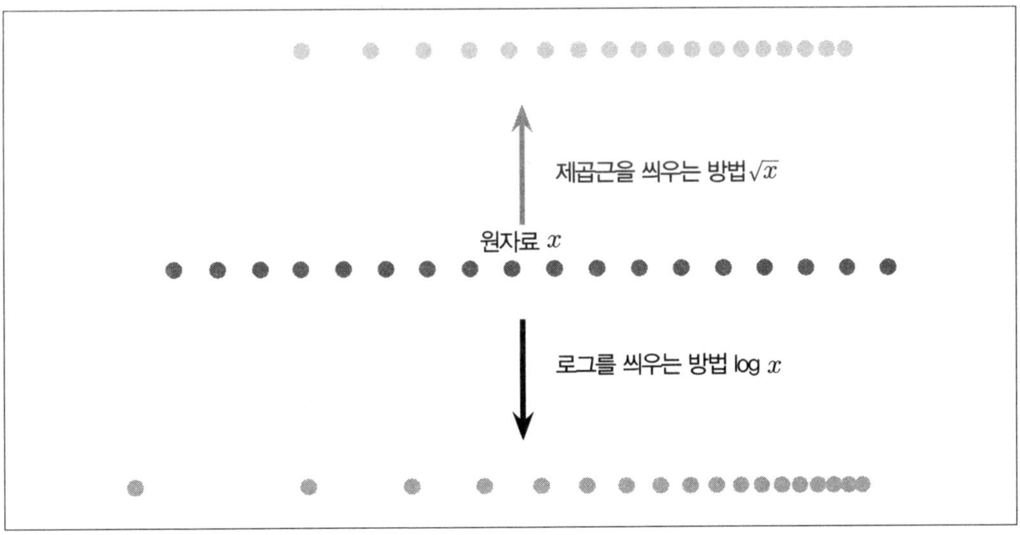

다음의 [표 1-7]을 보자. 변환 전에 집단 A의 분산은 8.5, 집단 B의 분산은 26.5로 분산의 차이가 커서 등분산을 가정하기 어려웠지만, 제곱근 변환을 한 후에는 집단 A의 분산은 0.427, 집단 B의 분산은 0.559로 등분산을 가정할 정도로 변환되었음을 알 수 있다.

[표 1-7] √ 변환 효과

	변환 전		√ 변환 후	
	집단 A	집단 B	집단 A	집단 B
사례1	2	6	1.41	2.45
사례2	3	8	1.73	2.83
사례3	4	9	2.00	3.0
사례4	7	13	2.65	3.61
사례5	9	19	3.00	4.36
합	25	55	10.79	16.24
평균	5	11	2.1584	3.2485
분산	8.5	26.5	0.427	0.559

제곱근 변환을 하게 되면 한쪽으로 치우친 분포를 한 자료가 정규분포에 가까워지는 것을 볼 수 있다(그림 1-3). 자료의 특성에 따라 오히려 정규분포에서 더 멀어지는 분포로 변환될 수도 있으므로 반드시 확인을 해야 한다.

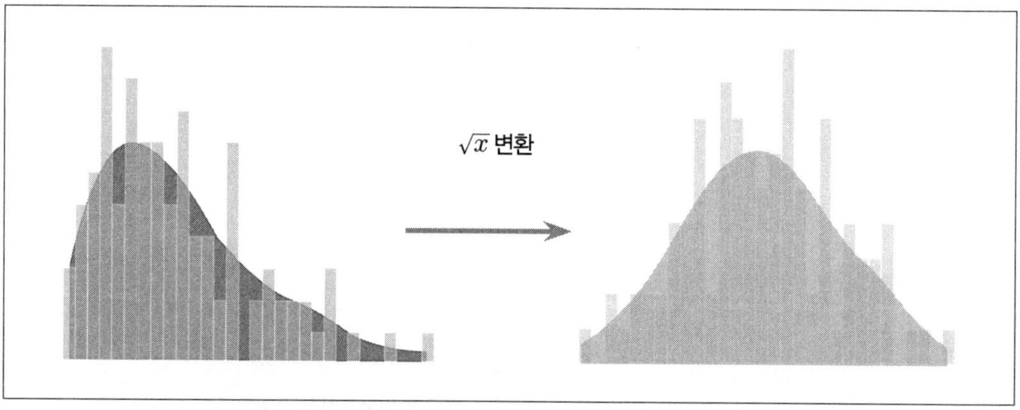

[그림 1-3] 제곱근 변환 후 정규분포와 근사하게 변환된 모양

[표 1-7]의 자료를 대수(log)변환을 하여 독립 t-검정을 해보자. SPSS를 열고 자료를 입력하고 변환을 클릭한다.

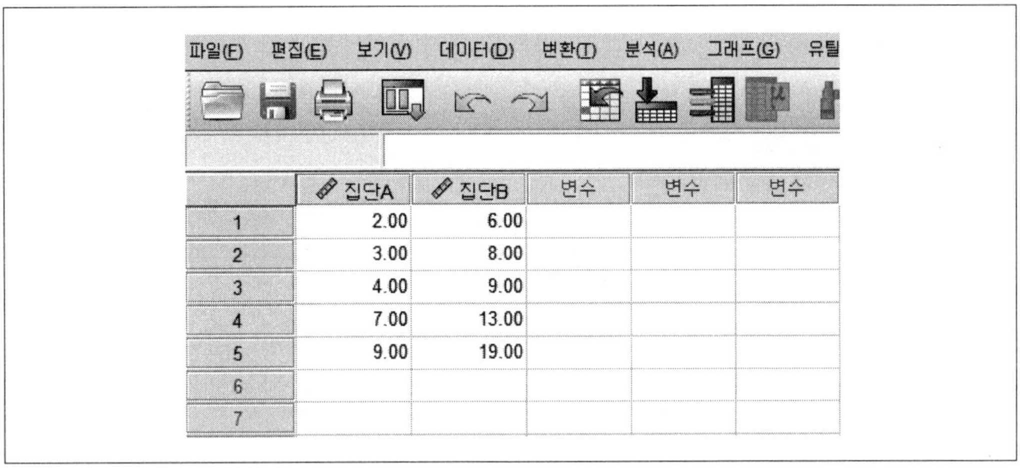

변수계산을 클릭한다.

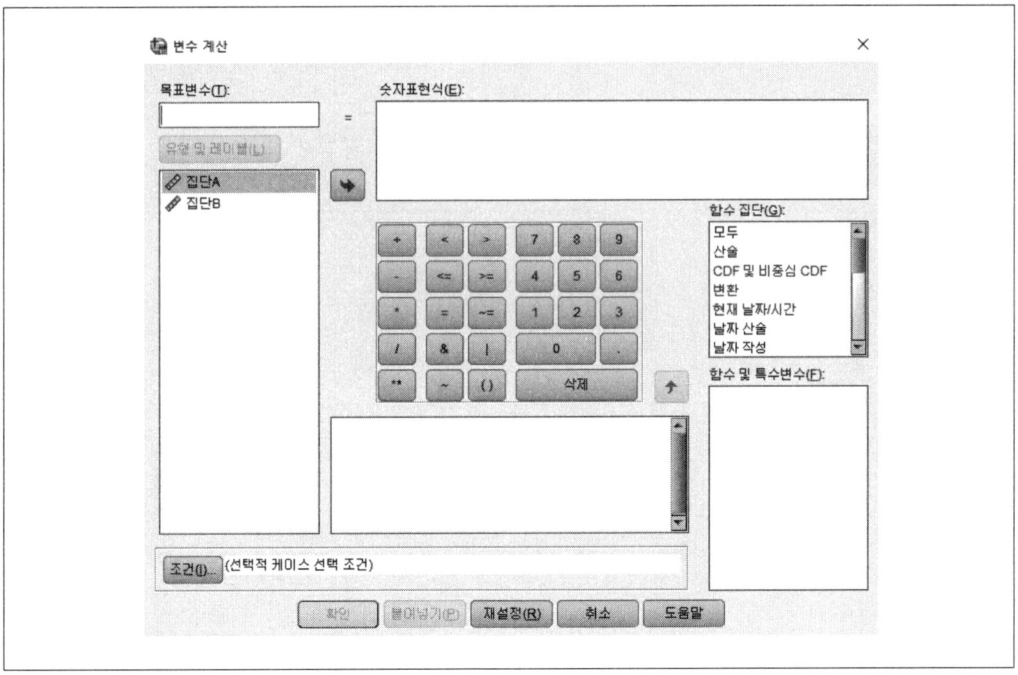

변수계산 대화창에서 목표변수에 log집단A를 입력한다. 함수집단에서 '산술'을 선택한다. LN을 클릭하여 숫자표현식 칸으로 옮긴다. ?표 안에는 집단A를 클릭하고 오른쪽 칸으로 옮긴다.

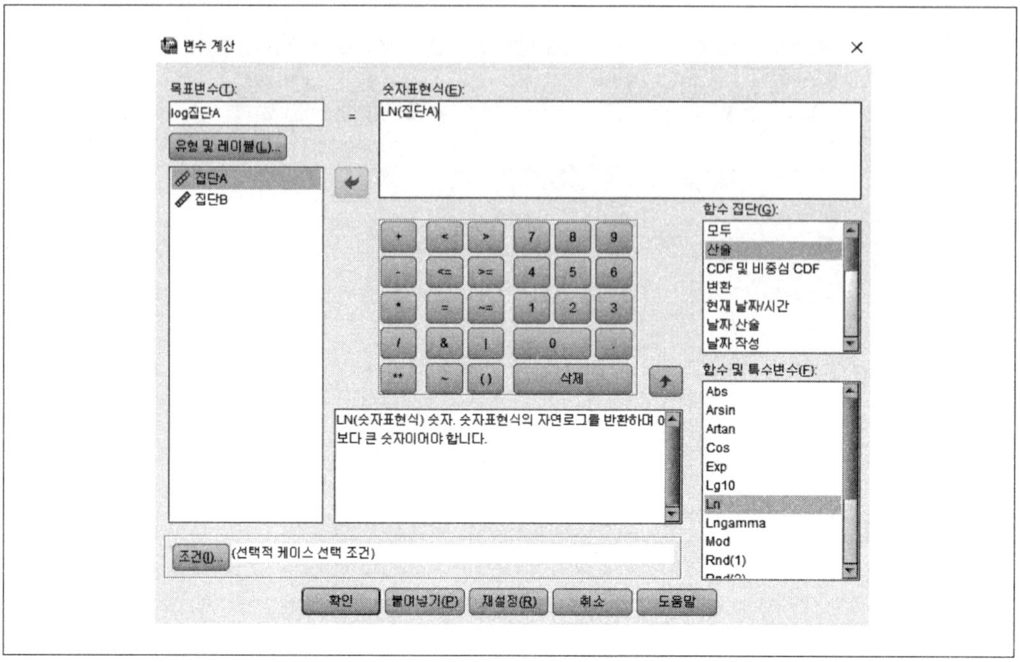

확인을 클릭한다. 집단B에 대하여도 같은 절차를 반복한다.

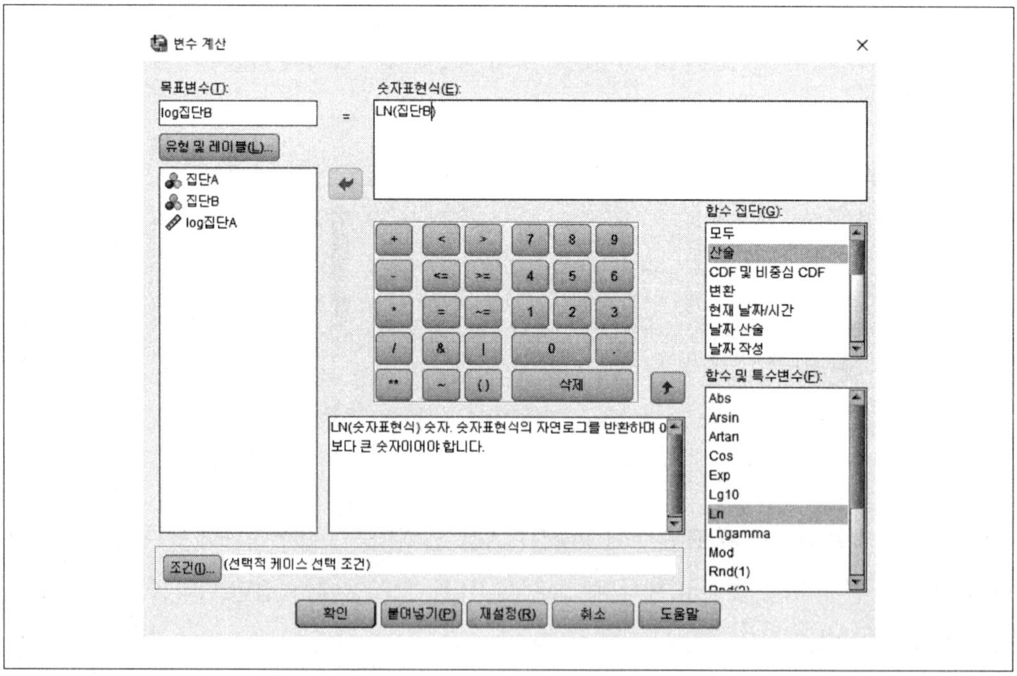

데이터 파일에 다음과 같이 log집단A, log집단B의 데이터가 입력된 것을 볼 수 있다.

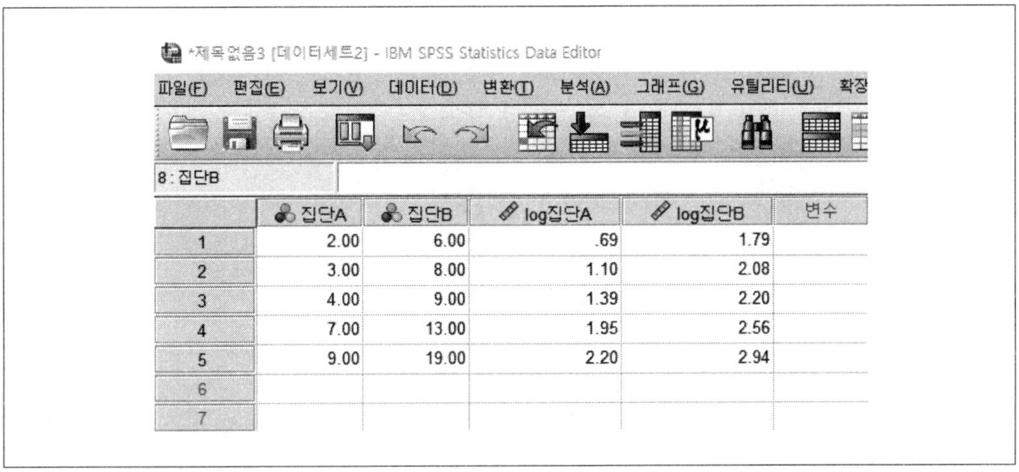

	집단A	집단B	log집단A	log집단B	변수
1	2.00	6.00	.69	1.79	
2	3.00	8.00	1.10	2.08	
3	4.00	9.00	1.39	2.20	
4	7.00	13.00	1.95	2.56	
5	9.00	19.00	2.20	2.94	
6					
7					

이제 log집단A, log집단B에 대하여 독립 t-검정을 실시한다. 우선 데이터를 아래와 같이 재배치한다.

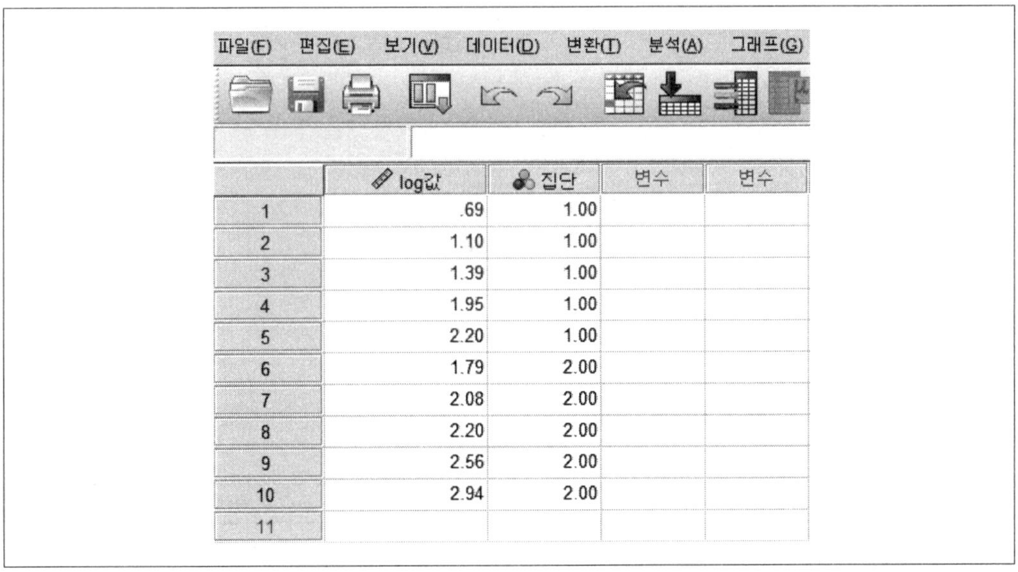

	log값	집단	변수	변수
1	.69	1.00		
2	1.10	1.00		
3	1.39	1.00		
4	1.95	1.00		
5	2.20	1.00		
6	1.79	2.00		
7	2.08	2.00		
8	2.20	2.00		
9	2.56	2.00		
10	2.94	2.00		
11				

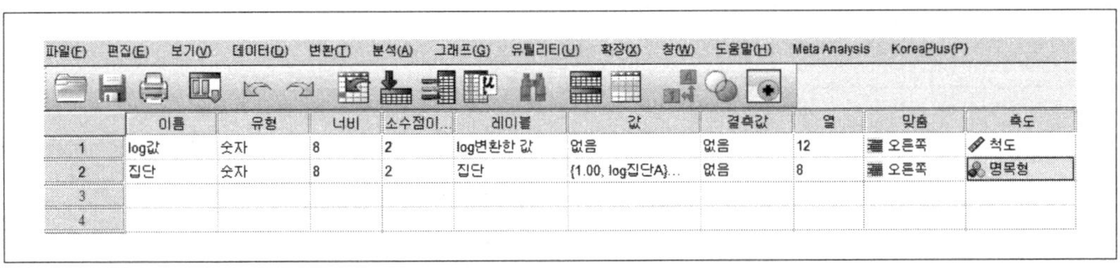

	이름	유형	너비	소수점이...	레이블	값	결측값	열	맞춤	측도
1	log값	숫자	8	2	log변환한 값	없음	없음	12	오른쪽	척도
2	집단	숫자	8	2	집단	{1.00, log집단A}...	없음	8	오른쪽	명목형
3										
4										

분석 → 평균비교 → 독립표본 T검정을 클릭한다.

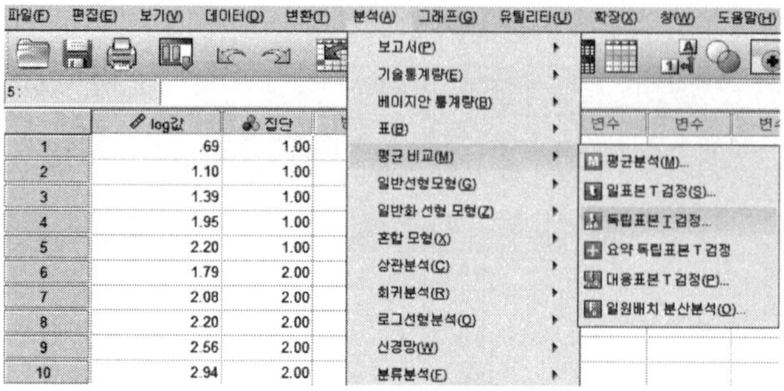

독립표본 T-검정 대화상자에서 log변환한 값[log값] 변수를 검정변수 칸으로 옮긴다. 집단[집단]변수는 오른쪽 집단변수 칸으로 옮긴다. 집단정의를 클릭하여 1, 2를 빈칸에 각각 입력한다. 계속을 클릭한다.

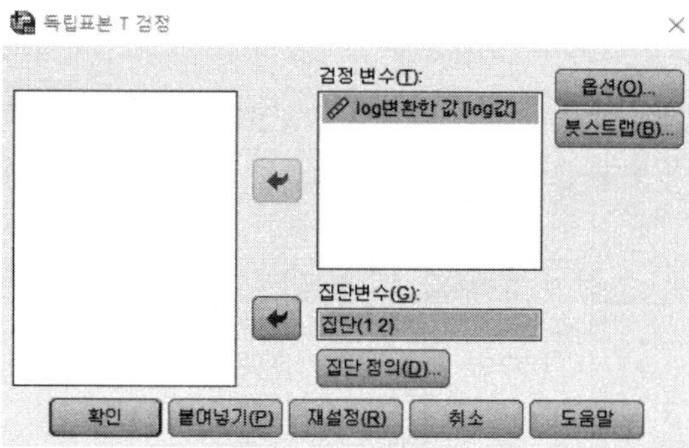

확인을 클릭한다.

집단통계량

집단		N	평균	표준화 편차	표준오차 평균
log변환한 값	log 집단A	5	1.4642	.61311	.27419
	log 집단B	5	2.3156	.44772	.20023

독립표본 검정

		Levene의 등분산 검정		평균의 동일성에 대한 T 검정						
									차이의 95% 신뢰구간	
		F	유의확률	t	자유도	유의확률 (양측)	평균차이	표준오차 차이	하한	상한
log변환한 값	등분산을 가정함	.713	.423	−2.507	8	.037	−.85133	.33952	−1.63425	−.06840
	등분산을 가정하지 않음			−2.507	7.322	.039	−.85133	.33952	−1.64706	−.05559

두 집단에 대한 독립 t-검정 결과 두 집단의 분산은 등분산을 가정할 수 있는 정도이고(Levene의 등분산 검정결과 F값은 0.713, 유의확률 p=0.423으로 유의수준 0.05보다 큼), t-값은 -2.057, 자유도 8, 유의확률 0.037로 집단B가 집단A보다 통계적으로 유의하게 크다는 것을 알 수 있다.

5. 통계패키지

컴퓨터를 이용하여 통계자료를 분석할 때 자주 사용되는 소프트웨어는 다음과 같은 것들이 있다.

[표 1-8] 흔히 사용하는 통계패키지

Excel
GraphPad Prism
MATLAB
Medcalc
R programming/R-STUDIO: Free
SAS(Statistical Analysis System)
SPlus
SPSS(Statistical Package for the Social Sciences)
STATA
Statistical Navigator
StatXact
StatView
StatsDirect
StatSoft
STATISTICA
SysStat
Tanagra: Free
XLSTAT: Statistical solution for Microsoft Excel, offers a free trial
dBSTAT
S-Link

이러한 통계패키지들은 운영체계가 윈도우 컴퓨터용인 것과 매킨토시 컴퓨터용이 있고 대부분 한 소프트웨어에서 저장된 데이터를 다른 소프트웨어에서 서로 불러오기가 가능하다. 대부분의 통계 소프트웨어들은 마이크로소프트사에서 만들어진 엑셀 프로그램과 호환성이 높아서 해당 프로그램에서 직접 엑셀에 입력된 데이터의 불러오기가 가능하므로 이용자가 엑셀 사용법에 익숙한 경우에는 직접 엑셀에 자료를 입력한 다음에

자료를 분석할 때는 해당 프로그램에서 불러오기를 한 후 통계분석을 하면 된다. 기술통계, 상관분석, t-검정, 분산분석, 공분산분석 등 다양한 분석이 가능하다. 엑셀의 데이터 메뉴에서 통계기능을 활성화시키려면 우선 파일-옵션-추가기능-관리(엑셀추가기능)-이동-분석도구에 체크-확인을 클릭하여야 한다. 이제 엑셀메뉴에서 데이터를 클릭하면 화면 오른쪽 상단에 데이터 분석이 나오는데 그것을 클릭하면 다양한 통계분석이 가능하다.

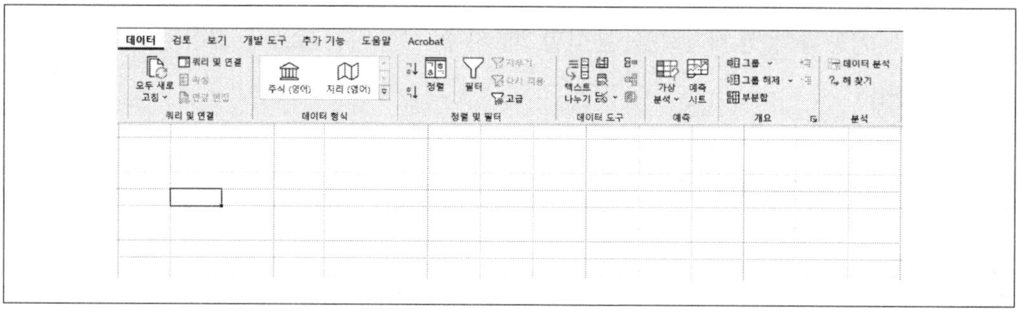

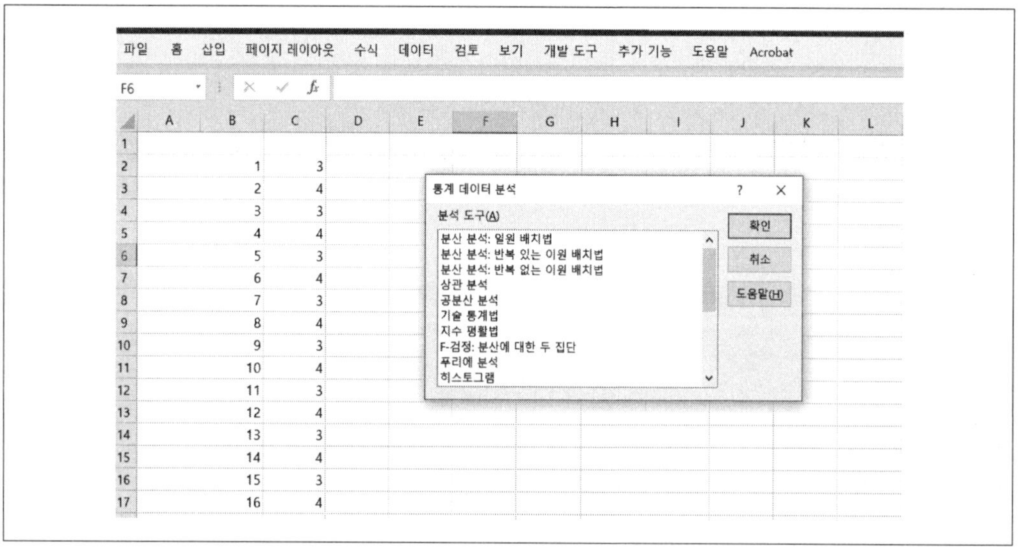

그런데 http://www.real-statistics.com을 방문하여 Real Statistics을 무료로 다운로드 받아 엑셀에 설치하면 추가기능을 이용해서 다양한 고급분석이 가능하다. 엑셀메뉴에서 추가 기능을 활성화시키려면 우선 파일-옵션-추가기능-관리(excel 추가기능)-이동-Xrealstats와 해 찾기 추가 기능에 체크가 되어 있어야 한다. 이 과정이 제대로 된 후에 엑셀 메뉴에서 추가기능을 누르면 Real Statistics가 생기고 여기를 클릭하면 Data Analysis Tools가 보인다. 다시 이곳을 클릭하면 Real Statistics메뉴가 보인다.

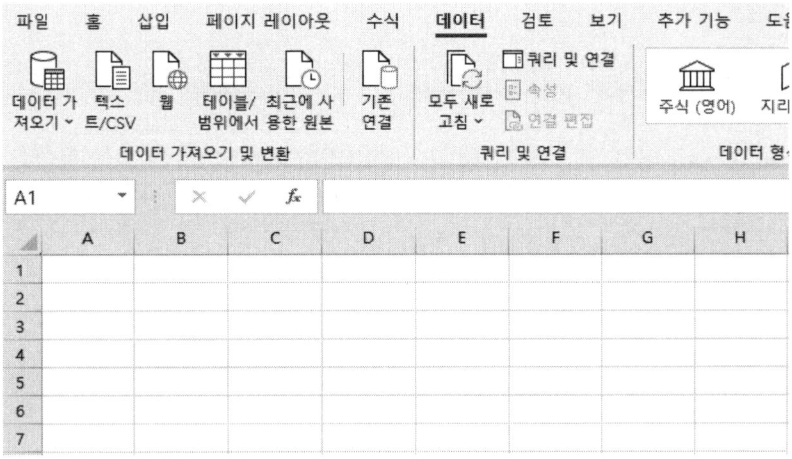
파일
홈
삽입
페이지 레이아웃
수식
데이터
검토
보기
추가 기능
데이터 가져오기
텍스트/CSV
웹
테이블/범위에서
최근에 사용한 원본
기존 연결
모두 새로 고침
쿼리 및 연결
속성
연결 편집
주식 (영어)
데이터 가져오기 및 변환
쿼리 및 연결
A1
A
B
C
D
E
F
G
H

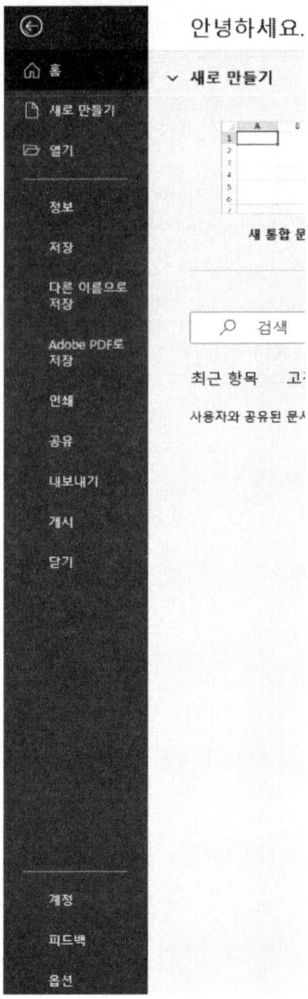
안녕하세요.
홈
새로 만들기
열기
정보
저장
다른 이름으로 저장
Adobe PDF로 저장
인쇄
공유
내보내기
게시
닫기
계정
피드백
옵션
검색
최근 항목
사용자와 공유된 문서

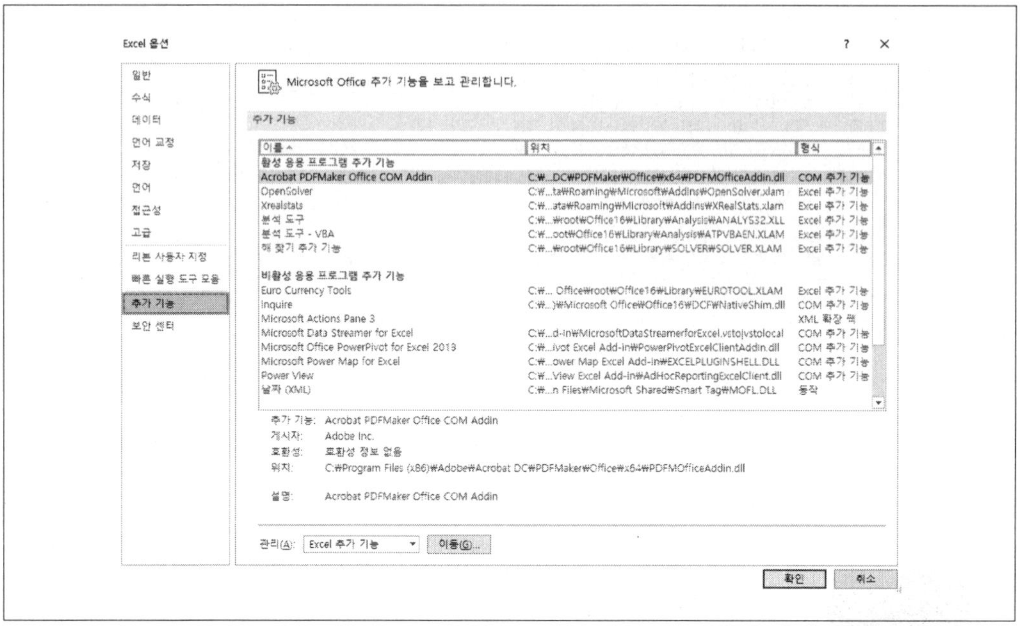
Excel 옵션
일반
수식
데이터
언어 교정
저장
언어
접근성
고급
리본 사용자 지정
빠른 실행 도구 모음
추가 기능
보안 센터
Microsoft Office 추가 기능을 보고 관리합니다.
추가 기능
이름
위치
형식
활성 응용 프로그램 추가 기능
Acrobat PDFMaker Office COM Addin
OpenSolver
Xrealstats
분석 도구
분석 도구 - VBA
해 찾기 추가 기능
비활성 응용 프로그램 추가 기능
Euro Currency Tools
Inquire
Microsoft Actions Pane 3
Microsoft Data Streamer for Excel
Microsoft Office PowerPivot for Excel 2013
Microsoft Power Map for Excel
Power View
날짜 (XML)
추가 기능: Acrobat PDFMaker Office COM Addin
게시자: Adobe Inc.
호환성: 호환성 정보 없음
설명: Acrobat PDFMaker Office COM Addin
관리(A): Excel 추가 기능
이동(G)...
확인
취소

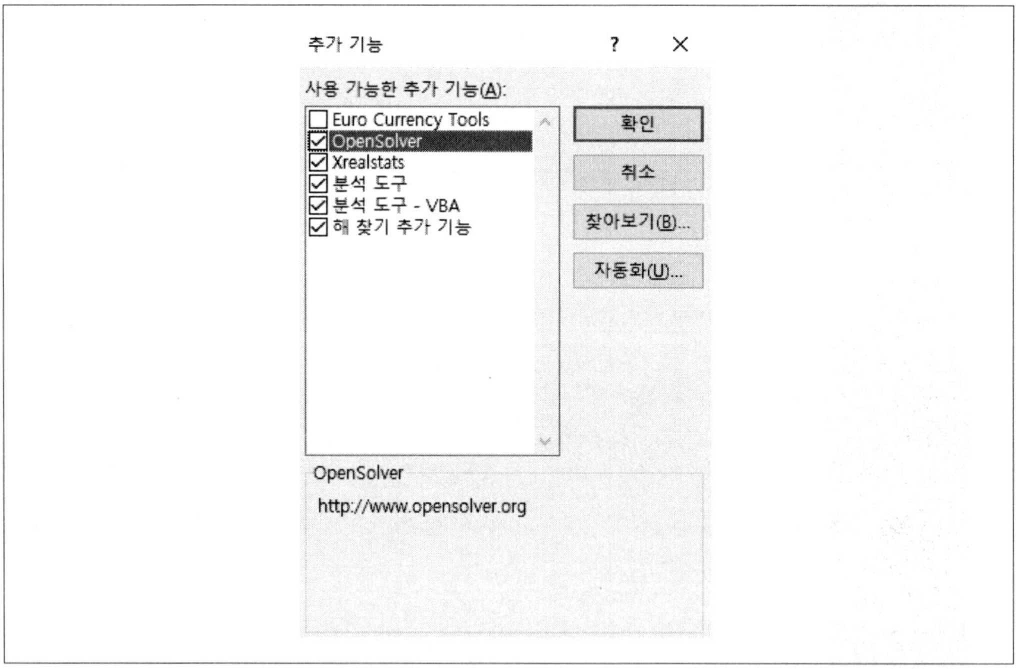
추가 기능
사용 가능한 추가 기능(A):
Euro Currency Tools
OpenSolver
Xrealstats
분석 도구
분석 도구 - VBA
해 찾기 추가 기능
확인
취소
찾아보기(B)...
자동화(U)...
OpenSolver
http://www.opensolver.org

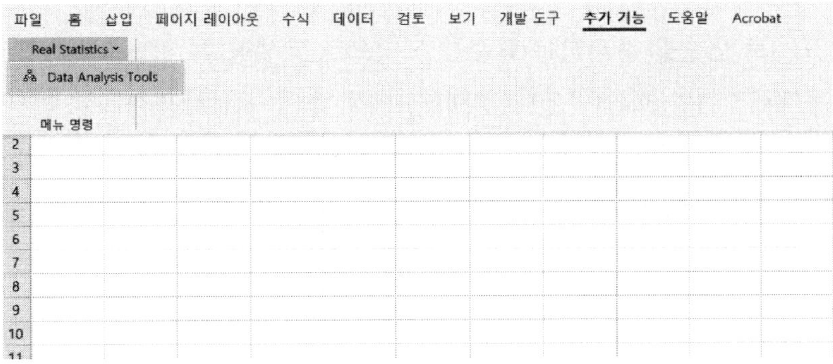

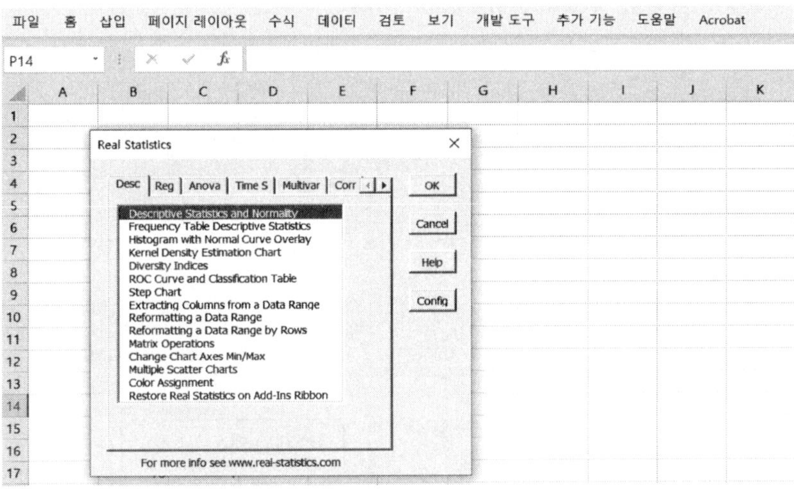

위에 언급된 통계 소프트웨어를 사용할 형편이 안되고, 자료의 양이 적으면서 간단한 통계량을 계산할 필요가 있는 경우에는 http://www.google.com과 같은 검색엔진을 방문하여 검색어에 statistical computation website 또는 free statistics를 입력하면 온라인상에서 무료로 통계분석을 하거나 일정기간 무료로 통계 소프트웨어를 제공하는 웹사이트를 찾을 수 있다. 이곳을 방문하여 데이터를 입력시키고 몇 가지 절차를 거치면 인터넷상에서 통계분석을 할 수 있다.

SAS나 SPSS 같은 통계패키지는 저작권과 관련이 있어서 비용문제가 발생한다. 인터넷에서 내려받기를 하여 무료로 사용할 수 있는 R이라는 통계 소프트웨어가 있다. R은 무료 프로그램이고 명령어 방식을 취하지만, 사용이 용이하며 그래픽이 뛰어나다는 장점이 있어서 널리 사용되고 있다. 오픈소스(open-source)이기 때문에 전 세계의 사용자들이 자신의 분야에서 패키지를 개발하여 공개하고 있으므로 적용 범위도 넓다. R

에서 흔히 사용하는 데이터 입력방법은 csv(comma separated values) 포맷을 사용한다. 즉, 쉼표(,)로 변수를 분리하는 단순한 포맷으로 엑셀파일, SPSS파일, SAS파일 등 대부분이 통계패키지와 호환이 된다. 따라서 엑셀에 익숙한 사용자들은 엑셀에 입력한 후에 저장방법을 csv파일로 하면 R을 이용한 분석이 용이하다. R을 설치한 후에 RStudio를 설치하면 엑셀이나 SPSS에 입력된 자료를 명령어를 사용하지 않고 불러올 수 있고 R프로그램을 쉽게 쓸 수 있도록 지원한다. R을 설치하려면 http://www.r-project.org에 가서 Download, CRAN선택, CRAN Mirrors 에서 한국을 선택하고 base를 선택, Download R x.x.x for Windows를 클릭한다. RStudio프로그램은 http://rstudio.com을 방문하여 데스크톱 버전을 무료로 내려받기하면 된다.

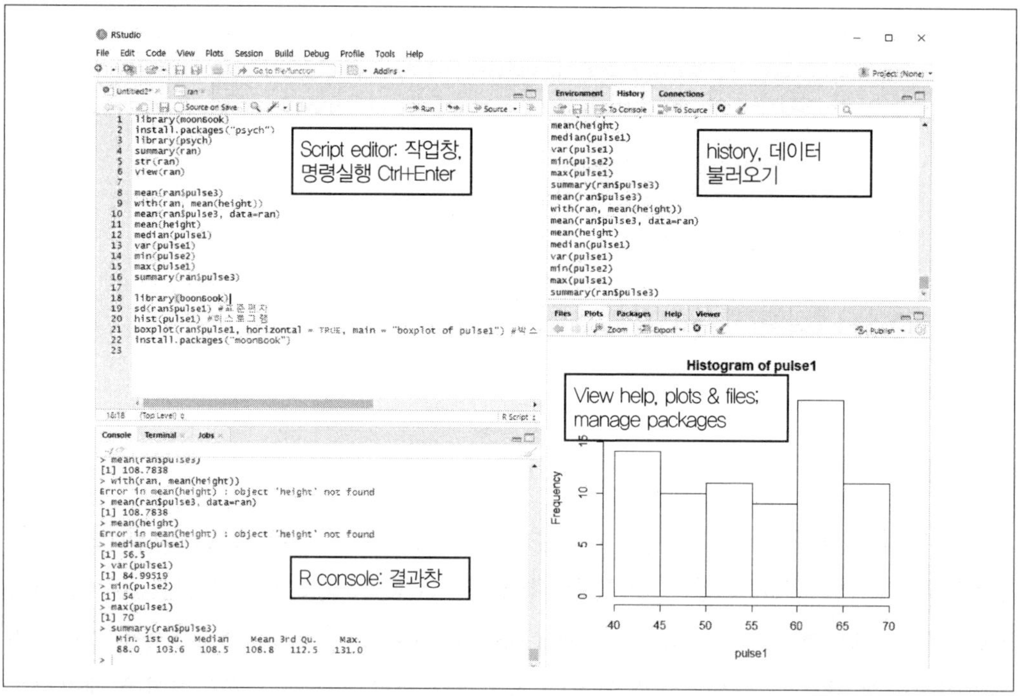

2

표본크기와 검정력 (Sample Size and Power Analysis)(1)

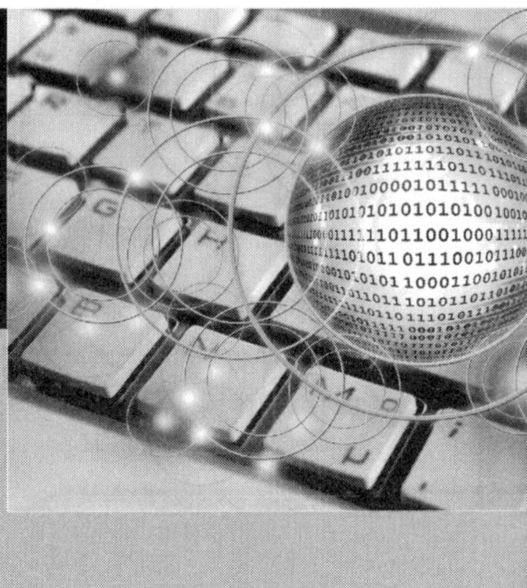

1. 독립 t-검정에서의 표본크기
2. 만-휘트니 검정
3. 대응표본 t-검정
4. 윌콕슨부호순위검정

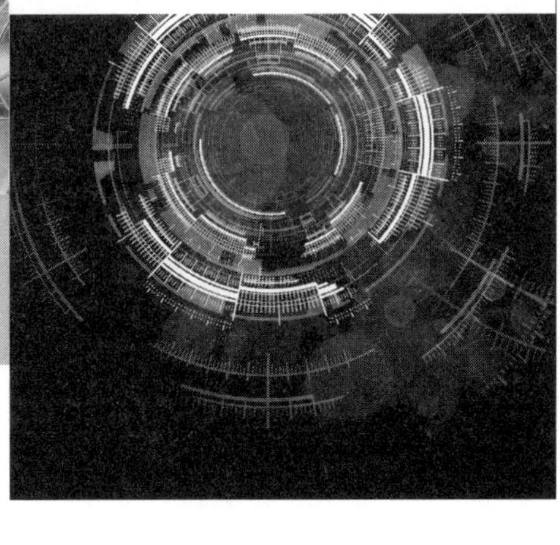

제2장

표본크기와 검정력 (Sample Size and Power Analysis)(1)

검정력 분석(power analysis)에서는 유의수준, 표본크기, 표본분산, 효과크기, 그리고 검정력이 고려된다. 효과크기(effect size)는 비교하려는 집단 사이에 "얼마나" 차이의 정도 또는 관련성의 정도가 있는지를 나타내 주는 표준화된 지표이다. 특히, 피실험자의 수가 적을 경우나 많을 경우 통계결과의 왜곡이 일어날 수 있는데, 효과크기는 이를 보완해주는 역할을 한다. 예를 들어, p값은 피실험자의 수가 많을 경우 매우 작은 차이도 통계적으로는 유의할 수 있는데, 이때 효과크기를 보여주어 그 결과가 실제로 유의하다라고 말할 수 있는지를 알려준다. 이러한 효과크기는 나중에 메타분석(meta-analysis)에서도 이용될 수 있어, 서로 다른 표본크기(sample size)를 가진 서로 다른 연구들을 공통척도로 비교할 수 있다는 장점이 있다.

관찰된 효과 차이가 크면 클수록 같은 유의수준 하에서 통계학적으로 유의할 가능성이 커진다. 효과크기 지수(effect size index)란 t, F, r처럼 단위 없이 모든 종류의 데이터에 적용할 수 있도록 표준화된 값을 사용하여 효과크기를 나타내는 통계량이다. 효과크기 지수에는 d(t-검정), ρ(상관계수), ω(적합도검정), f(분산분석, η^2), f^2(다중회귀분석, R^2) 등이 있다. 연구가 끝난 후에는 표본크기, 분산, 평균, 상관계수 등을 알 수 있고 이러한 정보들을 이용해서 검정력의 정도를 구할 수 있다. 그러나 이러한 데이터가 사용이 가능하지 않을 때에는 기대되는 효과크기(effect size)를 연구자가 구해야 한다. 그 방법은 첫째, 기존의 비슷한 연구결과를 통해서 추정하는 방법, 둘째, 비슷한 연구가 없는 경우에는 예비실험(pilot study)을 통해서 평균차이, 상관계수, 분산에 대한 합리적인 추정치들을 구하는 방법, 셋째, 단지 효과크기가 Cohen이 제시한 기준 small, medium, large 중에서 어디에 해당할 지를 예상하여 효과크기를 추정하는 방법이 있다.

[표 2-1] 효과크기 평가 기준(Cohen)

효과크기	Small	Medium	Large
d	0.20	0.50	0.80
ω	0.10	0.30	0.50
f	0.10	0.25	0.40
η^2	0.01	0.06	0.14
r	0.10	0.30	0.50
R^2	0.02	0.13	0.26

이러한 데이터마저도 사용할 수 없을 때는 효과크기를 연구자의 전문적인 의견에 근거하여 정할 수밖에 없다. 즉 연구자 개인이 임상적으로 어느 정도의 차이가 있을 때 의미가 있다고 생각하는지가 중요한 효과차이 추정치가 된다.

예를 들어 유착성낭염(adhesive capsulitis)으로 어깨관절의 관절가동범위에 제한이 있을 경우 이것을 개선시키는 2가지 치료방법이 있다고 하자. 이 경우 적어도 두 치료방법 간에 20도 정도는 차이가 있어야 한다고 정한다면 이것을 효과차이라고 할 수 있다. 마찬가지로 상관관계 연구에서 적어도 r= 0.6 정도면 의미가 있다고 정할 수 있다. 이러한 임상적인 판단이 표본크기를 추정하는 데 지침이 되기도 한다.

연구자가 데이터 수집 전에 표본크기를 정하고자 하지만 기존의 자료가 없을 때는 Cohen이 사용한 수치를 사용할 수 있다. Cohen은 작은 효과크기(small effect size), 중간 효과크기(medium effect size), 큰 효과크기(large effect size)로 나누었다. 이러한 분류는 상대적인 것으로 연구 상황이 고려되어야 한다.

일반적으로 많이 사용되는 효과크기 계산법은 Cohen's d인데

.2이면 작은 효과(small effect)

.5이면 중간 효과(medium effect)

.8이면 큰 효과(large effect)를 가진다고 한다.

효과크기를 구하는 방법은 통계적 검정방법에 따라 구하는 공식도 달라진다.

1) 두 집단 간(독립)일 때

2) 두 집단(종속)일 때

3) 상관관계일 때

4) 분산분석일 때

5) 메타분석일 때

효과크기와 검정력과의 관계를 보면, 검정력을 크게 정할수록 필요한 표본의 크기는 커지게 된다. 효과의 크기가 크면 표본크기는 적게 필요하고, 모분산의 크기가 크면 더 많은 표본크기가 필요하다. 만약 실험을 할 경우 탈락률이 높으면 더 많은 표본크기가 필요하다.

일반적으로 두 표본집단(실험, 통제)에서 효과크기를 구할 때는 Cohen's d를 쓴다. 공식은 평균 $\overline{X}_1-\overline{X}_2$를 표준편차(standard deviation, s)로 나눈값을 d라고 한다.

$$d=(\overline{X}_1-\overline{X}_2)/s$$

독립적 t-검정이면서 등분산일 경우의 검정력과 표본크기를 구하는 예를 들어 보자. 두 집단에서 핀치 쥐는 힘(pinch strength)의 변화를 측정한 결과 $\overline{X}_1=10.11$, $\overline{X}_2=5.45$, 그리고 통합분산(pooled variance) $s^2=14.695$이라고 하자. 방향성 있는 가설을 설정하였다면 공식은 $d=(\overline{X}_1-\overline{X}_2)/s$이 된다. $s=\sqrt{S^2}=\sqrt{14.695}=3.83$ $d=(10.11-5.45)/3.83=1.22$가 된다. 만약 $t=2.718$, 각 집단 당 $n=10$이라는 것을 알고 있다면 다음 공식을 이용해서 d를 구할 수 있다.

$$d=t\sqrt{\frac{n_1+n_2}{n_1n_2}}=2.718\sqrt{\frac{10+10}{(10)(10)}}=2.718\sqrt{0.20}=1.22\text{가 된다.}$$

이것에 근거하여 검정력을 구하려면 Cohen의 표를 이용해야 하는데 $\alpha_1=0.05$, $n=10$에 대한 표를 찾아야 한다. 첫 번째 표에서 $d=1.2$이고 $n=10$일 경우 검정력은 83%가 된다. 80% 검정력에서 표본크기를 구하려면 두 번째 표를 읽어야 하는데 각 집단 당 9명(전체 18명)의 대상자가 필요함을 알 수 있다.

만약 이러한 연구를 기획하는 단계에서, 양방향 가설을 검정하고 5kg 정도의 차이가 의미가 있다고 생각한다면 그리고 표준편차가 8.0이면 $d=5/8=0.625$가 된다. 두 번째 표를 보면 $\alpha_1=0.05$, $d=0.60$일 때 80%의 검정력을 얻기 위해서는 각 집단 당 35명(전체 70명)의 대상자가 필요하게 된다. 이렇게 구한 효과크기 d는 측정단위와 무관하며, 표본크기를 작게 설정하면 필요한 표본의 크기는 커지게 된다.

POWER OF THE t-TEST FOR α_1=.05

n	d										
	.10	.20	.30	.40	.50	.60	.70	.80	1.00	1.20	1.40
8	07	10	13	19	25	31	38	46	61	74	85
9	07	11	15	20	27	34	41	50	66	79	88
10	08	11	16	22	29	36	45	53	70	83	91
11	08	12	17	23	31	39	48	57	74	86	94
12	08	12	18	25	33	41	51	60	77	89	96
13	08	13	18	26	34	44	54	63	80	91	97
14	08	13	19	27	36	46	57	66	83	93	98
15	08	13	20	28	38	48	59	69	85	94	98
16	09	14	21	30	40	51	62	72	87	95	99
17	09	14	22	31	42	53	64	74	89	96	99
18	09	15	22	32	43	55	66	76	90	97	99
19	09	15	23	33	45	57	68	78	92	98	
20	09	15	24	34	46	59	70	80	93	98	
30	10	19	31	46	61	74	85	92	99		
40	11	22	38	55	72	84	93	97			
50	12	26	44	63	80	91	97	99			
100	17	41	68	88	97						
200	26	64	91	99							

SAMPLE SIZES NEEDED FOR THE t-TEST

Power	d										
	.10	.20	.30	.40	.50	.60	.70	.80	1.00	1.20	1.40
α_1=.05											
.70	942	236	105	60	38	27	20	15	10	7	6
.80	1237	310	138	78	50	35	26	20	13	9	7
.90	1713	429	191	108	69	48	36	27	18	13	10

위의 사항은 독립 t-검정이면서 등분산일 경우의 검정력, 표본크기를 구하는 한 예로 실제로 대응표본 t-검정, 분산이 다른 경우, 분산분석, 2원분산분석, 상관계수, 회귀분석, 카이제곱 검정 등에서는 각각 다른 공식과 표를 사용하여야 한다.

최적의 표본크기(sample size, 대상자 수)를 구하려면, 검정력(최소 80% 이상의 값을 설정한다), 유의수준(α), 관찰(측정)값의 변동(예, 표준편차), 효과크기(effect size)를 결정해야 한다.

표본크기를 소프트웨어 프로그램을 이용해서 구하려면 G*Power라는 프로그램을 이용하면 된다. 이 프로그램을 다운로드 받으려면 http:/ www.google.com에서 검색창에 g*power를 입력하고 찾아보거나 https://www.psychologie.hhu.de/arbeits-gruppen/allgemeine-psychologie-und-arbeitspsychologie/gpower.html에서 직접 다운로드 받을 수 있다. 홈페이지 주소는 바뀔 수가 있으니 구글에서 찾아보는 방법을 추천한다. G*Power를 이용하여 표본크기를 구할 경우에 인용출처를 밝히려면 다음 중의 하나를 명기하면 된다.

Faul, F., Erdfelder, E., Lang, A.-G., & Buchner, A. (2007). G*Power 3: A flexible statistical power analysis program for the social, behavioral, and bio-medical sciences. Behavior Research Methods, 39, 175-191.

Faul, F., Erdfelder, E., Buchner, A., & Lang, A.-G. (2009). Statistical power analyses using G*Power 3.1: Tests for correlation and regression analyses. Behavior Research Methods, 41, 1149-1160.

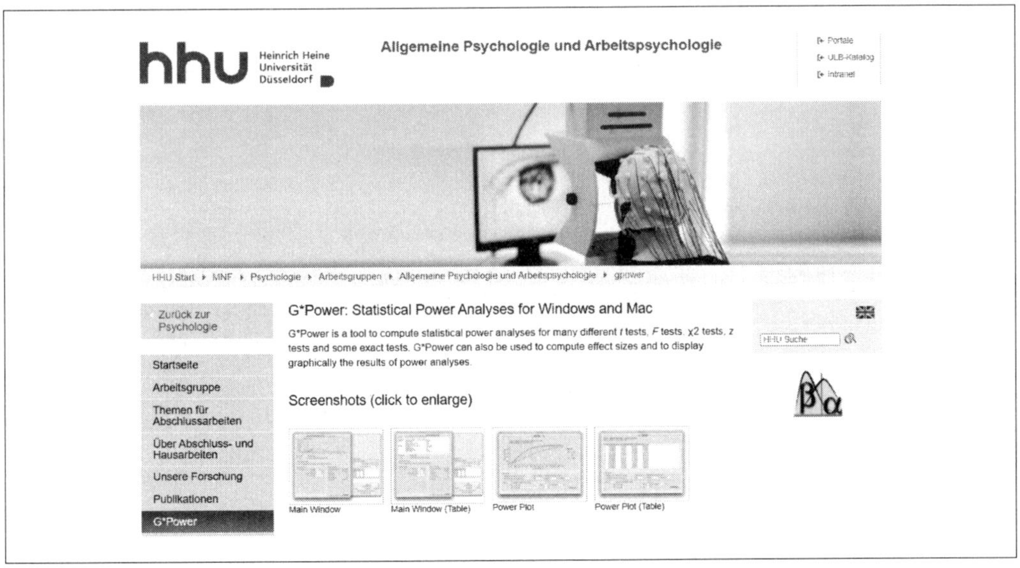

이 사이트에서 스크롤다운하여 Download에서 자신의 컴퓨터 운영체제에 맞는 프로그램을 다운로드한 후 설치하면 된다. 만약 자신의 컴퓨터가 마이크로소프트 윈도우 운영체제를 사용하고 있으면 Download G*Power 3.1.9.7 for Windows 또는 그 이후 버전 부분을 클릭하고 다운로드 후에 설치하면 된다.

Download

By downloading G*Power you agree to these terms of use:

1. G*Power is free for everyone. Commercial distribution is strictly prohibited.
2. G*Power is distributed from this website. If you wish to distribute G*Power in some other way, then you need to seek permission from the authors. Please send us an e-mail in which you specify how and for what purpose you intend to distribute G*Power.
3. You may use screenshots of G*Power without asking for permission.
4. Considerable effort has been put into program development and evaluation, but there is no warranty whatsoever.

Download G*Power 3.1.9.7 for Windows XP, Vista, 7, 8, and 10 (about 20 MB). Please make sure to choose "unpack with folders" in your unzip tool.

Download G*Power 3.1.9.6 for macOS 10.7 to 10.15 and 11 (about 2 MB).

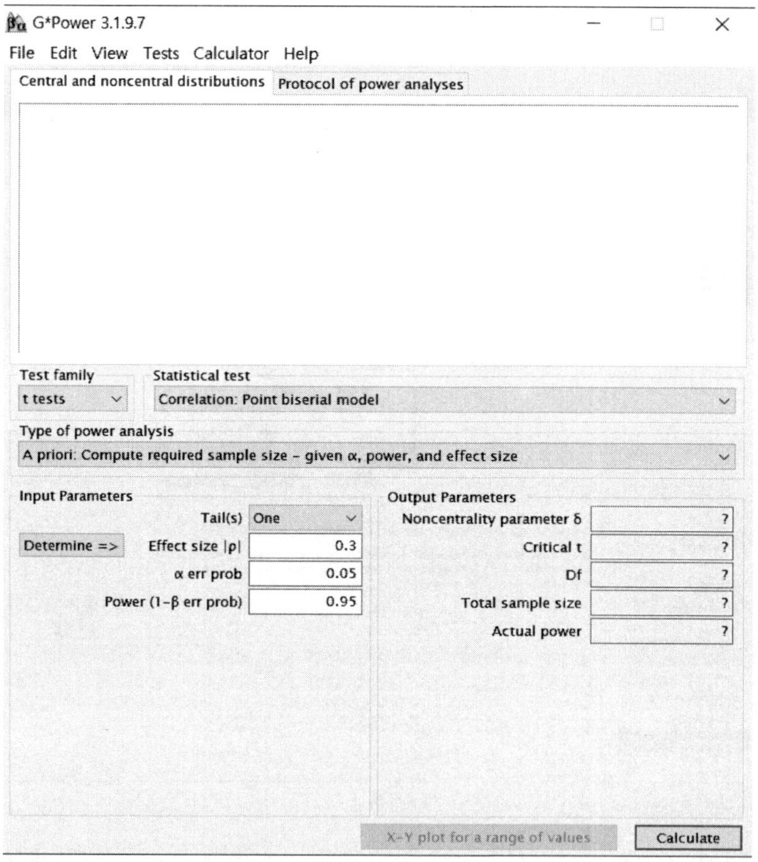

G*Power프로그램을 사용하려면 다음의 용어를 기본적으로 알고 있어야 한다.

모수검정자료(parametric data) : 자료의 분포가 정규분포에 가까울 때
비모수검정자료(non-parametric data) : 자료분포가 정규분포에 맞지 않을 때
대응표본자료(paired, dependent data) : 범주끼리 서로 관련이 있을 때 예, 전-후 검사자료
독립표본자료(unpaired, independent data) : 범주끼리 서로 관련이 없을 때
종속변수(dependent variable) : 다른 변수에 의존적일 때, 연구자가 관심있는 변수, Y, 결과변수, 반응변수라고도 함
독립변수(independent variable) : 다른 변수에 의존적이지 않을 때, 연구자에 의해 결정됨, X, 예측변수, 설명변수라고도 함

영가설(귀무가설, null hypothesis, H_0) : 평균의 차이가 0이다. 두 집단의 모평균은 같다.
대립가설(연구가설, alternative hypothesis, H_1) : 평균의 차이가 0이 아니다. 두 집단의 모평균은 같지 않다.
α: 영가설 기각 여부를 판단하는 기준으로 사용되는 p-value 기준점, 해당 검정의 유의수준, 1종 오류
β: 설정된 영가설이 틀렸는데도 불구하고 옳다고 판정하는 확률, 2종 오류
검정력(power, 1-β) : 설정된 영가설이 거짓일 때 이를 틀렸다고 옳게 판정하는 확률. 2종 오류를 0.2로 정했을 때 검정력은 1-β=1-0.2=0.80이 된다.
효과크기(effect size) : 임상적으로 중요한 차이의 정도, 관련성의 정도, 모평균의 차이($\mu_1 - \mu_2$), 두 모집단의 평균을 비교하는 경우 일반적으로 효과크기는

$$d = \frac{\mu_1 - \mu_2}{\sigma}$$

단측검정(one-tailed test) : 방향성이 있는 가설검정에 적용(예, 변수 x가 0보다 큰가?) 예) 근전도 바이오피드백 훈련을 적용한 군의 근력평균은 대조군의 근력평균보다 더 클 것이다.
양측검정(two-tailed test) : 방향성이 없는 가설검정에 적용(예, 변수 x가 0과 다른가?) 예) 근전도 바이오피드백 훈련을 적용한 군의 근력평균과 대조군의 근력평균은 다를 것이다.
사전검정(a priori test) : 실험을 시작하기 전에 필요한 표본크기를 구하기 위해 하는 검정
사후검정(post hoc test) : 실험이 끝난 후에 필요한 표본크기를 구하기 위해 하는 검정

G*Power로 표본크기와 검정력을 알아보려면 다음의 통계방법 요약을 참고할 수 있다.

G*Power를 실행하는 절차는 기본적으로 Test family에서 어떤 분포(exact, F-tests, t-tests, χ^2-tests, z-tests)를 따르는 지를 선택하고, Statistical test에서 해당하는 통계방법을 선택하고, Type of power analysis를 선택한 후 적절한 조건을 선택한다. 다른 방법으로는 화면 맨 위에 있는 툴바에서 Tests 메뉴를 클릭하고 부메뉴에서 correlation and regression, means, proportions, variance, generic 중 해당하는 것을 선택하고, 자신이 한 연구의 설계들을 선택해 나가는 방법도 있다. Type of Power analysis에서는 검정력을 계산하는 방법을 선택하게 되어 있는데 사전에 검정력 1-β, 유의수준 α, 모집단의 효과크기를 알고 있는 경우, 표본수를 구할 때는 A priori를 선택한다. Post-hoc은 이미 실험이 끝난 후에 유의수준 α, 효과크기, 대상자 수

를 입력하여 검정력을 구할 때 사용한다. 특정 정보(예, 평균, 표준편차, 대상자수 등)를 갖고 있는 경우에는 Determine을 클릭해서 세부 정보를 입력한 후 효과크기를 구하는 절차를 거치지만, 세부 정보를 모르는 경우에는 효과크기(작음, 중간, 큼)를 선택, α입력(0.05, 0.01), 검정력(0.80 이상을 입력하지만 흔히 0.80을 사용함)을 입력하고 Calculate을 클릭한다.

[표 2-2] 통계방법의 요약

통계방법	검정방법	사용목적	측정수준	
			독립변수	종속변수
독립 t-검정(independent)	P*	두 집단 간의 평균차이를 검정	명목척도	등간/비척도
대응표본 t-검정(paired)	P	두 개의 짝지워진 집단이나 한 집단에서 실험 전후에 측정된 값의 평균비교	명목척도	등간/비척도
중위수검정(median test)	NP*	두 개 이상의 독립적인 집단에서 중위수의 차이 검정	명목척도	서열척도
만-휘트니 검정 (Mann-Whitney U test)†	NP	두 개의 독립적인 집단에서 서열 점수(ranks of scores) 차이 검정	명목척도	서열척도
윌콕슨부호순위검정 (Wilcoxon signed-rank test)	NP	두 개의 짝지워진 집단에서 서열 점수(ranks of scores) 차이 검정	명목척도	서열척도
분산분석** (ANOVA)	P	두 개 이상의 독립적인 집단끼리 평균 차이 검정	명목척도	등간/비척도
크루스칼-월리스 검정 (Kruskal-Wallis test)	NP	세 개 이상의 독립적인 집단에서 서열 점수(ranks of scores)의 차이 검정	명목척도	서열척도
프리드만 검정 (Friedman test)	NP	세 개 이상의 관련된 집단에서의 서열 점수(ranks of scores)의 차이 검정	명목척도	서열척도
카이제곱검정 (Chi-square test)	NP	변수간의 관련성, 분포의 적합도 검정	명목척도	명목척도
피어슨상관 (Pearson Correlation)	P	두 변수간의 상관성 검정	등간/비척도	등간/비척도
스피어맨의 로 (Spearman's Rho)	NP	두 변수간의 상관성 검정	서열척도	서열척도
다중회귀분석 (multiple regression analysis)	P	두 개 이상의 독립변수가 한 개의 종속 변수를 예측	등간/비척도	등간/비척도

*P : parametric test NP : nonparametric test

** : 분산분석에서 독립변수가 하나인 경우를 one-way 분산분석, 두 개 이상인 경우를 다원분산분석이라고 한다. 특히 두 개의 독립변수가 관련된 경우를 이원분산분석(two-way ANOVA)이라고 한다. 반복측정(repeated measure)을 한 경우에는 반복측정 분산분석을 한다.

† : Wilcoxon rank sum test라고도 함

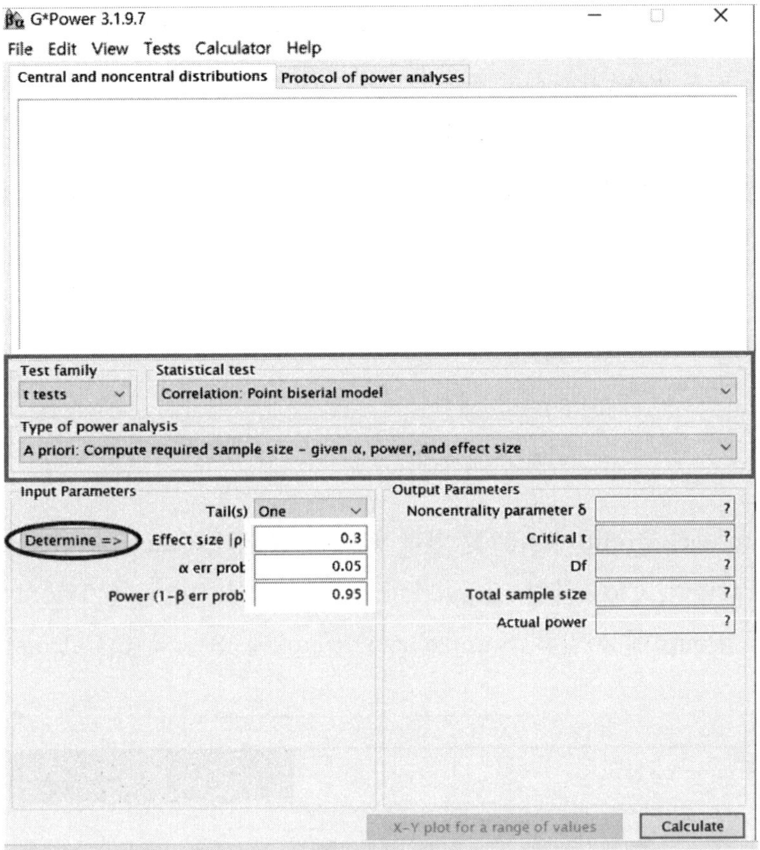

1. 독립 t-검정에서의 표본크기

독립 t-검정이면서 표본크기를 구하는 과정을 G*Power프로그램으로 실행해보자. 집단 1의 대상자수는 20, 평균은 10.1, 표준편차는 3.3, 집단 2의 대상자수는 18, 평균은 15.4, 표준편차는 5.5라는 결과를 얻었고, 이 실험의 검정력(power)을 알아보고자 한다.

	집단1(n=20)	집단2(n=18)
평균	10.1	15.4
표준편차	3.3	5.5

화면에서 Tests클릭, Means클릭, Two independent groups클릭, 화면 중간에 Type of power analysis에서 오른쪽 끝 아랫방향 화살표를 클릭, Post hoc: Compute achieved power–given α, sample size, and effect size선택, Determine선택, 오른쪽에 추가로 생긴 화면에서 n1 !=n2(n1≠n2의 의미임)를 선택, Mean group 1에 10.1을 입력, Mean group 2에 15.4를 입력한다. n1≠n2이므로 Pooled Standard Deviation을 구한다. 구하는 공식은 다음과 같다.

$$
\begin{aligned}
\text{SD pooled} &= \text{sqrt}(n1-1)s_1^2+(n2-1)s_2^2/n1+n2-2)) \\
&= \text{sqrt}((20-1)3.3^2+(18-1)5.5^2/20+18-2) \\
&= \text{sqrt}(20.87) \\
&= \sqrt{20.87} = 4.57
\end{aligned}
$$

SDσ within each group에 4.57을 입력, Calculate클릭, Calculate and transfer to main window클릭, Close클릭, Input Parameters에서 Tail(s)를 Two로 바꿔줄 것, Sample size group1에 20입력, Sample size group2에 18을 입력, Calculate클릭한다.

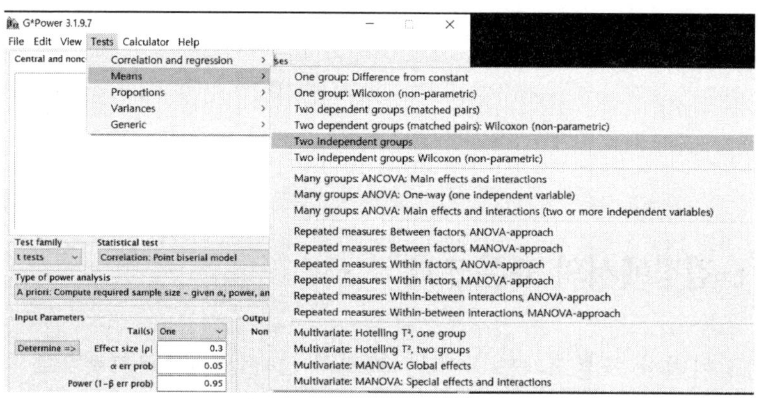

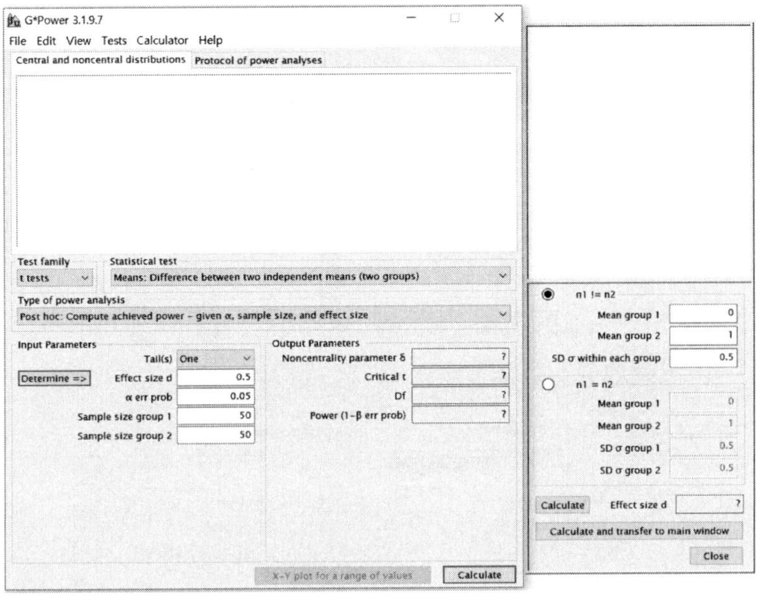
G*Power 3.1.9.7
File Edit View Tests Calculator Help
Central and noncentral distributions
Protocol of power analyses
Test family
t tests
Statistical test
Means: Difference between two independent means (two groups)
Type of power analysis
Post hoc: Compute achieved power – given α, sample size, and effect size
Input Parameters
Tail(s) One
Determine =>
Effect size d 0.5
α err prob 0.05
Sample size group 1 50
Sample size group 2 50
Output Parameters
Noncentrality parameter δ ?
Critical t ?
Df ?
Power (1-β err prob) ?
X-Y plot for a range of values
Calculate
n1 != n2
Mean group 1 0
Mean group 2 1
SD σ within each group 0.5
n1 = n2
Mean group 1 0
Mean group 2 1
SD σ group 1 0.5
SD σ group 2 0.5
Calculate
Effect size d ?
Calculate and transfer to main window
Close

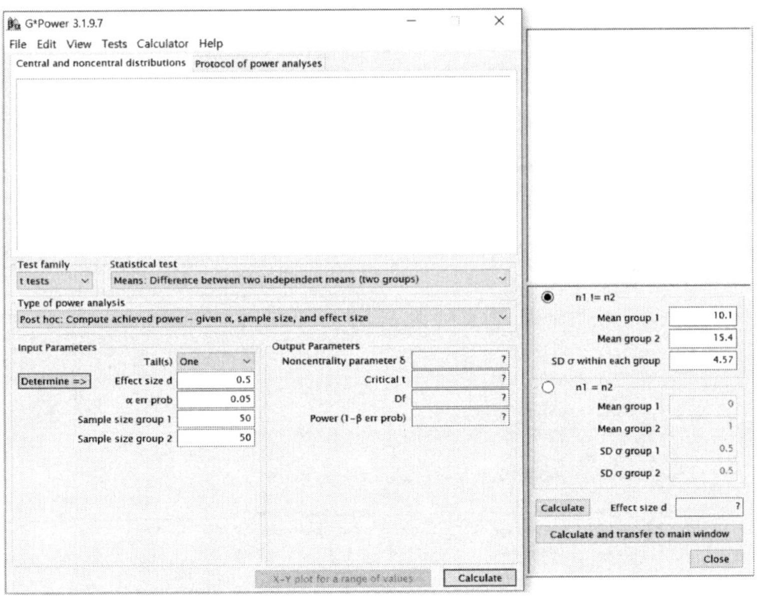
G*Power 3.1.9.7
File Edit View Tests Calculator Help
Central and noncentral distributions
Protocol of power analyses
Test family
t tests
Statistical test
Means: Difference between two independent means (two groups)
Type of power analysis
Post hoc: Compute achieved power – given α, sample size, and effect size
Input Parameters
Tail(s) One
Determine =>
Effect size d 0.5
α err prob 0.05
Sample size group 1 50
Sample size group 2 50
Output Parameters
Noncentrality parameter δ ?
Critical t ?
Df ?
Power (1-β err prob) ?
X-Y plot for a range of values
Calculate
n1 != n2
Mean group 1 10.1
Mean group 2 15.4
SD σ within each group 4.57
n1 = n2
Mean group 1 0
Mean group 2 1
SD σ group 1 0.5
SD σ group 2 0.5
Calculate
Effect size d ?
Calculate and transfer to main window
Close

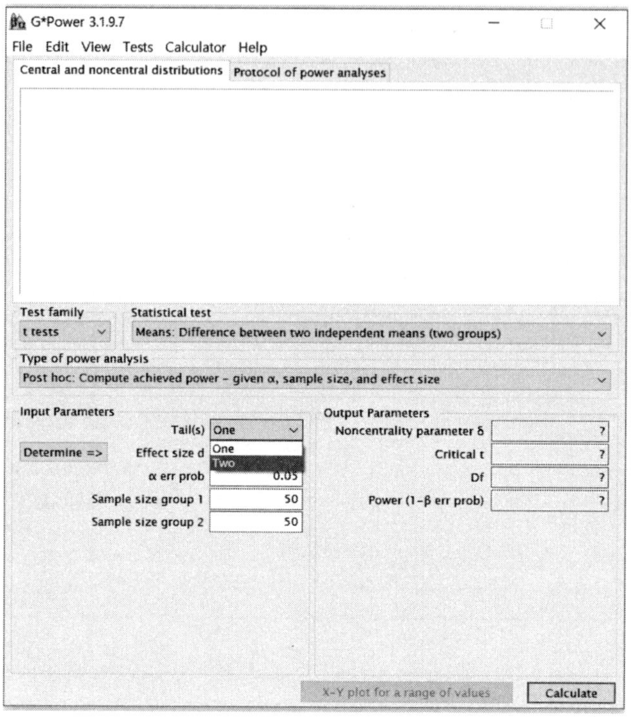
G*Power 3.1.9.7
File Edit View Tests Calculator Help
Central and noncentral distributions
Protocol of power analyses
Test family
t tests
Statistical test
Means: Difference between two independent means (two groups)
Type of power analysis
Post hoc: Compute achieved power – given α, sample size, and effect size
Input Parameters
Tail(s)
One
Two
Determine =>
Effect size d
α err prob
Sample size group 1
50
Sample size group 2
50
Output Parameters
Noncentrality parameter δ
Critical t
Df
Power (1–β err prob)
X-Y plot for a range of values
Calculate

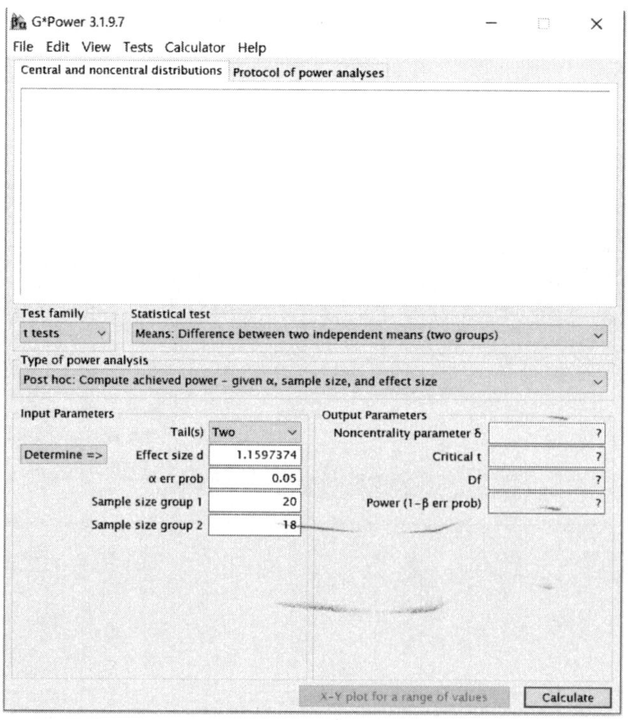
G*Power 3.1.9.7
File Edit View Tests Calculator Help
Central and noncentral distributions
Protocol of power analyses
Test family
t tests
Statistical test
Means: Difference between two independent means (two groups)
Type of power analysis
Post hoc: Compute achieved power – given α, sample size, and effect size
Input Parameters
Tail(s)
Two
Determine =>
Effect size d
1.1597374
α err prob
0.05
Sample size group 1
20
Sample size group 2
18
Output Parameters
Noncentrality parameter δ
Critical t
Df
Power (1–β err prob)
X-Y plot for a range of values
Calculate

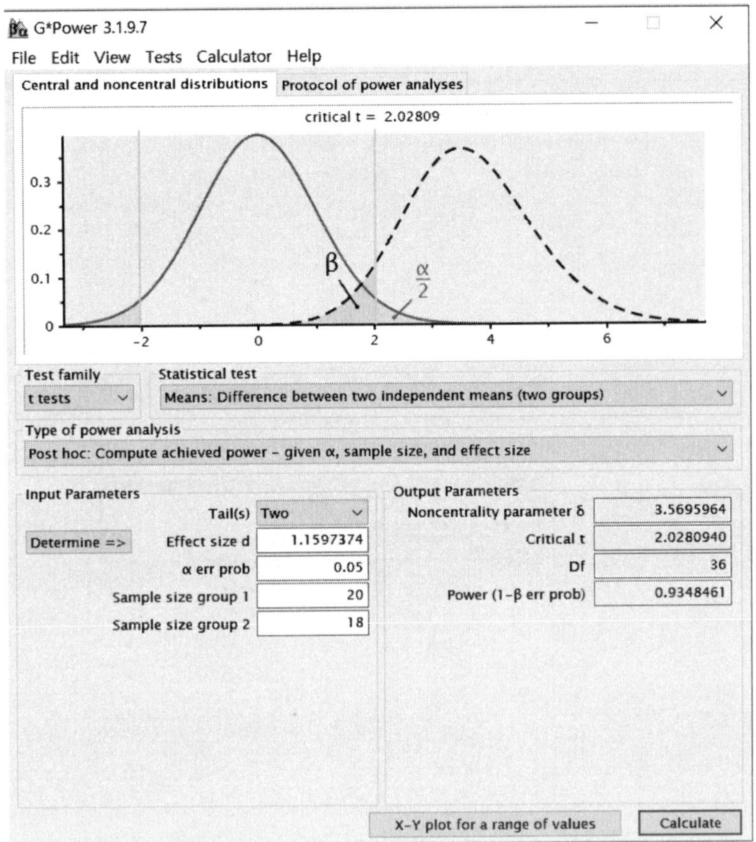

이때 화면에는 Power(1−β err prob)값이 0.93이 나온다. 검정력 0.93은 높은 수준이라고 말할 수 있다.

이 실험에서 적절한 표본크기는 어느 정도였는지를 계산해 보자. 초기 화면에서 Tests를 눌러서 Means: Difference between two independent means (two groups)를 선택한다. 이때 메뉴를 거치지 않고 직접 Test family화면 밑에 있는 아래 방향 화살표를 눌러 t-tests를 선택하고, Statistical test화면 밑에 있는 창에서 아래 방향 화살표를 눌러 Means: Difference between two independent means (two groups)를 선택해도 된다. Type of power analysis창에서 A priori: Compute required sample size–given α, power, and effect size를 선택한다. Determine을 클릭한다. n1 !=n2(n1≠n2의 의미임)를 선택한다. Mean group 1에 10.1을 입력, Mean group 2에 15.4를 입력한다. SDσ within each group에 4.57을 입력한다. Calculate을 클릭, Calculate and transfer to main window클릭, Close클릭한다. Tails는 two로 선택한

다. Power(1−β err prob)값은 0.80으로 입력한다. Calculate을 클릭한다.

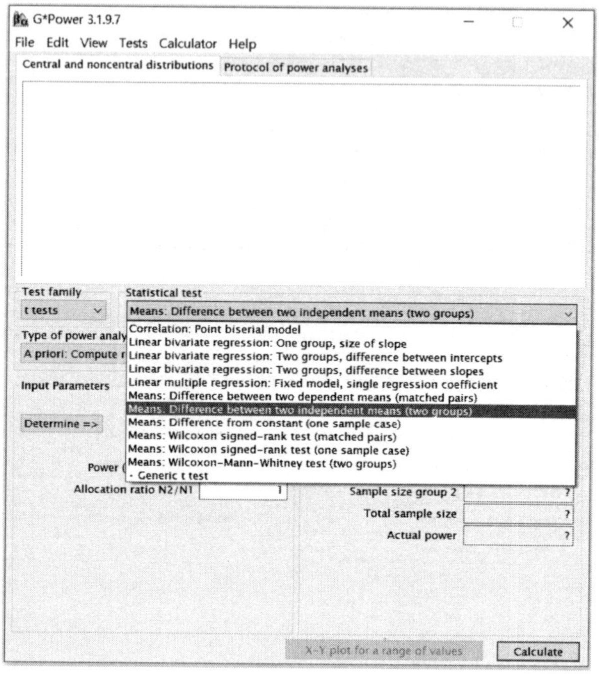

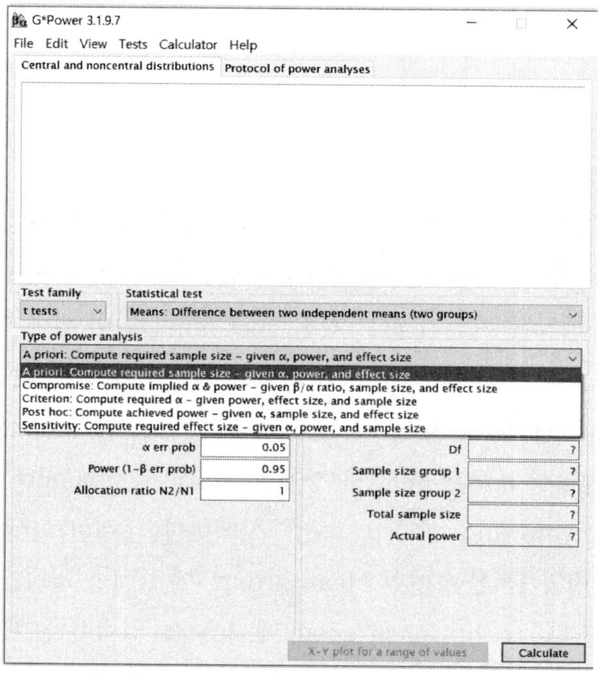

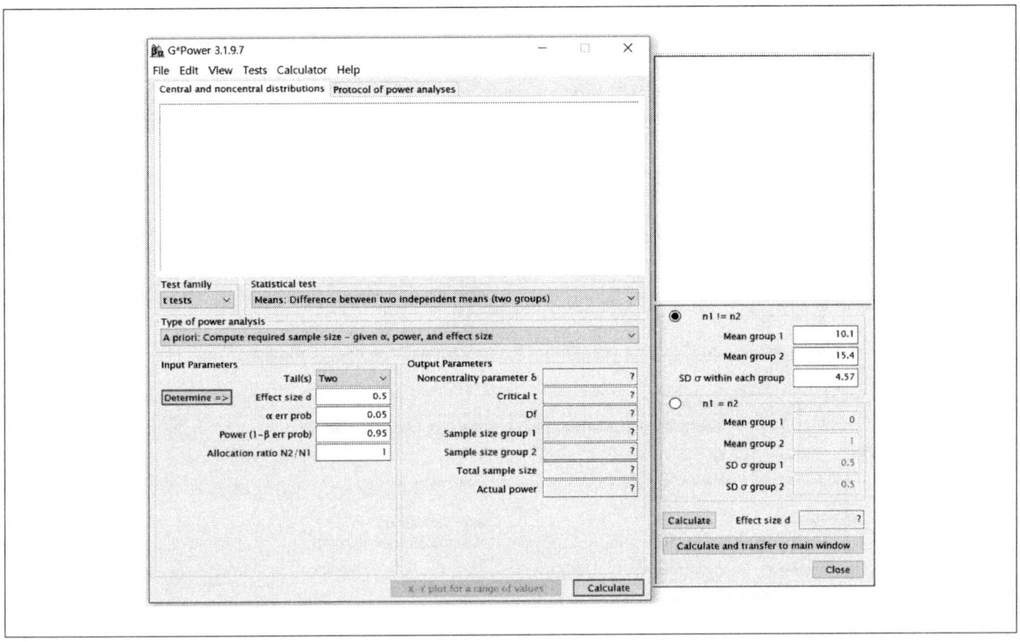
G*Power 3.1.9.7
File Edit View Tests Calculator Help
Central and noncentral distributions
Protocol of power analyses
Test family
t tests
Statistical test
Means: Difference between two independent means (two groups)
Type of power analysis
A priori: Compute required sample size – given α, power, and effect size
Input Parameters
Tail(s) Two
Determine =>
Effect size d 0.5
α err prob 0.05
Power (1-β err prob) 0.95
Allocation ratio N2/N1 1
Output Parameters
Noncentrality parameter δ ?
Critical t ?
Df ?
Sample size group 1 ?
Sample size group 2 ?
Total sample size ?
Actual power ?
X-Y plot for a range of values
Calculate
n1 != n2
Mean group 1 10.1
Mean group 2 15.4
SD σ within each group 4.57
n1 = n2
Mean group 1 0
Mean group 2 1
SD σ group 1 0.5
SD σ group 2 0.5
Calculate
Effect size d ?
Calculate and transfer to main window
Close

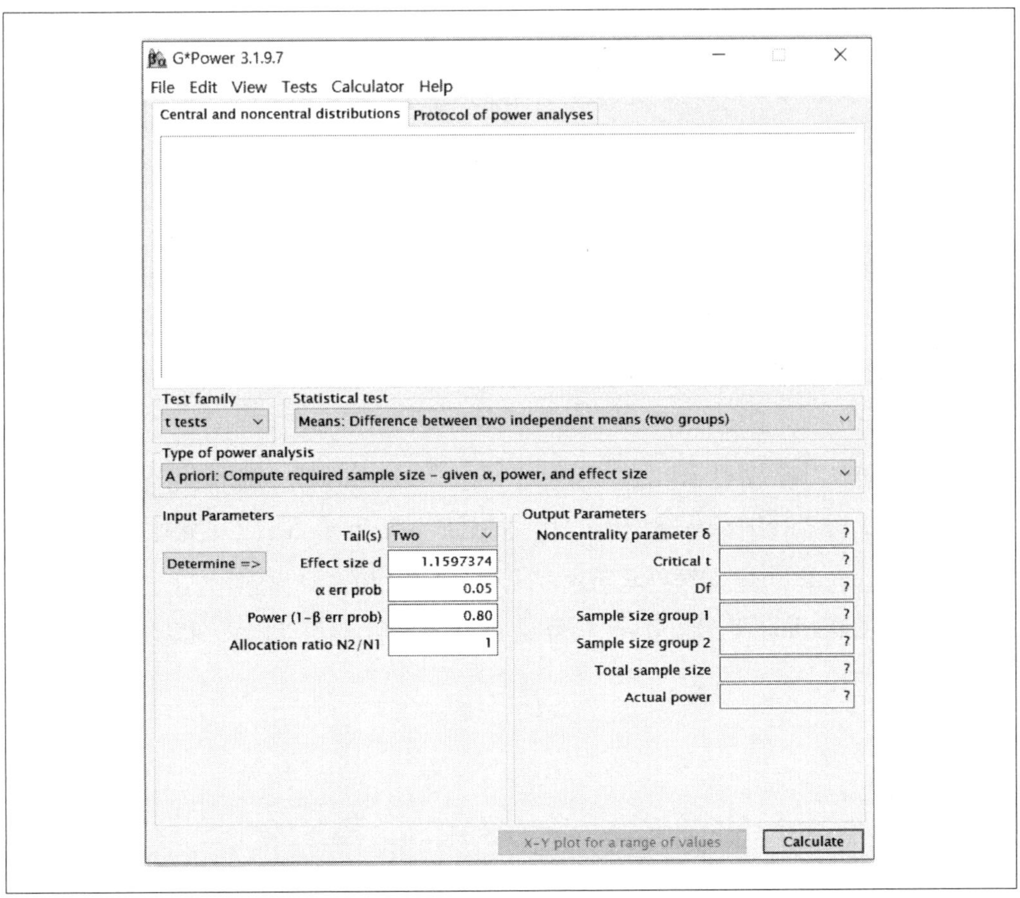
G*Power 3.1.9.7
File Edit View Tests Calculator Help
Central and noncentral distributions
Protocol of power analyses
Test family
t tests
Statistical test
Means: Difference between two independent means (two groups)
Type of power analysis
A priori: Compute required sample size – given α, power, and effect size
Input Parameters
Tail(s) Two
Determine =>
Effect size d 1.1597374
α err prob 0.05
Power (1-β err prob) 0.80
Allocation ratio N2/N1 1
Output Parameters
Noncentrality parameter δ ?
Critical t ?
Df ?
Sample size group 1 ?
Sample size group 2 ?
Total sample size ?
Actual power ?
X-Y plot for a range of values
Calculate

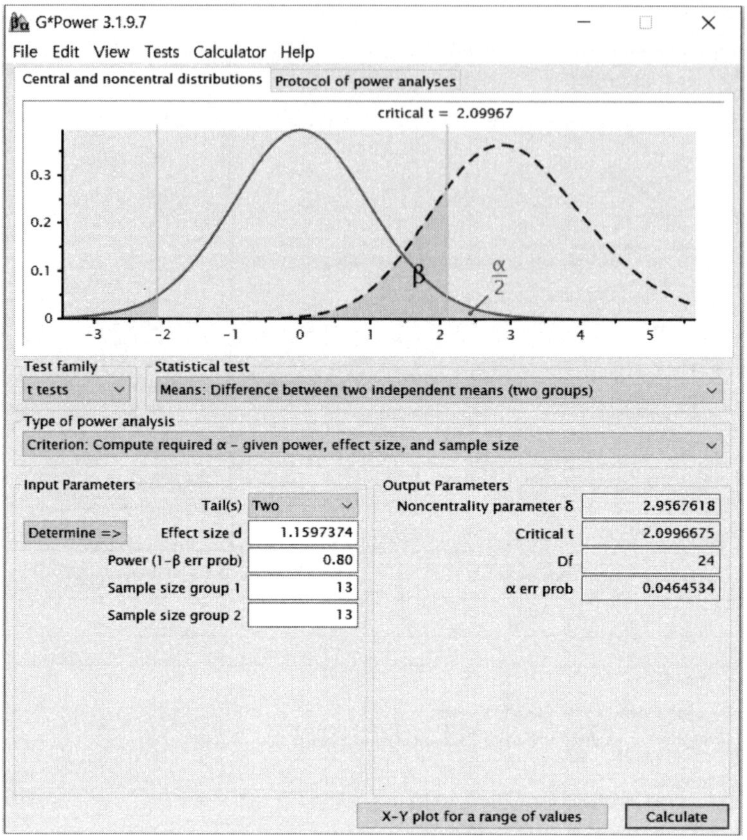

결과를 보면 Sample size group1에 13, Sample size group2에 13이 각각 나온다. 80%의 검정력으로 필요한 표본크기를 계산했을 때, 각 군당 13명의 대상자가 필요함을 알 수 있다.

참고로 효과크기를 구할 수 없는 상황에서는 Determine을 클릭하지 않고 Effect size d의 창에 마우스 커서를 옮겨 놓으면 참고할 수 있는 Cohen's d 효과크기가 나타난다. 대부분 medium을 선택하고 Power(1−β err prob)는 0.80으로 한 상태에서 오른쪽 하단의 Calculate을 클릭한다. 이렇게 해서 80%의 검정력으로 필요한 대상자 수를 구할 수 있다.

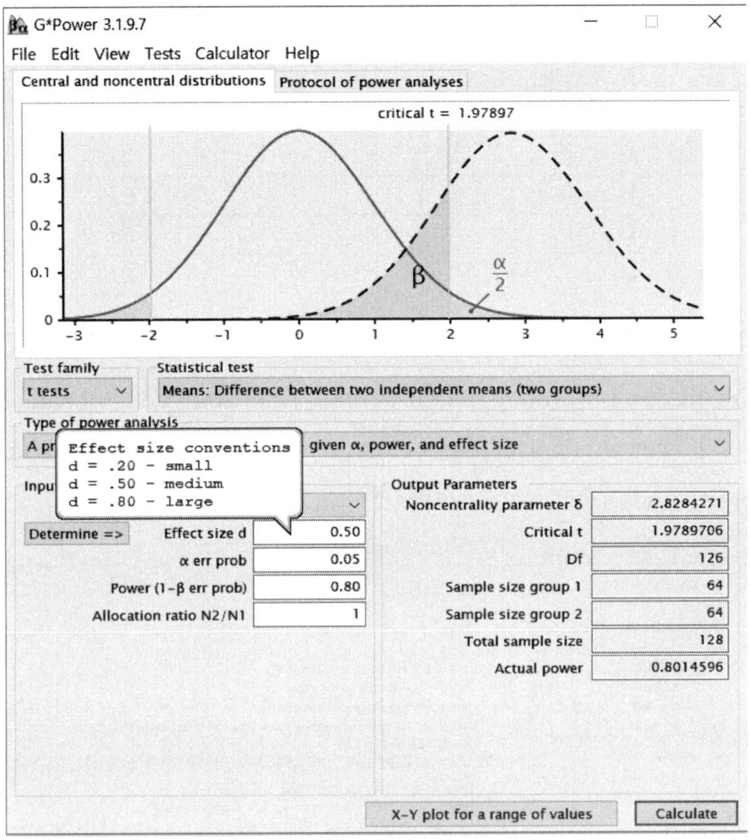

2. 만-휘트니 검정(Mann-Whitney U test)

만-휘트니 검정에서는 두 독립표본에 대한 검정을 하되 평균순위를 이용하여 두 집단의 동질성을 검정한다. 모수검정에서 사용하는 독립 t-검정에 대응하는 것으로 볼 수 있다.

예를 들어, 다섯 마리의 토끼에게 인위적으로 상처를 만들고 레이저 치료를 한 후에 상처 치유에 걸린 기간을 측정하였다고 하자. 대조군에는 7마리의 토끼가 있었으며 역시 인위적으로 상처를 만든 후 레이저 치료를 하지 않았다. 각 군에서 상처가 아물기까지 걸린 기간을 측정하였는데, 대상자의 수가 너무 적고 측정값들이 정규분포를 한다고 가정할 수 없으므로 비모수검정법을 사용하기로 하였다. 이때 영가설은 H_0 : $\mu x = \mu y$가 된다. 유의수준은 0.05이다.

[표 2-3] 레이저의 상처 치유효과를 비교한 자료

실험군	대조군
27	30
40	35
33	25
40	53
43	50
44	38
45	40

Tests → Means → Two independent groups: Wilcoxon (non-parametric)을 선택하고 Type of power analysis에서는 A priori: Compute required sample size – given α, power, and effect size를 선택한다.

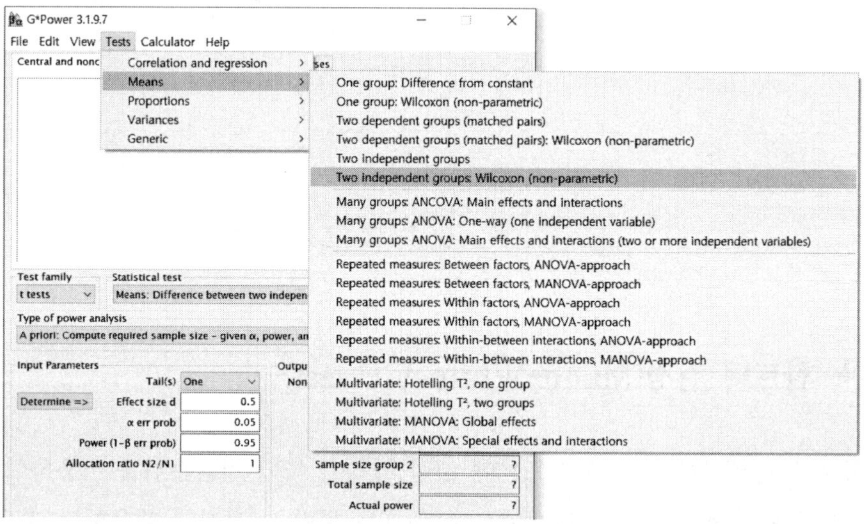

Tail(s)에서는 양측검정을 할 것인가? 단측검정을 할 것인가?를 선택하는 것인데 여기서는 영가설은 "레이저의 상처치유 효과가 두 군간의 차이가 없을 것이다"로 방향성이 없으므로 양측검정 tail(s)는 two를 선택한다. 그리고 Parent distribution은 min ARE(asymptotic relative efficiency, 모집단의 분포를 모르는 경우 선택), 효과크기(Effect size) d는 중간 정도(medium)인 0.5, 유의수준 α는 0.05, Power(1−β)는 0.80을, Allocation ratio N2/N1은 1로 입력한다. Calculate를 클릭한다. 다음과 같은 결과가 나온다.

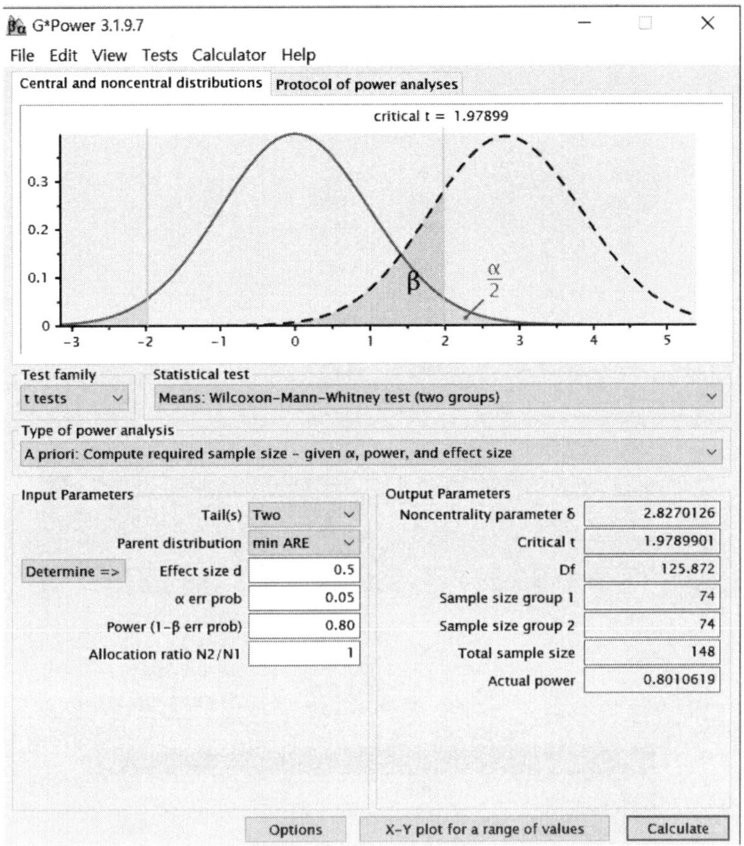

검정력 80%를 얻으려면 실험군과 대조군에 각각 74명씩 천체 148명의 대상자가 필요하다는 것을 알 수 있다.

3. 대응표본 t-검정

다음의 자료는 동일한 대상자 10명에게 초음파 치료만 했을 때와 초음파 치료 외에 전기자극치료를 겸했을 때 넙다리 신경의 잠복시간을 비교한 것이다. 이 자료는 예비실험을 통해 얻어진 자료인데 이것을 이용해서 표본크기를 구해보자. SPSS에 자료를 입력시키고, 메뉴의 분석으로 가서 클릭한 후에 평균비교 → 대응표본 T검정을 클릭하여 변수들을 옮겨 놓고 확인을 클릭하여 결과표를 얻었다.

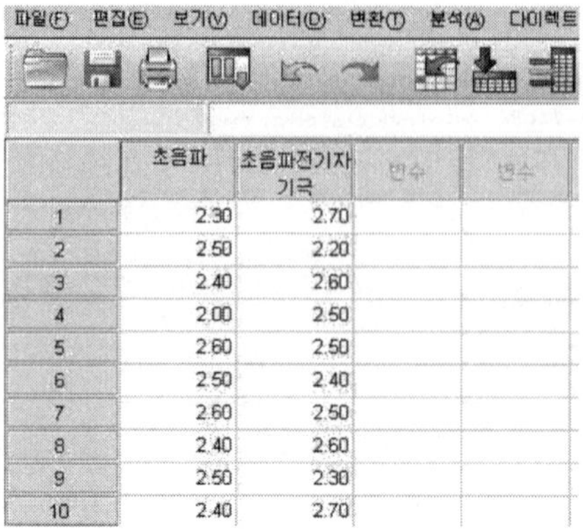
파일(F) 편집(E) 보기(V) 데이터(D) 변환(T) 분석(A) 다이렉트
초음파
초음파전기자기극
변수
1 2.30 2.70
2 2.50 2.20
3 2.40 2.60
4 2.00 2.50
5 2.60 2.50
6 2.50 2.40
7 2.60 2.50
8 2.40 2.60
9 2.50 2.30
10 2.40 2.70

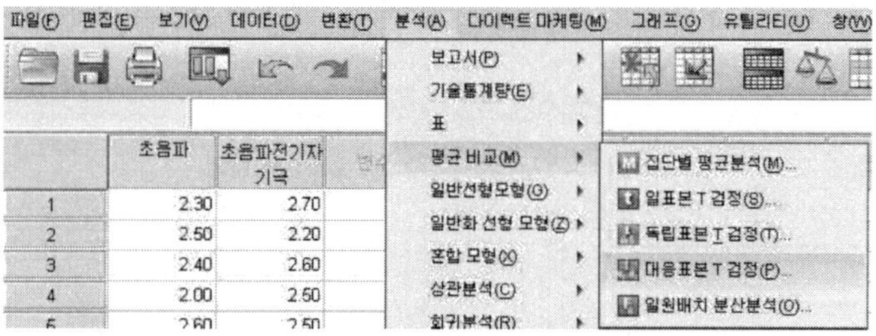
파일(F) 편집(E) 보기(V) 데이터(D) 변환(T) 분석(A) 다이렉트 마케팅(M) 그래프(G) 유틸리티(U) 창(W)
보고서(P)
기술통계량(E)
표
평균 비교(M)
일반선형모형(G)
일반화 선형 모형(Z)
혼합 모형(X)
상관분석(C)
회귀분석(R)
집단별 평균분석(M)...
일표본 T 검정(S)...
독립표본 T 검정(T)...
대응표본 T 검정(P)...
일원배치 분산분석(O)...

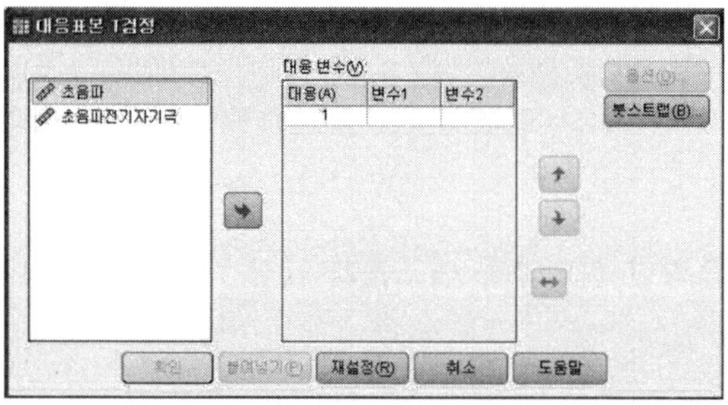
대응표본 T검정
초음파
초음파전기자기극
대응 변수(V):
대응(A)
변수1
변수2
옵션(O)...
붓스트랩(B)...
확인
붙여넣기(P)
재설정(R)
취소
도움말

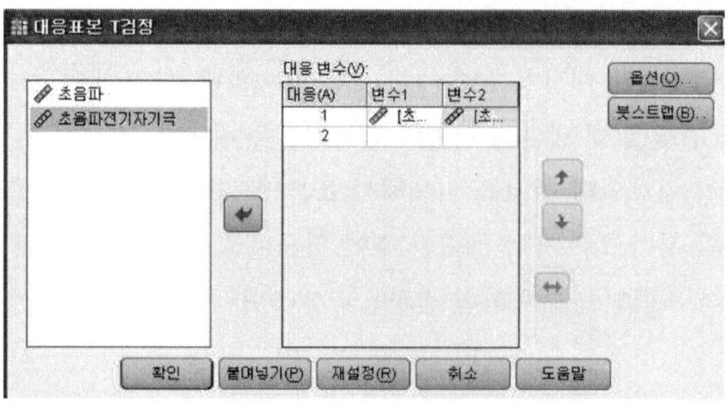
대응표본 T검정
초음파
초음파전기자기극
대응 변수(V):
대응(A)
변수1
변수2
옵션(O)...
붓스트랩(B)...
확인
붙여넣기(P)
재설정(R)
취소
도움말

대응표본통계량

		평균	N	표준편차	평균의 표준오차
대응1	초음파	2.4200	10	.17512	.05538
	초음파전기자기극	2.5000	10	.16330	.05164

대응표본상관계수

		N	상관계수	유의확률
대응1	초음파 & 초음파전기자기극	10	-.311	.382

대응표본검정

		대응차					t	자유도	유의확률 (양쪽)
		평균	표준편차	평균의 표준오차	차이의 95% 신뢰구간				
					하한	상한			
대응1	초음파-초음파전기자기극	-.08000	.27406	.08667	-.27605	.11605	-.923	9	.380

이 결과를 이용하여 G*Power에서 표본크기를 구해보자. 메뉴에서 Tests → Means → Two dependent groups (matched pairs)로 이동한다.

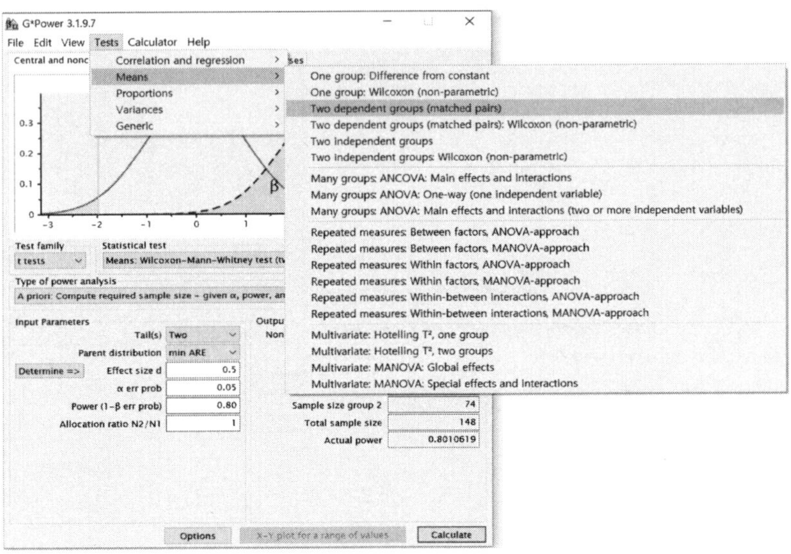

Type of power analysis에서는 A priori: Compute required sample size – given α, power, and effect size를 선택한다. Determine을 클릭한다. 다음의 화면이 나오면 오른쪽 빈칸에 Mean group 1=2.42, Mean group 2=2.5, SD group 1=0.17512,

SD group 2=0.16330, Correlation between groups=−0.311을 입력한다. Calculate을 눌러서 Effect size dz을 구한다. Calculate and transfer to main window를 클릭한다. Close를 클릭한다.

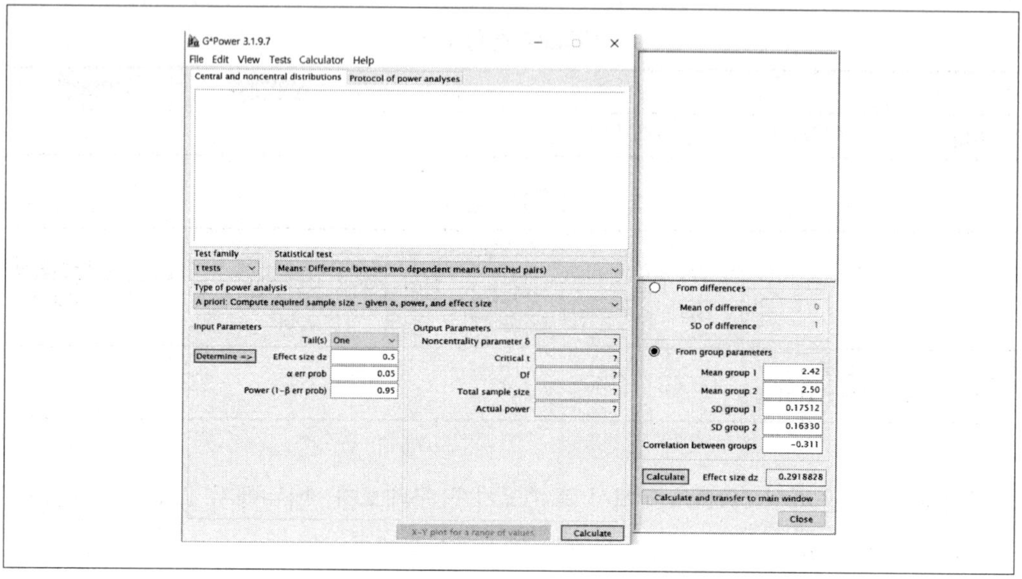

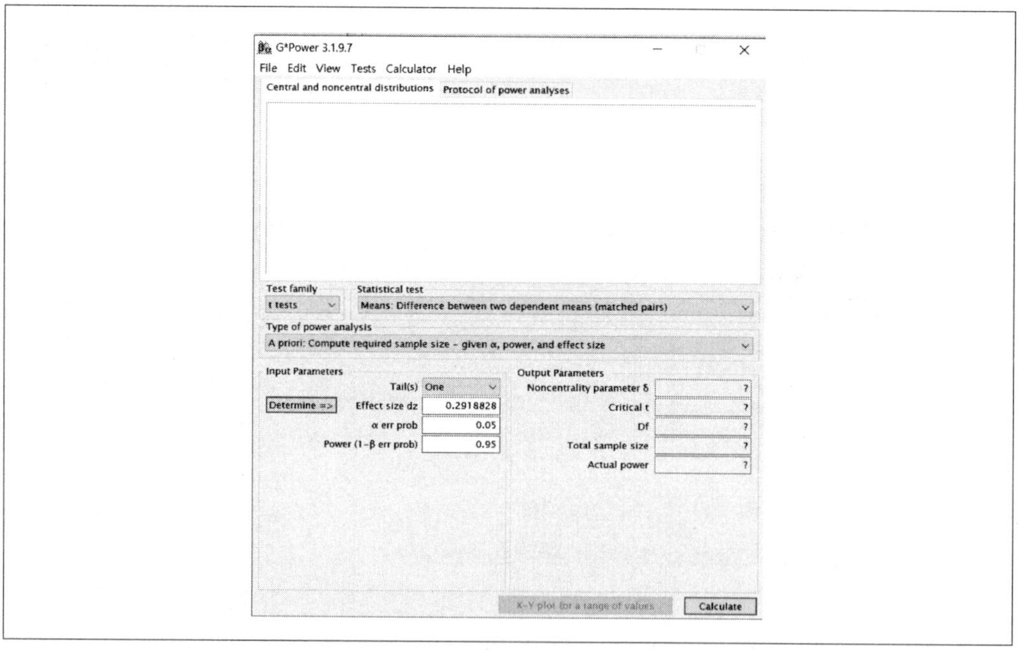

Effect size dz에 0.2918828이 채워진 것을 볼 수 있다. Tail(s)에서는 이 연구의 영가설이 "초음파와 전기자극을 가했을 때, 초음파만 가한 것보다 평균 잠복시간이 감소

할 것이다"로 방향성이 있으므로 One을 선택한다. 만약 연구자가 방향성이 없는 영가설(초음파와 전기자극을 동시에 가했을 때와 초음파만 가했을 대의 평균잠복시간은 차이가 없다)을 검정하기 원한다면 Two를 선택한다. 유의수준 α=0.05, Power (1−β err prob)에는 0.80을 입력한 후에 Calculate을 클릭한다.

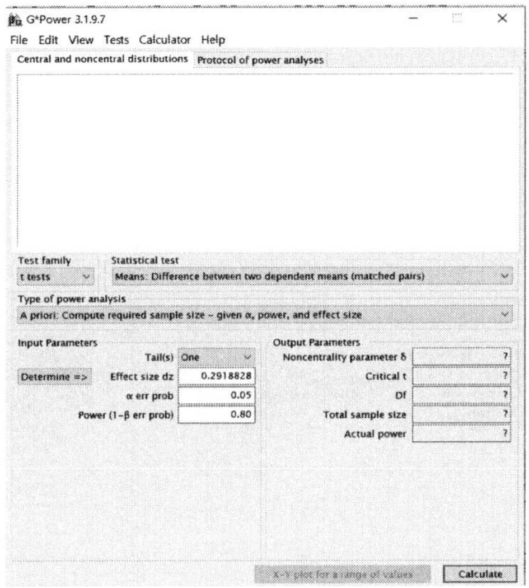

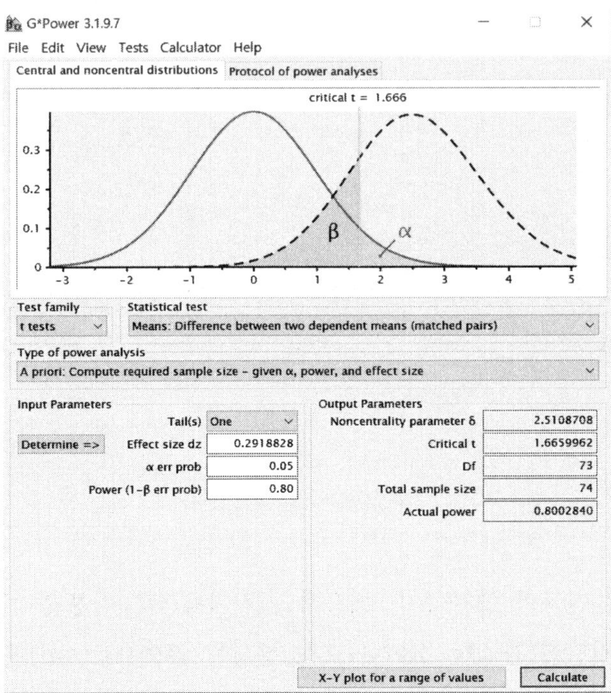

검정력 80%를 얻기 위해 필요한 표본크기는 74명임을 알 수 있다.

만약 determine을 누르고, From differences를 이용하여 sample size를 구하고 싶으면 대응표본검정 표에 있는 초음파에서 초음파전기자극을 뺀 차이의 평균값 −0.08000의 절대값과 표준편차 0.27406을 입력하면 된다. Calculate을 클릭하여 Effect size dz을 구하고, Calculate and transfer to main window를 클릭, close를 클릭한다.

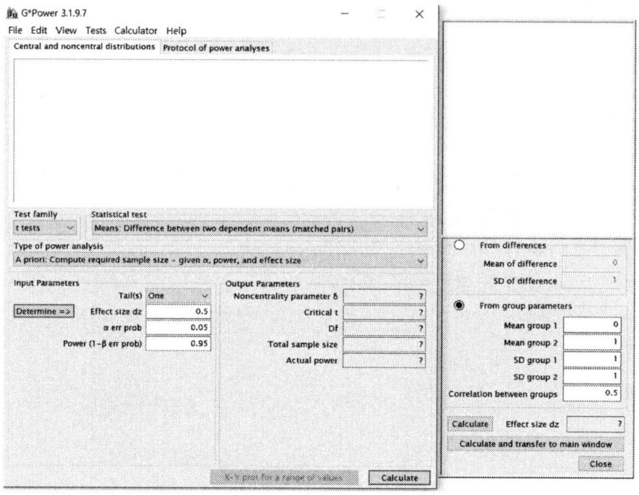

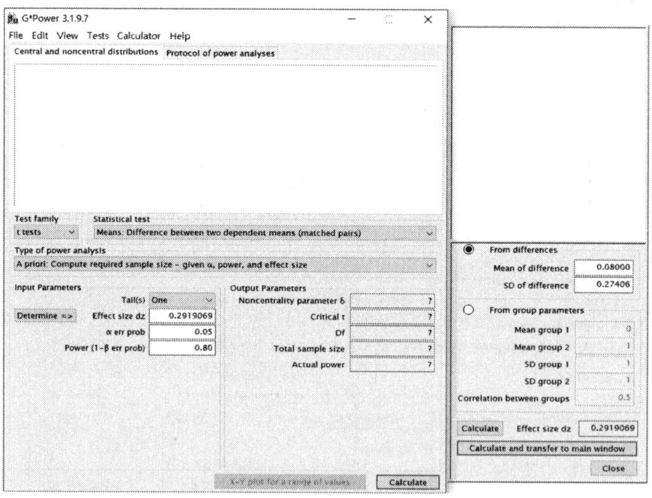

Tail(s)에서는 이 연구의 영가설이 "초음파와 전기자극을 가했을 때, 초음파만 가한 것보다 평균 잠복시간이 감소할 것이다"로 방향성이 있으므로 One을 선택한다. 만약 연구자가 방향성이 없는 영가설을 검정하기 원한다면 Two를 선택한다. 유의수준 α

=0.05, Power (1−β err prob)에는 0.80을 입력한 후에 Calculate을 클릭한다. 필요한 표본크기는 74명으로 From group parameter로 구한 값과 동일함을 알 수 있다.

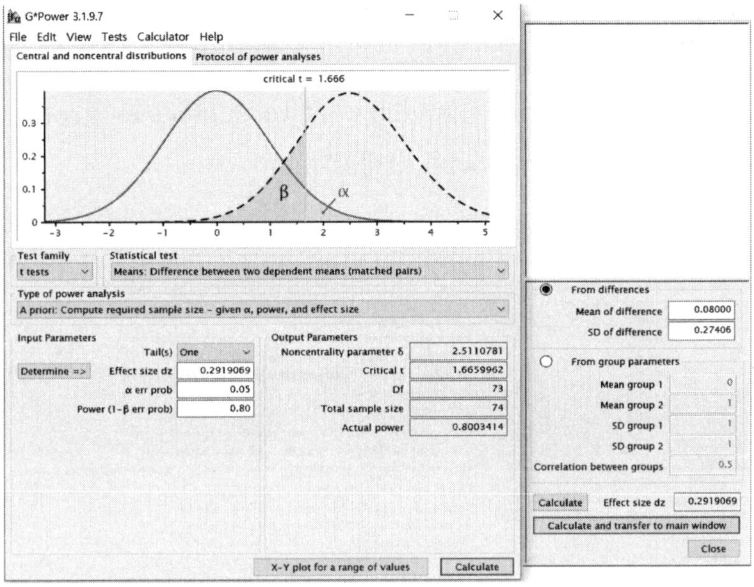

4. 윌콕슨부호순위검정(Wilcoxon Matched-Pairs signed-Ranks Test)

다음의 자료는 김정아의 논문 자료를 변형한 것이다. 7명의 평발을 가진 대상자에게 4주간의 short foot 운동을 시키기 전과 후의 center of pressure acceleration 값을 기록한 것이다. 이 예비실험 결과를 이용하여 표본크기를 구해보자.

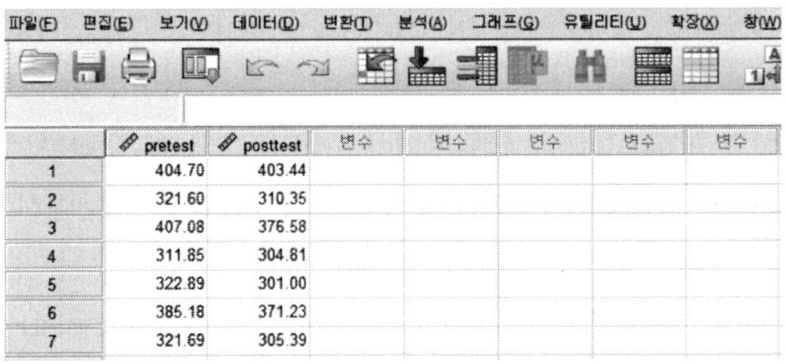

	pretest	posttest
1	404.70	403.44
2	321.60	310.35
3	407.08	376.58
4	311.85	304.81
5	322.89	301.00
6	385.18	371.23
7	321.69	305.39

기술통계량

	N	평균	표준편차
pretest	7	353.5700	43.19836
prosttest	7	338.9723	43.14181
유효 N(목록별)	7		

G*Power의 메뉴에서 Tests → Means → Two dependent groups (matched pairs): Wilcoxon (non-parametric)을 선택한다.

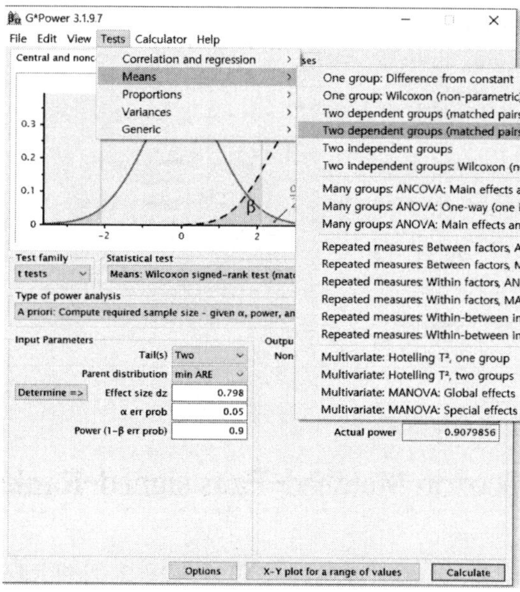

Type of power analysis에는 A priori Compute required sample size-given α, power, and effect size를 선택한다. Determine을 클릭한다. From group parameters에서 mean group 1=353.5700, mean group 2=338.9723, SD group 1=43.19836, SD group 2=43.14181, Correlation between groups=0.5로 default값을 그대로 사용한다. Calculate을 클릭하여 Effect size dz을 구한다. Calculate and transfer to main window를 클릭한다. close를 클릭한다. tail(s)에서는 영가설이 "4주간의 short foot 운동 후 center of pressure acceleration 값은 증가할 것이다"라고 설정되었다면 방향성 있는 가설이므로 One을 선택한다. Parent distribution은 분포를 모르는 상태이므로 min ARE(asymptotic relative efficiency)를 선택, α err prob=0.05, Power (1−β err prob)=0.80을 입력하고 Calculate을 클릭한다. 그 결과

80%의 검정력을 얻기 위해서는 65명의 대상자가 필요함을 알 수 있다.

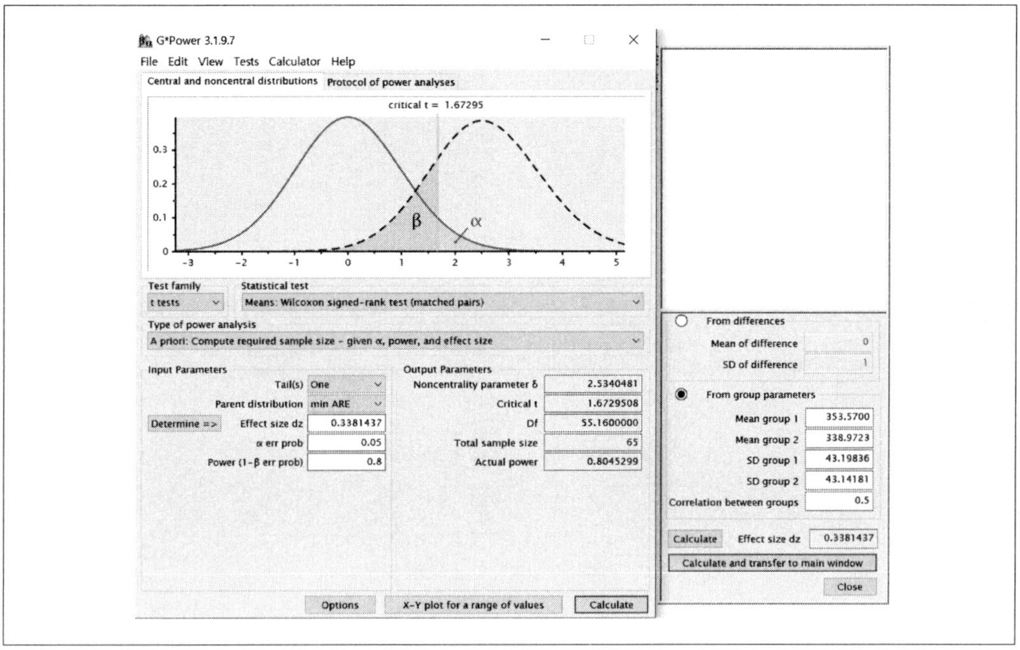

3

표본크기와 검정력
(Sample Size and Power Analysis)(2)

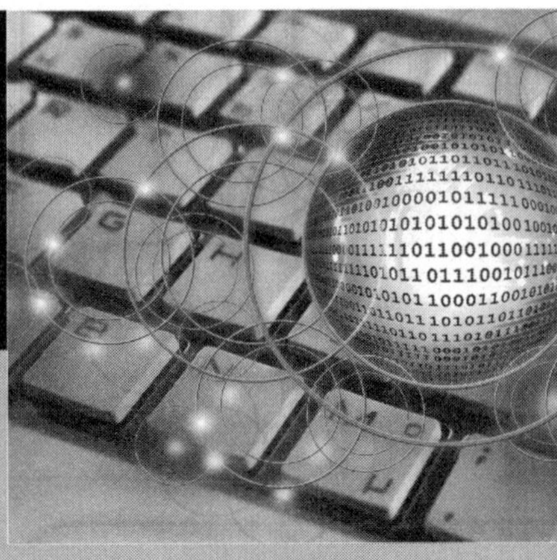

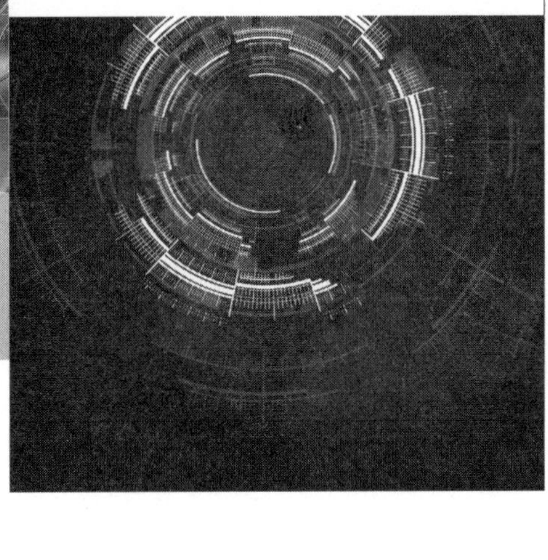

제**3**장

표본크기와 검정력
(Sample Size and Power Analysis)(2)

1. 분산분석

네 종류의 운동방법을 5명의 대상자에게 예비실험을 하여 다음과 같은 근력을 측정한 데이터가 있다고 하자. 이 데이터를 이용하여 표본크기와 검정력을 구해보자.

운동방법1	운동방법2	운동방법3	운동방법4
130	135	131	138
129	136	135	134
133	132	134	137
132	134	137	134
130	135	135	135

위의 자료를 SPSS에 입력하고 기술통계를 구해보자.

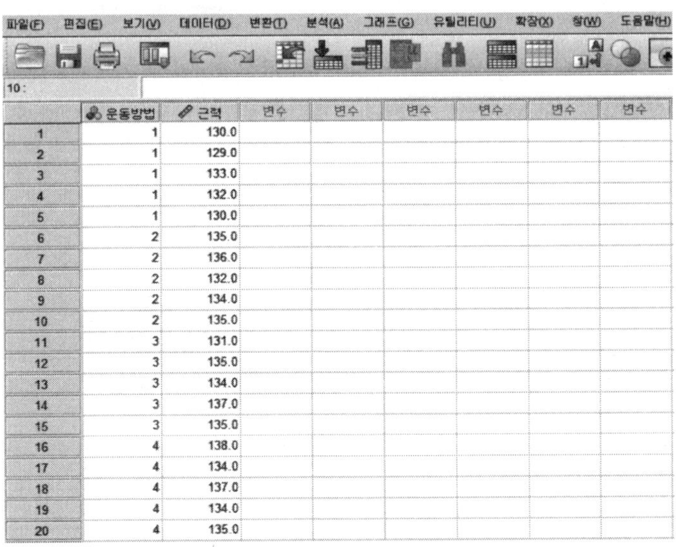

	운동방법	근력
1	1	130.0
2	1	129.0
3	1	133.0
4	1	132.0
5	1	130.0
6	2	135.0
7	2	136.0
8	2	132.0
9	2	134.0
10	2	135.0
11	3	131.0
12	3	135.0
13	3	134.0
14	3	137.0
15	3	135.0
16	4	138.0
17	4	134.0
18	4	137.0
19	4	134.0
20	4	135.0

분석 → 평균비교 → 일원배치 분산분석을 선택한다.

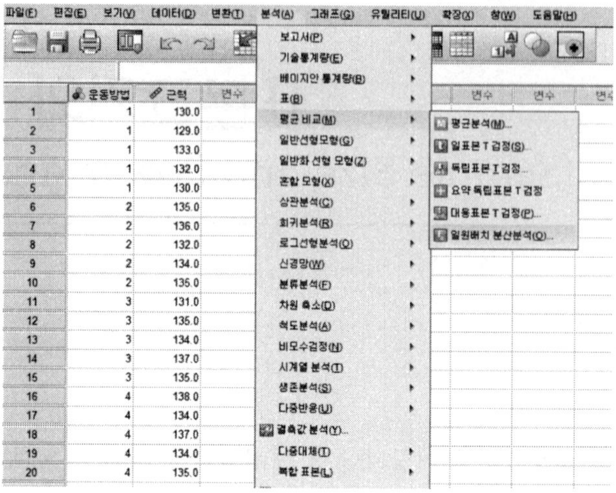

옵션을 클릭하고 기술통계를 선택한다.

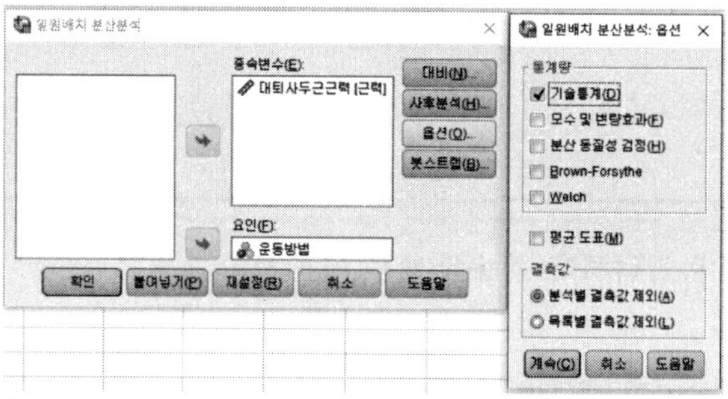

기술통계량과 분산분석의 결과가 나온다. 기술통계에서는 평균과 표준편차를 이용해서 표본크기와 검정력을 구할 수 있다.

일원배치 분산분석

기술통계

대퇴사두근근력

	N	평균	표준화 편차	표준화 오류	평균에 대한 95% 신뢰구간 하한	평균에 대한 95% 신뢰구간 상한	최소값	최대값
운동방법1	5	130.800	1.6432	.7348	128.760	132.840	129.0	133.0
운동방법2	5	134.400	1.5166	.6782	132.517	136.283	132.0	136.0
운동방법3	5	134.400	2.1909	.9798	131.680	137.120	131.0	137.0
운동방법4	5	135.600	1.8166	.8124	133.344	137.856	134.0	138.0
전체	20	133.800	2.4836	.5554	132.638	134.962	129.0	138.0

ANOVA

대퇴사두근근력

	제곱합	자유도	평균제곱	F	유의확률
집단-간	64.800	3	31.600	6.595	.004
집단-내	52.400	16	3.275		
전체	117.200	19			

G*Power를 실행시키고 Tests → Means → Many groups: ANOVA: One-way (one independent variable)를 선택한다.

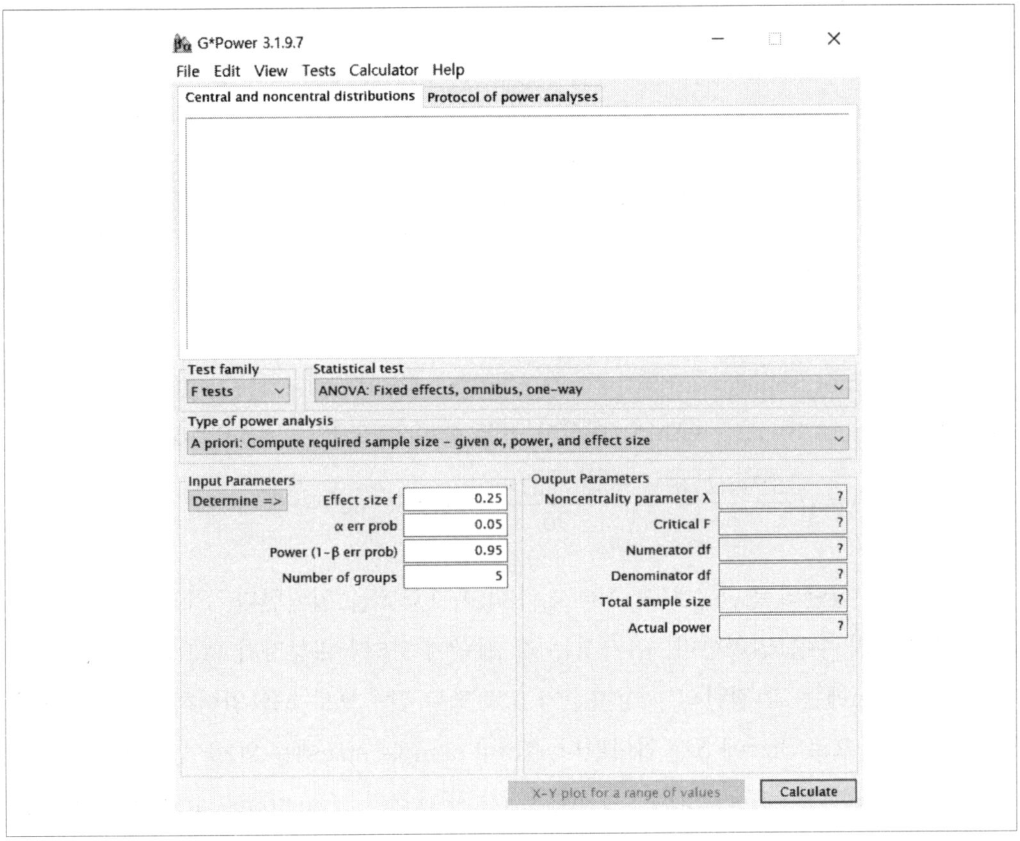

Determine을 클릭한다.

1) 집단의 표준편차와 평균을 이용하여 효과크기를 계산하는 방법

Select procedure에서 Effect size from means를 선택한다. Number of groups에는 집단의 개수를 입력한다. 본 예에서는 집단이 4개이므로 4를 입력한다. SD σ each group에는 공통표준편차를 입력한다. 공통표준편차를 구하려면 각 집단에 속한 대상자가 5명씩이므로 5−1=4를 구한다. 각 집단의 표준편차값을 다음과 같이 입력한다.

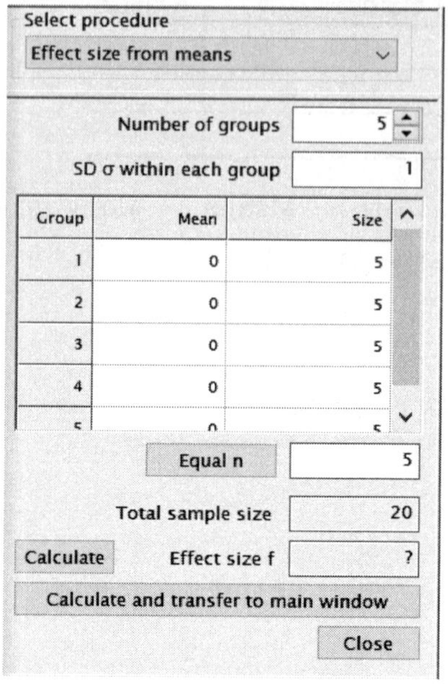

SSwithin(Sum of Square within)=4 x $(1.6432^2+1.5166^2+2.19092+1.8166^2)$=52.75318

SSwithin(Sum of Square within)/대상자 전체 수=52.75318/20=2.637659

공통표준편차 $\sigma=\sqrt{\frac{SSwithin}{n}}=\sqrt{\frac{52.75318}{20}}=\sqrt{2.637659}=1.624087$

Mean에 각 집단의 평균 130.8, 134.4, 134.4, 135.6을 입력한다. Size에는 각 집단에 속한 대상자 수를 입력한다. 여기서는 각 집단에 5명씩 대상자가 있으므로 5를 입력한다. Equal n에는 각 집단의 대상자수가 5로 모두 같으므로 5를 입력하고 Equal n을 클릭하면 자동으로 Size에 5가 입력된다. Total sample size에는 20을 입력한다. Calculate을 입력한다. effect size f=1.108315가 구해진다. Calculate and transfer to main window를 클릭한다. α err prob에는 0.05, Power (1−β err prob)에는 0.80, number of groups에는 집단의 수 4를 입력하고 Calculate를 클릭한다. 전체적인 대상자 수는 16명이 필요하고 각 군에서는 4명의 대상자가 필요함을 알 수 있다. 그리고 실제 검정력은 약 90%가 됨을 알 수 있다.

2) 분산을 이용하여 효과크기를 계산하는 방법

G*Power에서 determine을 누르고, Select procedure에서 하위메뉴를 누르면 Ef−

fect size from variance를 선택한다.

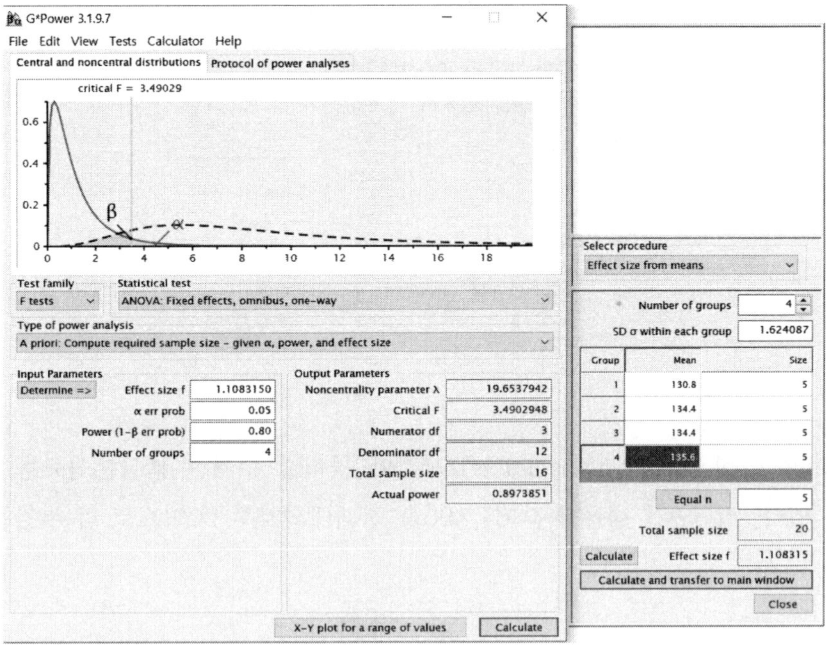

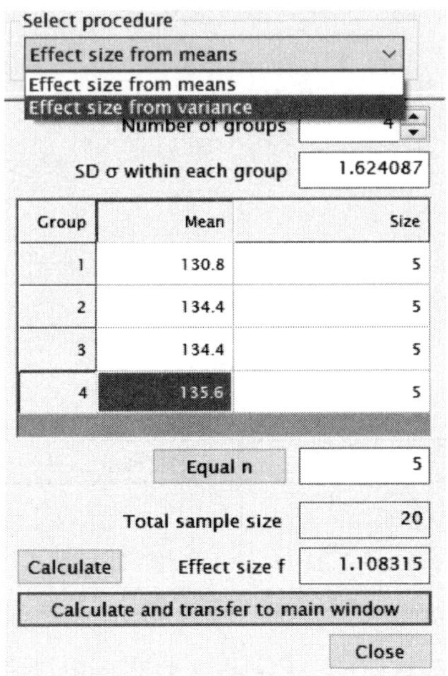

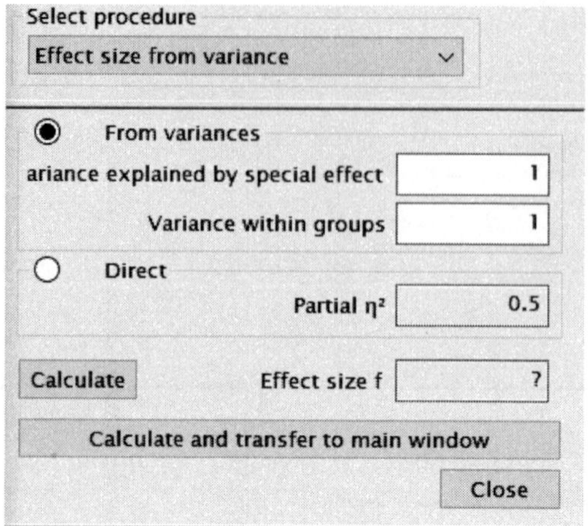

Variance explained by special effect칸에 들어갈 수치는 분산분석표를 이용해서 구할 수 있다. 집단-간 제곱합 값 64.800을 전체대상자수 20명으로 나눈 값을 입력하면 된다.

$$\frac{64.8}{20}=3.24$$

Variance within groups에는 집단-내 제곱합 값 52.400을 전체대상자수 20명으로 나눈 값을 입력한다.

$$\frac{52.400}{20}=2.62$$

$$f=\frac{\sqrt{3.24}}{\sqrt{2.62}}=\frac{1.8}{1.62}=1.11$$

$$\text{Partial } \eta^2=\frac{3.24}{3.24+2.62}=0.5529$$

ANOVA

대퇴사두근근력

	제곱합	자유도	평균제곱	F	유의확률
집단-간	64.800	3	21.600	6.595	.004
집단-내	52.400	16	3.275		
전체	117.200	19			

Calculalte을 클릭하면 효과크기를 나타내는 부분 에타 제곱(partial η^2)=0.552901과 Effect size f=1.112044가 계산된다. Calculate and transfer to main window를 클릭한다. Main window에서 α err prob에는 0.05, Power (1-β err prob)에는 0.80,

number of groups에는 집단의 수 4를 입력하고 Calculate를 클릭한다. 전체적인 대상자 수는 16명이 필요하고 각 군에서는 4명의 대상자가 필요함을 알 수 있다. 그리고 실제 검정력은 약 90%가 됨을 알 수 있다.

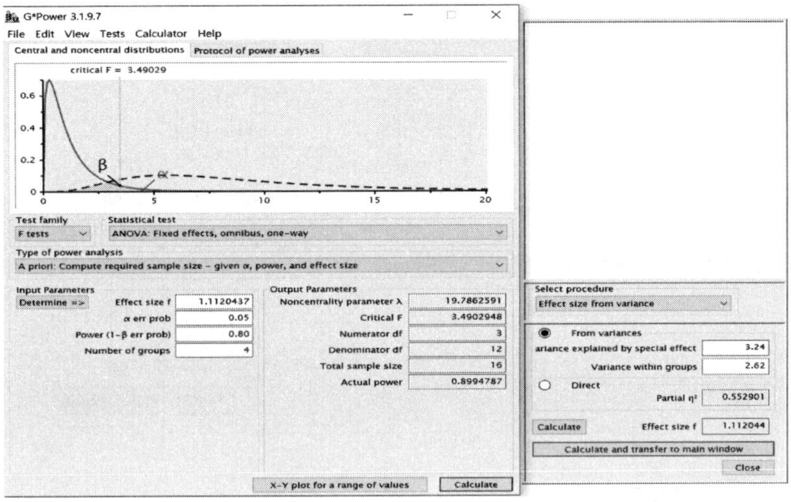

3) 부분 에타 제곱을 이용하여 효과크기를 계산하는 방법

효과크기를 나타내는 부분 에타 제곱(Partial η^2)을 이용하여 직접 Effect size f를 구해보자. SPSS에서 분석 → 일반선형모형 → 일변량을 선택한 후 옵션 대화상자에서 효과크기 추정값과 관측검정력을 클릭한 후 계속, 확인을 클릭하면 결과표에 부분 에타 제곱값 0.553이 계산된 것을 볼 수 있다. 이 값을 Direct 밑에 있는 Partial η^2에 입력한 다음 Calculate을 클릭하면 Effect size f값이 구해진다.

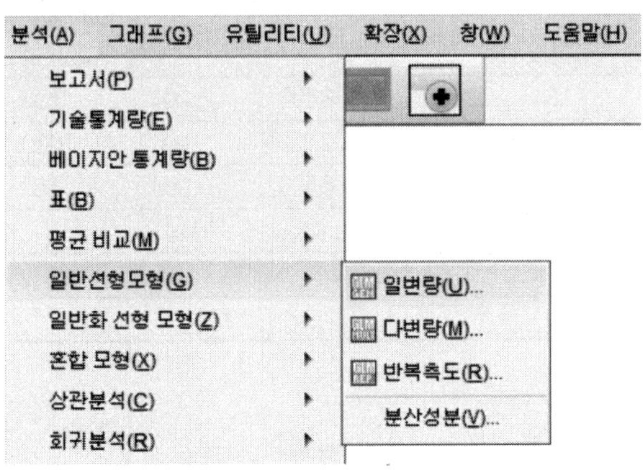

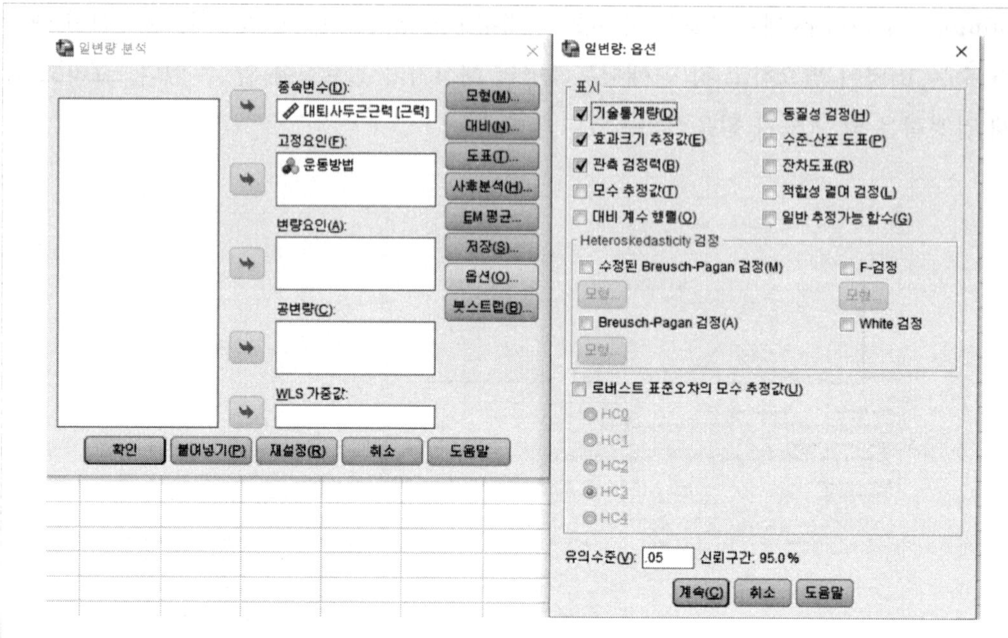

기술통계량

종속변수 : 대퇴사두근근력

운동방법	평균	표준편차	N
운동방법1	130.800	1.6432	5
운동방법2	134.400	1.5166	5
운동방법3	134.400	2.1909	5
운동방법4	135.600	1.8166	5
전체	133.800	2.4836	20

개체-간 효과 검정

종속변수 : 대퇴사두근근력

소스	제 III유형 제곱합	자유도	평균제곱	F	유의확률	부분 에타 제곱	비중심 모수	관측검정력[b]
수정된 모형	64.800[a]	3	21.600	6.595	.004	.553	19.786	.924
절편	358048.800	1	358048.800	109327.878	.000	1.000	109327.878	1.000
운동방법	64.800	3	21.600	6.595	.004	.553	19.786	.924
오차	52.400	16	3.275					
전체	358166.000	20						
수정된 합계	117.200	19						

a. R 제곱 =.553(수정된 R 제곱 =.469)

b. 유의수준 =.05을(를) 사용하여 계산

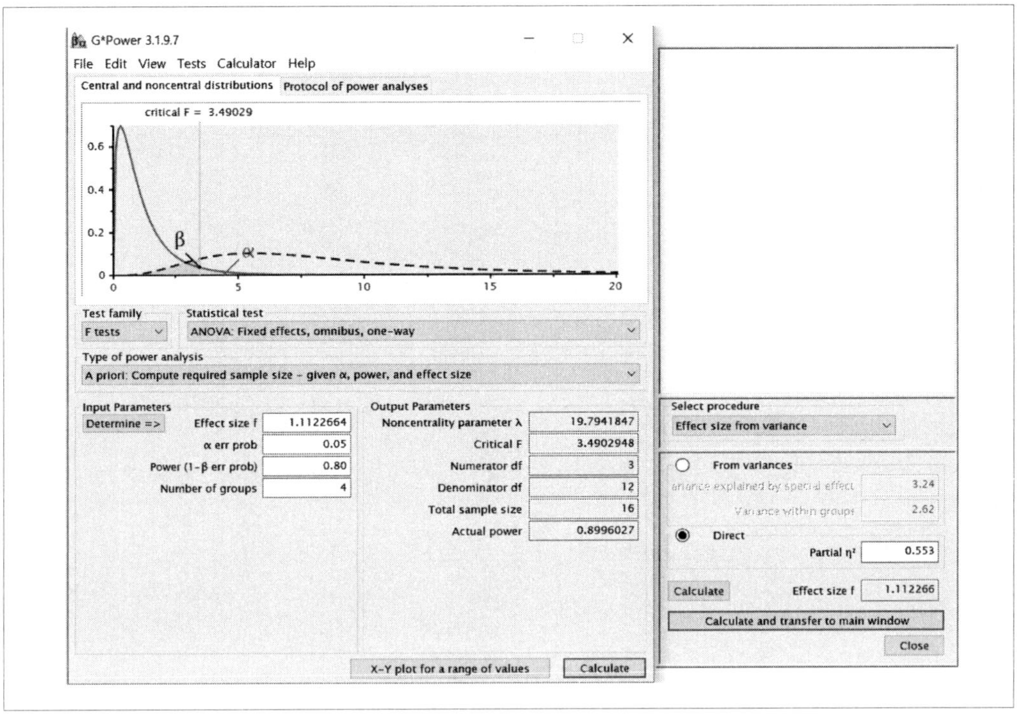

3가지 방법을 이용하여 표본크기를 구한 결과 전체적으로 16명의 대상자가 필요함을 알 수 있다.

* 만약 예비실험 결과가 없는 상황이라면 medium effect size 0.25를 선택하고 sample size를 구할 것을 권한다.

4

표본크기와 검정력 (Sample Size and Power Analysis)(3)

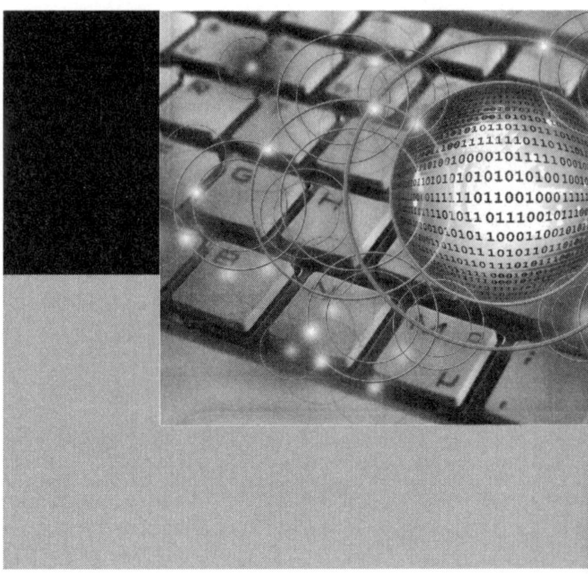

1. 반복측정 분산분석

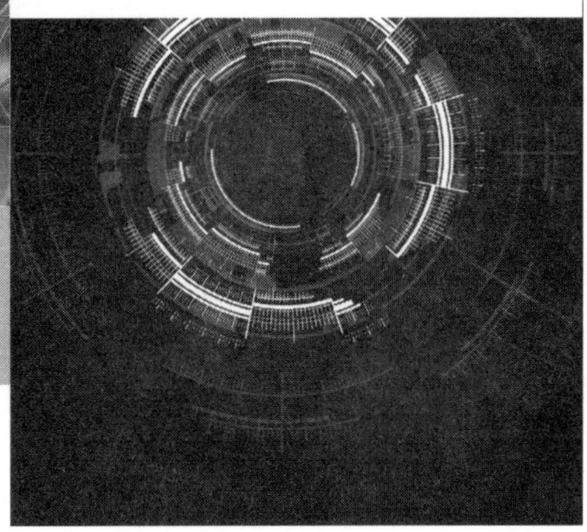

4

[illegible]

[illegible]

제4장

표본크기와 검정력
(Sample Size and Power Analysis)(3)

1. 반복측정 분산분석

반복측정 분산분석을 해야 하는 경우는 첫째, 동일한 대상자를 실험, 전후 또는 실험 전, 실험 후, 실험 후 3개월, 실험 후 6개월 이런 식으로 여러 번 반복측정하는 경우가 있다, 둘째, 동일한 대상자에게 치료방법 A, 치료방법 B, 치료방법 C를 적용한 후에 종속변수를 측정한 경우(예: 농도, 온도, 강도, 주파수를 달리하여 적용), 셋째, 동일한 대상자에게서 몸의 여러 부위에서 측정한 자료를 비교하는 경우, 예를 들어, 혈압을 잴 때, 왼쪽 팔, 오른쪽 팔, 발목에서 잰 혈압을 비교할 경우도 반복측정 분산분석에 해당된다. 넷째는 실험군, 위약군, 대조군을 사용하면서 각 대상자들을 개별적으로 짝짓기 해서 할당한 경우에도 반복측정 분산분석을 해야 한다.

반복측정 분산분석 모형에는 1) 피험자내 요인(within-subjects factor, 군내요인)이 하나만 포함된 일원 반복측정 분산분석(one-way repeated-measures ANOVA), 2) 피험자내 요인만 2개가 포함된 이원 반복측정 분산분석(two-way repeated-measures ANOVA), 그리고 3) 피험자간 요인(between-subjects factor, 군간요인)이 1개, 피험자내 요인이 1개인 혼합모형(mixed ANOVA)이 있으므로 자신의 연구설계에 적합한 모형을 선택하여 분석하여야 한다. SPSS에서 데이터를 입력할 때, 반복측정 분산분석의 모형에 따라 데이터 입력방법이 달라지므로 주의해야 한다.

반복측정 분산분석을 할 때, 구형성(sphericity) 가정을 충족하게 되면 일변량(univariate) 분석을 하며, 구형성 가정을 충족하지 못하면 다변량(multivariate) 분석을 한다. 구형성 가정이란 집단(조건)간 차이의 분산 정도가 비슷한지를 보는 것이다. 만약 A, B, C 3개의 조건이 있다면 A-B의 분산, B-C의 분산, A-C의 분산 정도가 비슷한가를 검정하는 것이다. 구형성 가정을 충족하지 못하더라도 크게 벗어나지 않으면 수정된 방법을 거쳐 일변량 분석을 할 수 있다. SPSS에서는 마치 독립 t-검정에서 Levene 검정으로 분산의 동질성을 먼저 검정하듯이 반복측정 분산분석에서는 구형성 가정을 충족시키는지를 먼저 검토한다. 구형성 가정을 충족시킬 경우(엡실론, ε=1), 즉 Mauchly 통계량이 유의하지 않은 경우($p>0.05$ 또는 $p>0.01$)는 구형성 가정이 충족된 결과값을 보면 된다. 즉, 일변량 검정표를 보면 된다. 그러나 구형성 가정을 충족시키지 않을 경우, 즉 Mauchly 통계량이 유의한 경우($p<0.05$ 또는 $p<0.01$)에는 다변량 검정표를 보고 판정하는 방법과 엡실론(epsilon, ε) 값을 보고 자유도를 보정한 값(예, Greenhouse-Geisser)에 의해 결과표를 보는 방법이 있다. 만약 엡실론 값이 0.75 미만이면 Greenhouse-Geisser값을 사용하고, 엡실론 값이 0.75보다 크면 Huynh-Feldt 값으로 보면 된다.

G*Power를 사용할 때, 효과크기를 얼마로 해야 할지 예비실험의 결과나 문헌을 통해서 제시된 바가 없을 경우에는 중간정도의 효과크기 0.25를 적용할 수 있다. 그리고 군간(between group)비교를 통해 표본크기(대상자수)를 구하려면, Tests → Means → Repeated measures, Between factors, ANOVA-approach를 선택한다. Type of power analysis에는 A priori: Compute required sample size-given α, power, and effect size를 선택한다. Effect size f=0.25(중간 효과 크기), α err prob=0.05, Power=0.80, number of groups에는 집단의 수를, number of measurements에는 반복측정의 수를 입력한다. Corr among rep measures에는 각 반복측정 시점사이의 상관관계 0.5를 입력한다. Calculate을 클릭한다.

만약, G*Power를 사용할 때, 군내(within group)비교를 통해 표본크기(대상자수)를 구하려면, Tests → Means → Repeated measures, Within factors, ANOVA-approach로 간다. Type of power analysis에는 A priori : Compute required sample size-given α, power, and effect size를 선택한다. Effect size f=0.25(중간 효과 크기), α err prob=0.05, Power=0.80, number of groups에는 집단의 수를, number of measurements에는 반복측정의 수를 입력한다. Corr among rep measures에는 각 반복측정 시점사이의 상관관계 0.5를 입력한다. Nonsphericity correction ε=1을 입력한다. Calculate을 클릭한다. 부분 에타 제곱(partial η^2)을 추정할 만한 근거를 갖고 있지 않을 때는 전통적으로 small=0.02, medium=0.06, large=0.14를 참고하여 정한다.

1) 일방향 반복측정 분산분석의 예

다음 자료는 이경은의 논문에서 자료를 일부 발췌한 것이다. 건강한 대학생 24명에게 Side Bridge자세 3종류를 반복하여 시행하였을 때 외복사근(external oblique muscle)에서 측정된 근수축정도를 비교한 것이다. SPSS를 이용하여 결과표를 보고 검정력을 구하고, 검정력 80%를 가정하였을 때 표본의 크기를 구해보자. 우선 이 자료는 예비실험 결과가 아니고 이미 실험은 끝났는데 표본의 크기는 적절했는지와 검정력을 알아보려는 것이므로 post hoc 분석을 해야 한다.

bridgeex.sav 데이터를 불러온다.

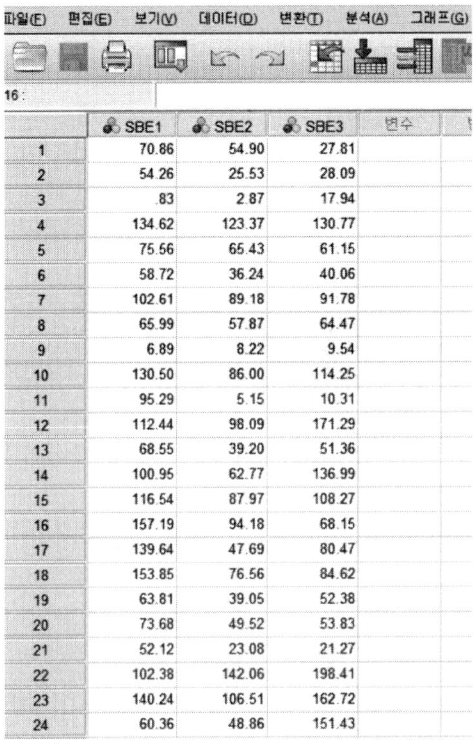

분석 → 일반선형모형 → 반복측도를 클릭한다.

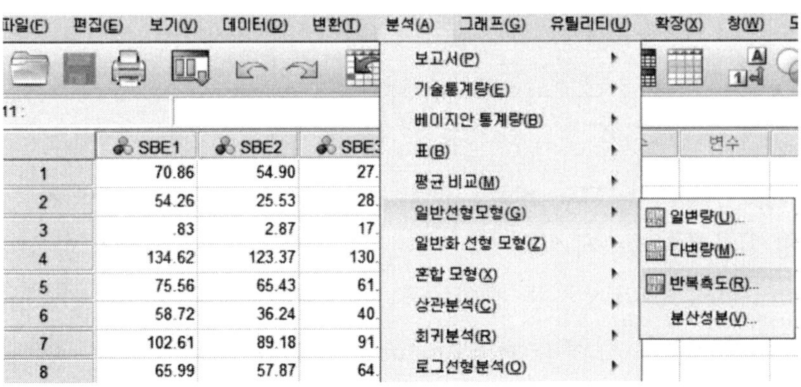

반복측도 요인 정의를 해준다. exercise라고 입력하고, 수준은 운동종류가 3개이므로 3을 입력한다. 추가를 클릭한다. 정의를 클릭한다.

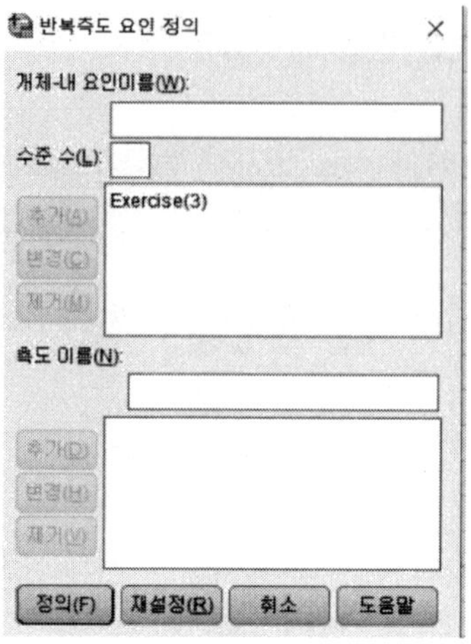

왼쪽 칸에 있는 변수들을 오른쪽 칸으로 옮긴다. 옵션을 클릭해서 효과크기 추정값을 클릭한다.

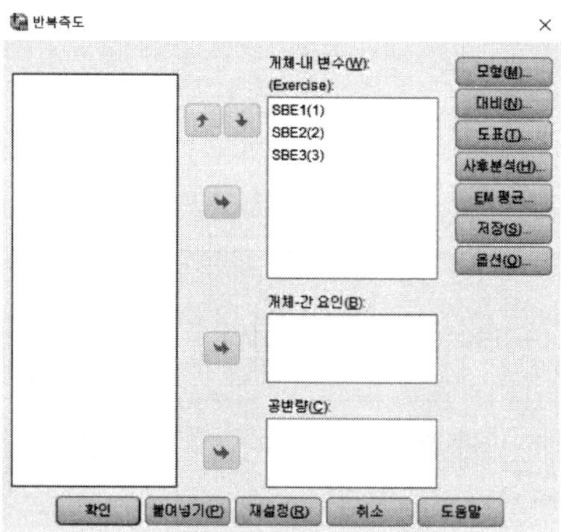

계속, 확인을 클릭한다. Mauchly의 구형성 검정 결과가 나온다. 유의확률이 0.006이므로 구형성 가정을 충족시키지 못하므로 수정된 값을 사용가능한지 알아봐야 한다. Greenhouse-Geisser의 엡실론 값이 0.728로 0.75보다 작으므로 Greenhouse-Geisser값을 사용한다. 만약 Greenhouse-Geisser값이 0.75보다 크거나 같으면 Huynh-Feldt값을 이용한다. 그리고 구형성 가정을 충족할 경우에는 G*Power에서

Nonsphericity correlation ε에 1을 입력해야 한다.

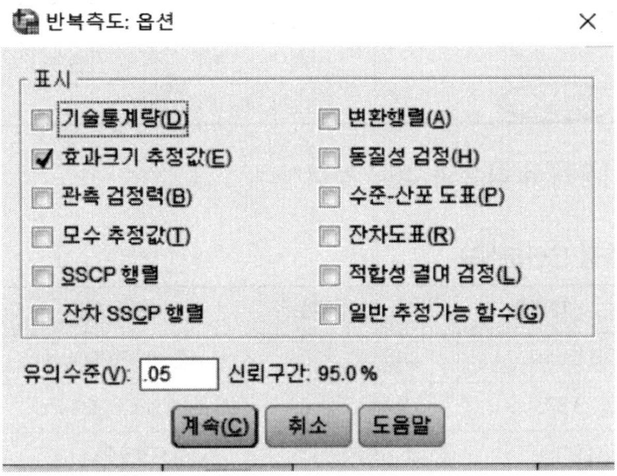

Mauchly의 구형성 검정[a]

측도 : MEASURE_1

개체-내 효과	Mauchly의 W	근사 카이제곱	자유도	유의확률	엡실런[b]		
					Greenhouse-Geisser	Huynh-Feldt	하한
Exercise	.626	10.308	2	.006	.728	.764	.500

정규화된 변형 종속변수의 오차 공분산 행렬이 항등 행렬에 비례하는 영가설을 검정합니다.

a. Design : 절편
개체-내 계획 : Exercise

b. 유의성 평균검정의 자유도를 조절할 때 사용할 수 있습니다. 수정된 검정은 개체내 효과검정 표에 나타납니다.

개체-내 효과 검정

측도 : MEASURE_1

소스		제 III유형 제곱합	자유도	평균제곱	F	유의확률	부분 에타 제곱
Exercise	구형성 가정	9778.156	2	4889.078	7.212	.002	.239
	Greenhouse-Geisser	9778.156	1.455	6718.090	7.212	.005	.239
	Huynh-Feldt	9778.156	1.529	6397.002	7.212	.005	.239
	하한	9778.156	1.000	9778.156	7.212	.013	.239
오차(Exercise)	구형성 가정	31184.921	46	677.933			
	Greenhouse-Geisser	31184.921	33.476	931.549			
	Huynh-Feldt	31184.921	35.157	877.026			
	하한	31184.921	23.000	1355.866			

개체-간 효과 검정

측도 : MEASURE_1
변환된 변수 : 평균

소스	제 III유형 제곱합	자유도	평균제곱	F	유의확률
절편	427124.376	1	427124.376	88.885	.000
오차	110523.825	23	4805.384		

위의 결과표를 이용하여 다음과 같이 정리한다.

[표 4-1] 일원 반복측정 분산분석표

소스	제곱합	자유도	평균제곱	F
운동방법	9778.156=a	1.455=b	a/b=6718.090=g	g/i=7.212
대상자	110523.825=c	23=d	c/d=4805.384=h	h/i=5.158
오차	31184.911=e	33.476=f	e/f=931.549=i	
합	151,486.892	57.931		

결과를 요약하면 다음과 같다. Side Bridge자세 3종류를 반복하여 시행하였을 때 외복사근(external oblique muscle)에서 측정된 근수축정도를 비교하기 위하여 일원 반복측정 분산분석을 하였다. 3가지 자세 간에 외복사근의 근수축정도는 차이가 있었다($F_{(1.455,\ 33.476)}$=7.212, p=0.005, 부분 η^2=0.239). Mauchley의 구형성 가정을 충족시키지 못하여($\chi^2_{(2)}$=10.308, p=0.006) Greenhouse-Geisser 조정을 하였다.

이 표를 이용하여 효과크기, 부분 에타 제곱(partial η^2)을 구해보자.

부분 에타 제곱(partial η^2)=$\frac{a}{a+e}=\frac{9778.156}{9778.156+31184.911}=\frac{9778.156}{40963.067}$=0.23870으로 SPSS의 결과와 같음을 알 수 있다.

G*Power를 실행하고 Tests → Means → Repeated measures Within factors, ANOVA-approach를 선택한다. Type of power analysis에서는 Post hoc: Compute achieved power-given α, sample size and effect size를 선택한다.

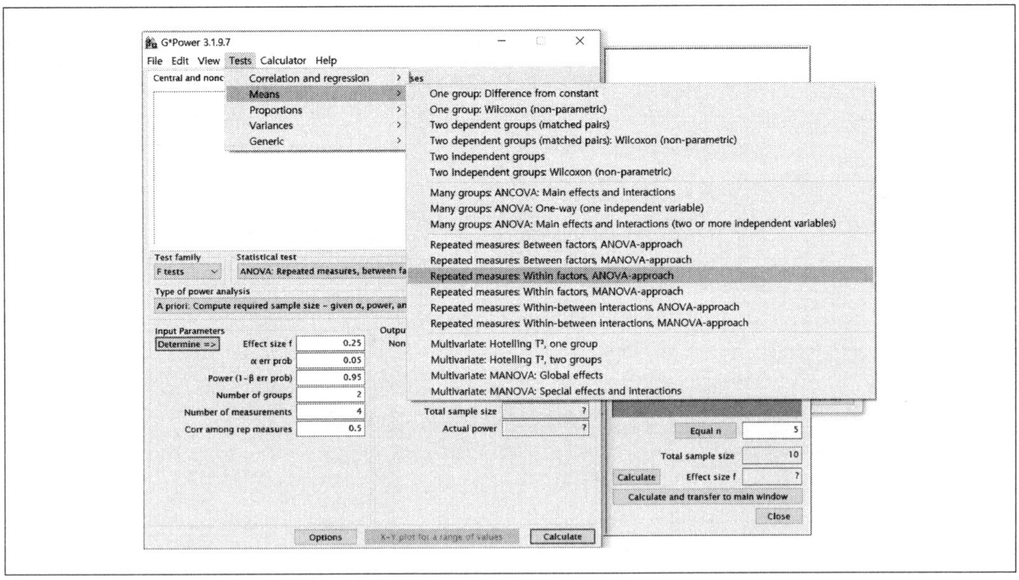

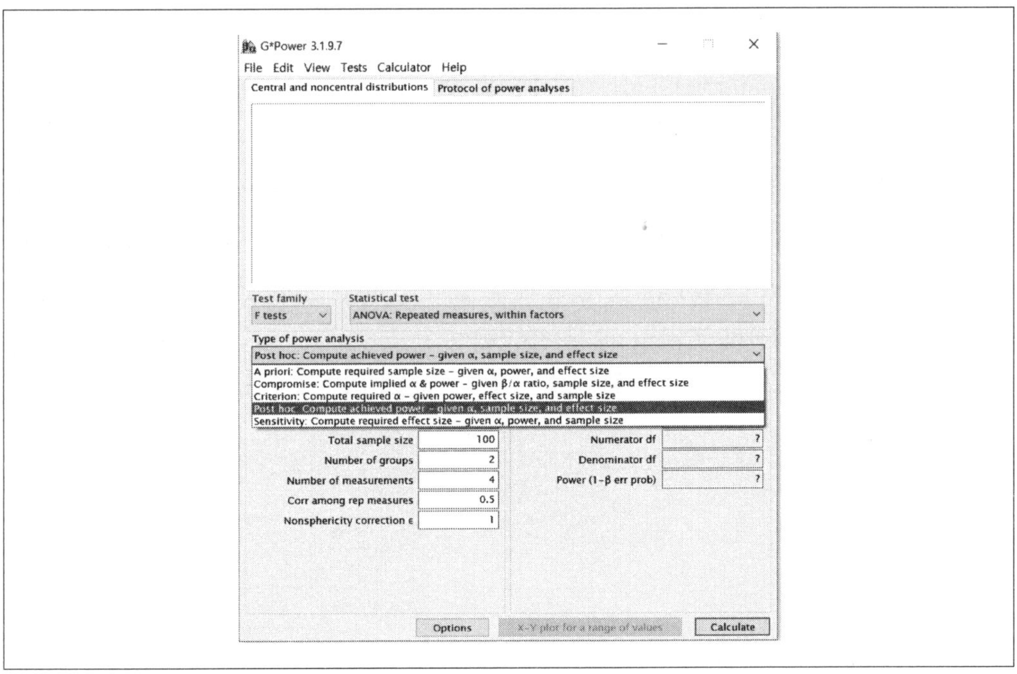

Determine을 클릭한다. From variances에 9778.156/24=407.4231, 31184.911/24=1299.3712를 직접 넣고 Calculate을 클릭하여 effect size f(v)를 구한다. 24로 나눠준 이유는 대상자수가 24명이었기 때문에 분산을 구하기 위해 제곱합을 대상자수로 나눈 것이다. 이 방법 말고도 Direct를 클릭하여 SPSS에서 구한 부분 에타 제곱값을 직접입력하고 Calculate을 클릭하여도 같은 결과가 나온다.

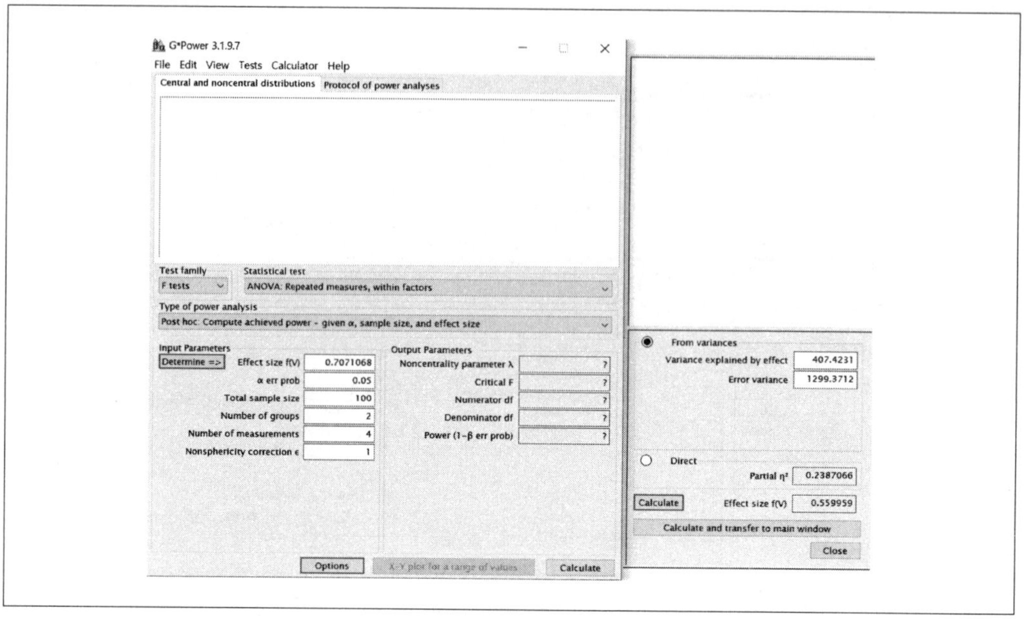

Calculate and transfer to main window를 클릭한다. Main window에 effect size f값이 옮겨간 것을 볼 수 있다. 유의수준 α err prob는 0.05, Total sample size는 24, Number of groups에는 1, Number of measurements에는 3을 입력한다. Nonsphericity correction ε에는 SPSS에서 구한 Greenhouse-Geisser 엡실론 값 0.728을 입력한다. 화면 하단에 있는 Options를 클릭하여 as in cohen (1988) – recommended를 클릭한다. OK를 클릭한다. Calculate을 클릭한다.

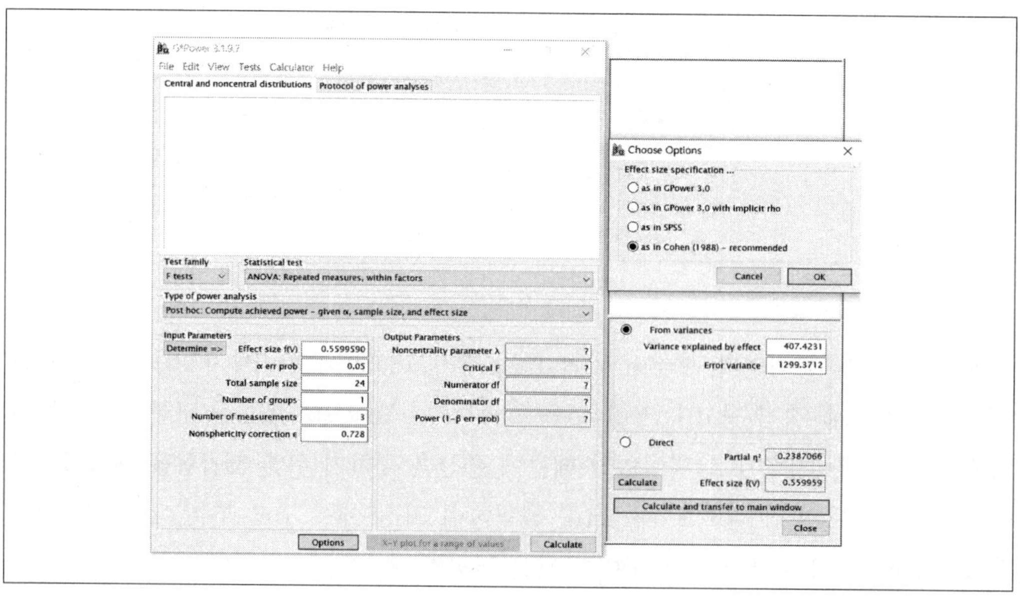

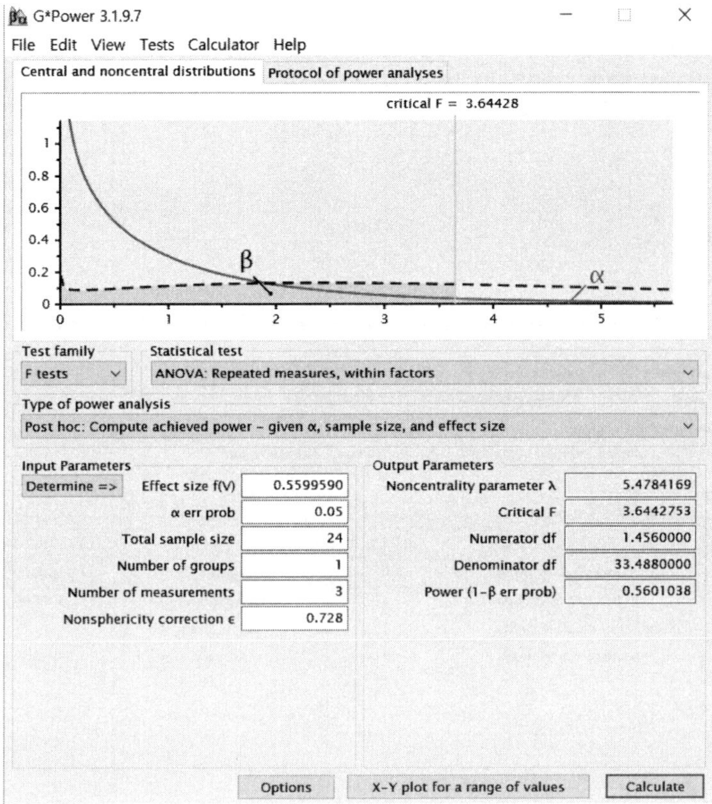

검정력이 56%임을 알 수 있다. 따라서 80%의 검정력을 가정하였을 경우 24명의 대상자는 부족하다는 것을 알 수 있다. 만약 80%의 검정력을 유지하려면 몇 명의 대상자(sample size)가 필요한지 계산하여 보자. G*Power를 실행하고 Tests → Means → Repeated measures Within factors, ANOVA-approach를 선택한다. Type of power analysis에서는 A priori Compute required sample size – given α, power, and effect size를 선택한다. Determine을 클릭하고, Direct → Partial η^2에 0.2387066을 입력, Calculate클릭, Calculate and transfer to main window를 클릭한다. Main window에 effect size f값이 옮겨간 것을 볼 수 있다.

Effect size f(V)에 0.559590이 옮겨간 것을 알 수 있다. α err prob에 0.05를, Power (1-β err prob)에는 0.8을, Number of groups에는 1을, Number of Measurements에는 3을 입력한다. Nonsphericity correction ε에는 SPSS에서 구한 Greenhouse-Geisser 엡실론 값 0.728을 입력한다. Calculate을 클릭한다. 따라서 검정력 80%를 유지하기 위해서는 대상자가 41명 필요함을 알 수 있다.

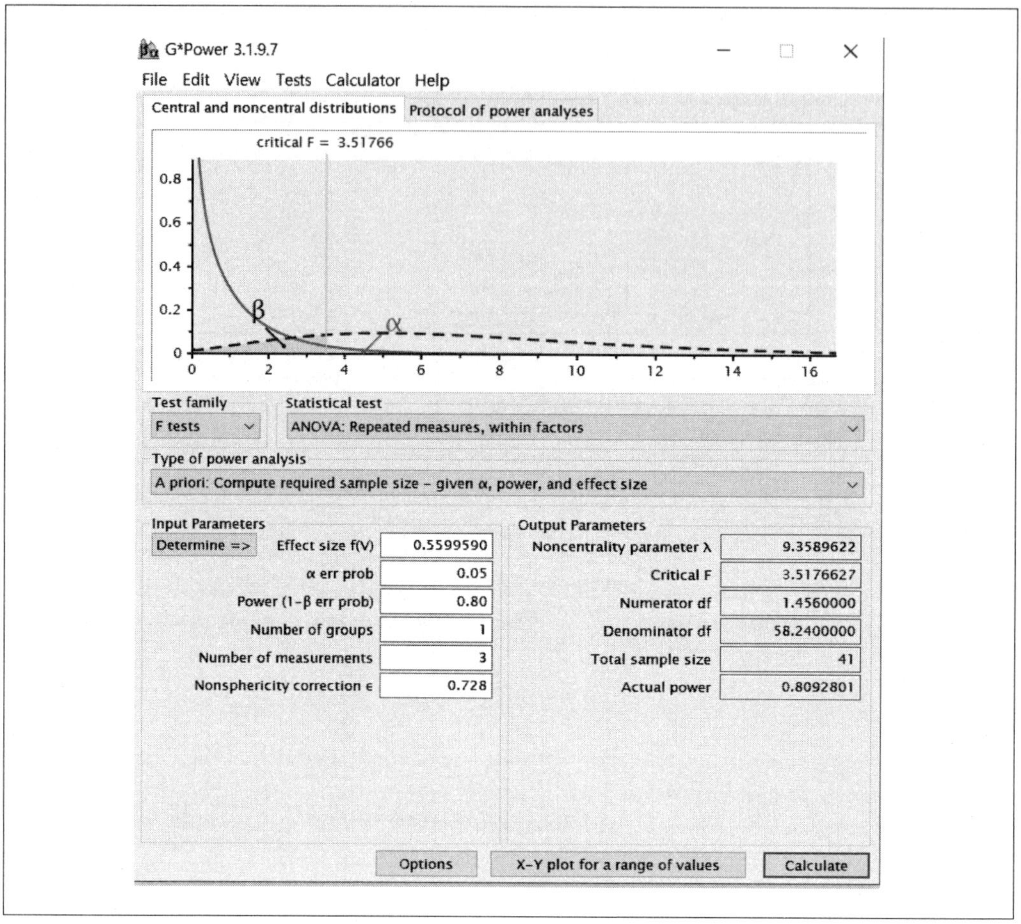

다음은 보행속도에 따라 몸통의 흔들림을 측정한 유승주의 자료 일부를 분석해보자. walkingspeed.sav를 불러오기 한다. 이 자료는 건강인 12명에게 트레드밀 위에서 0.3m/sec, 0.5m/sec, 0.7m/sec, 1.5m/sec로 걷게 하면서 몸통의 좌우 흔들림을 인크리노미터(inclinometer)로 측정한 것이다. 보행속도가 증가함에 따라 몸통의 좌우 흔들림이 감소하는 경향이 있는지를 알아보려는 것이다. 독립변수(속도)의 수준이 서열이 있으므로 이때는 대비(contrast)를 이용하여 경향을 알아볼 수 있다.

분석 → 일반선형모형 → 반복측도를 클릭한다. 요인1을 speed로 변경한다. 수준에는 4종류의 속도가 있으므로 4를 입력한다. 추가를 클릭한다.

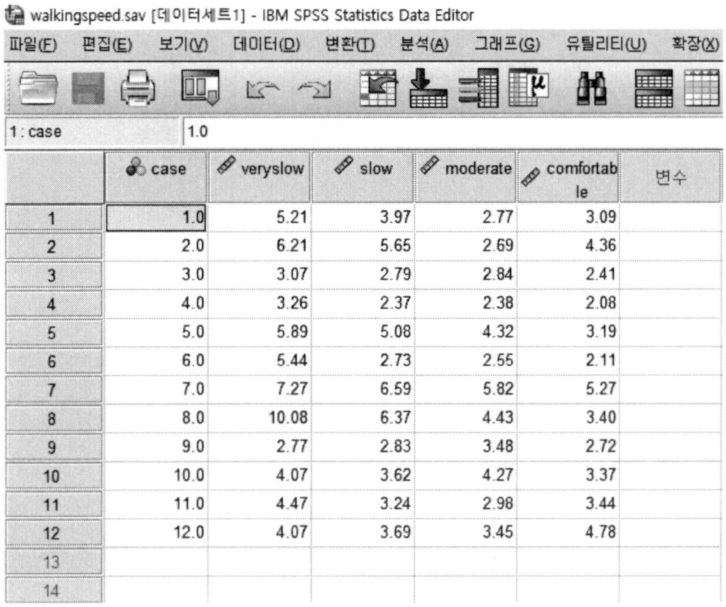

	case	veryslow	slow	moderate	comfortable	변수
1	1.0	5.21	3.97	2.77	3.09	
2	2.0	6.21	5.65	2.69	4.36	
3	3.0	3.07	2.79	2.84	2.41	
4	4.0	3.26	2.37	2.38	2.08	
5	5.0	5.89	5.08	4.32	3.19	
6	6.0	5.44	2.73	2.55	2.11	
7	7.0	7.27	6.59	5.82	5.27	
8	8.0	10.08	6.37	4.43	3.40	
9	9.0	2.77	2.83	3.48	2.72	
10	10.0	4.07	3.62	4.27	3.37	
11	11.0	4.47	3.24	2.98	3.44	
12	12.0	4.07	3.69	3.45	4.78	
13						
14						

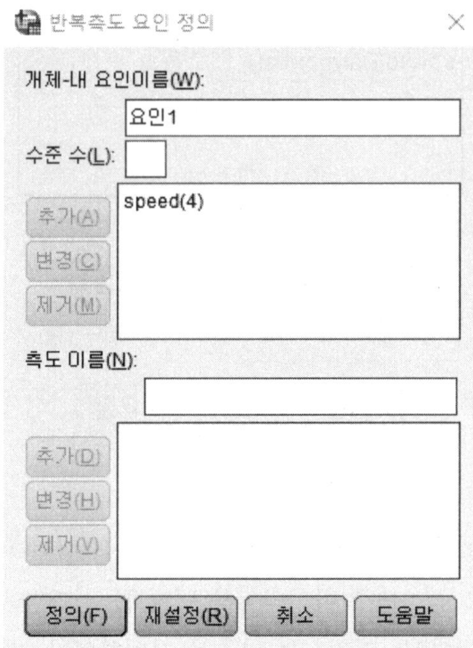

정의를 클릭한다. 왼쪽의 4개변수를 개체-내 변수 칸에 옮긴다.

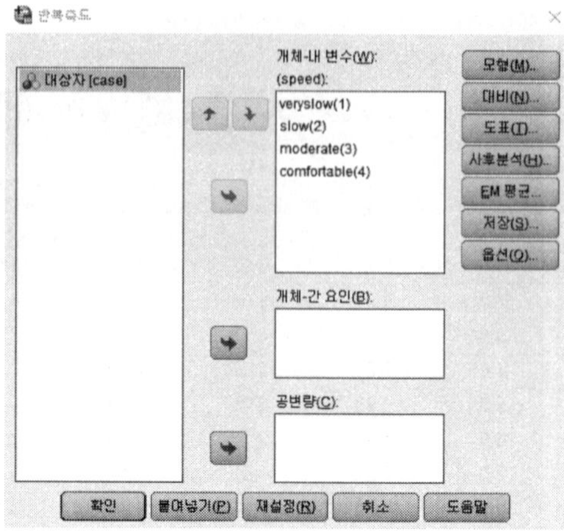

대비를 클릭한다.

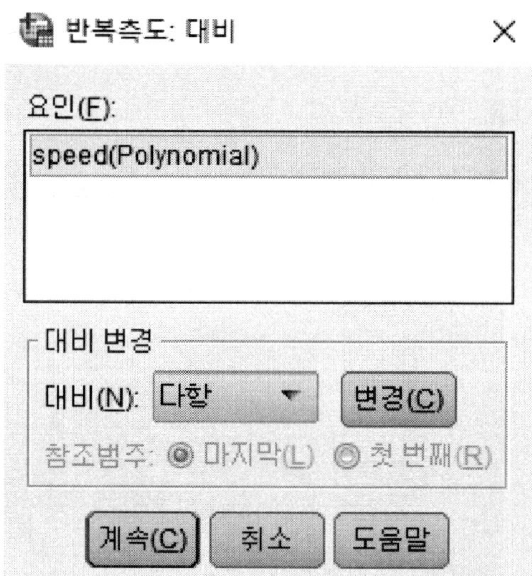

대비 칸에서 다항을 선택한다. 만약 어떤 특정 기준 시점과 비교하기를 원한다면 대비에서 단순을 클릭하고 참조범주(마지막, 첫 번째)를 선택한 후 변경을 클릭하면 된다. 이 예에서는 경향을 보려는 것이므로 다항을 선택하였다. 계속을 클릭한다. 도표를 클릭한다. 스피드를 수평축 변수로 이동하고 추가를 클릭한다. 계속을 클릭한다.

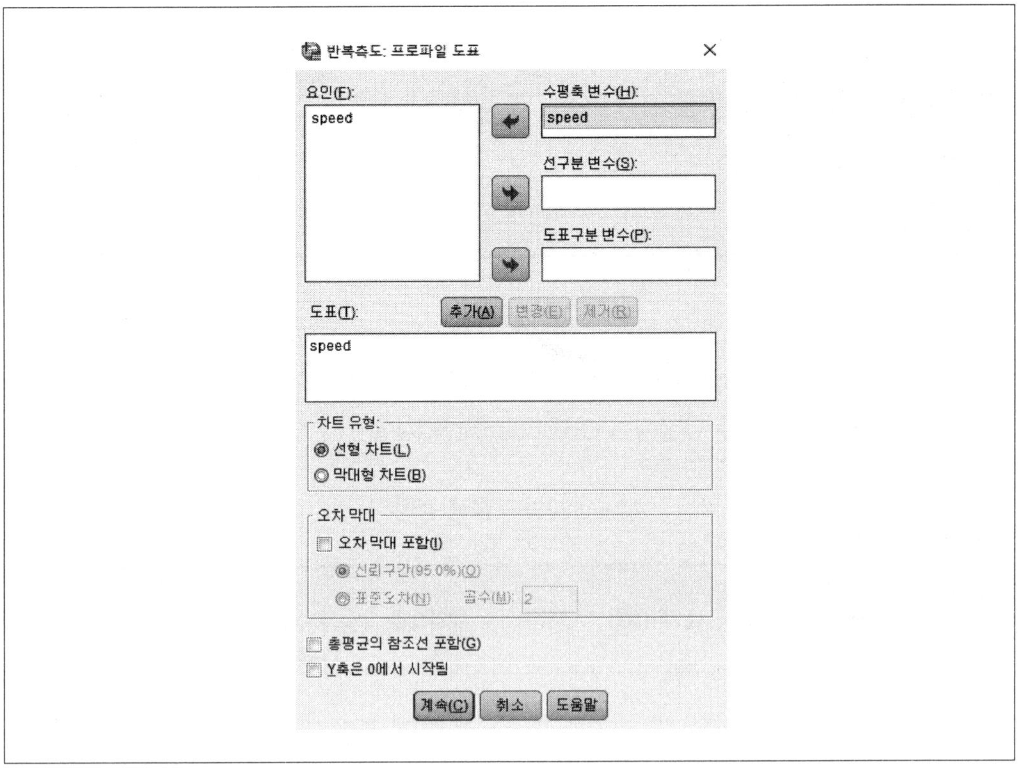

옵션을 클릭한다. 기술통계량과 효과크기 추정값에 체크한다. 계속을 클릭한다.

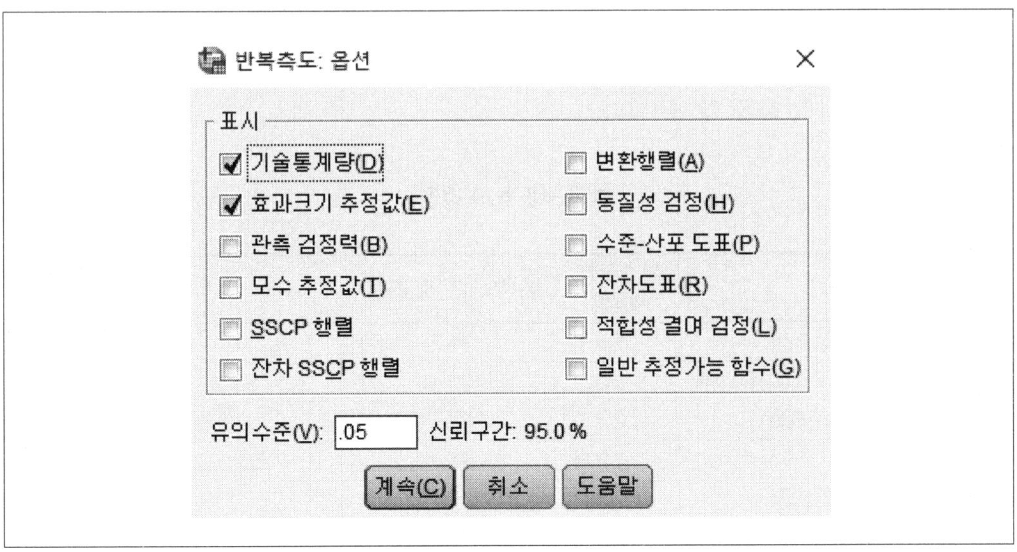

확인을 클릭한다. 기술통계량 값들이 제시된다.

기술통계량

	평균	표준편차	N
아주 늦은 속도 0.3m/s	5.1508	2.06522	12
늦은 속도 0.5m/s	4.0775	1.47905	12
중간 속도 0.7m/s	3.4983	1.02547	12
편안한 속도 1.5m/s	3.3517	1.01294	12

Mauchly의 구형성 가정을 검토한다. p값이 0.006이므로 구형성 가정을 충족시키지 못함을 알 수 있다. Greenhouse-Geisser 엡실론값 0.513으로 0.75미만이므로 다변량 검정표 대신에 개체-내 효과 검정에서 Greenhouse-Geisser의 수정된 값으로 볼 수 있다.

Mauchly의 구형성 검정[a]

측도 : MEASURE_1

개체-내 효과	Mauchly의 W	근사 카이제곱	자유도	유의확률	엡실런[b]		
					Greenhouse-Geisser	Huynh-Feldt	하한
speed	.187	16.294	5	.006	.513	.581	.333

정규화된 변형 종속변수의 오차 공분산 행렬이 항등 행렬에 비례하는 영가설을 검정합니다.

a. Design : 절편

개체-내 계획 : speed

b. 유의성 평균검정의 자유도를 조절할 때 사용할 수 있습니다. 수정된 검정은 개체내 효과검정 표에 나타납니다.

Greenhouse-Geisser의 유의확률은 p=0.004로 속도 4종류간에 몸통흔들림의 평균 차이가 있는 것이 있음을 알 수 있다.

개체-내 효과 검정

측도 : MEASURE_1

소스		제 III유형 제곱합	자유도	평균제곱	F	유의확률	부분 에타 제곱
speed	구형성 가정	24.011	3	8.004	8.750	.000	.443
	Greenhouse-Geisser	24.011	1.540	15.590	8.750	.004	.443
	Huynh-Feldt	24.011	1.742	13.781	8.750	.003	.443
	하한	24.011	1.000	24.011	8.750	.013	.443
오차(speed)	구형성 가정	30.183	33	.915			
	Greenhouse-Geisser	30.183	16.942	1.782			
	Huynh-Feldt	30.183	19.166	1.575			
	하한	30.183	11.000	2.744			

이제 개체-내 대비 검정표를 보자. 이 표에서는 사용된 자료가 몇 차식의 다항식 회귀가 적합한가를 알아볼 수 있다. 선형, 이차(곡선)형, 삼차(곡선)형이 출력되어 있는데, 선형의 유의확률을 보면 p=0.008, 이차(곡선)형의 유의확률을 보면 p=0.024, 삼차(곡선)형을 보면 p=0.937로 선형과 이차(곡선)형에서 경향(추세)을 보인다고 할 수 있다. 그리고 이차(곡선)형보다는 선형 추세가 있다고 할 수 있다. 따라서 보행속도와 몸통의 흔들림과는 경향이 있음을 알 수 있다.

개체-내 대비 검정

측도 : MEASURE_1

소스	speed	제 III유형 제곱합	자유도	평균제곱	F	유의확률	부분 에타 제곱
speed	선형	21.432	1	21.432	10.592	.008	.491
	이차	2.576	1	2.576	6.836	.024	.383
	삼차	.002	1	.002	.007	.937	.001
오차(speed)	선형	22.257	11	2.023			
	이차	4.146	11	.377			
	삼차	3.781	11	.344			

프로파일 도표를 보면 선형관계가 있음을 알 수 있다. 스피드가 증가할수록 몸통의 흔들림은 감소하는 경향을 보이고 있다.

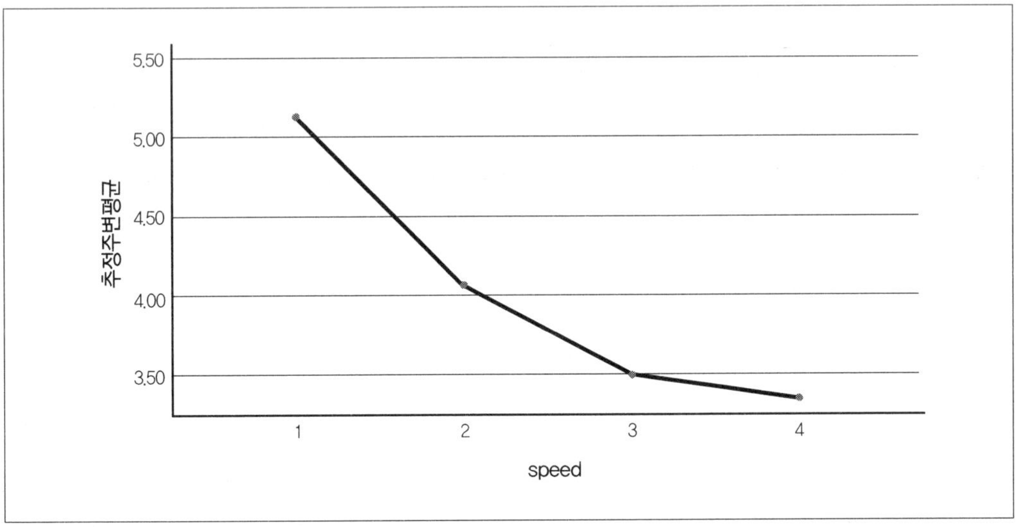

[그림 4-1] MEASURE_1의 추정 주변 평균

2) 이원 반복측정 분산분석(two-way repeated-measures ANOVA)

동일한 대상자에게 두 가지 조건에서 종속변수를 측정한 경우에는 이원 반복측정 분산분석을 적용할 수 있다. 예를 들어 환자가 누워서 고관절을 90도 굴곡시켰을 때, 고관절을 0도 굴곡시켰을 때 대퇴직근(rectus femoris)의 근활성도를 측정하였다면 대응표본 t-검정(paired t-test)으로 분석할 수 있을 것이다. 또한 이와 별개로 대퇴직근의 근활성도를 측정하면서 발목관절을 dorsiflexion, 중립위치(neutral position), plantar flexion 위치에 놓고 측정하였다면 일방향 반복측정 분산분석으로 각 발목의 위치에 따른 대퇴직근의 근활성도 비교가 가능하다. 그런데 대퇴직근의 근활성도는 고관절의 위치와 발목관절의 위치에 의해 영향을 받을 수 있으므로 동시에 두 가지 요소(고관절의 위치, 발목관절의 위치)를 고려하여 대퇴직근의 근활성도를 알아볼 수 있다. 이때 고관절의 위치는 하나의 군내 요인이면서 2개의 수준(고관절 굴곡각도 0도, 고관절 굴곡각도 90도)이고, 발목관절의 각도도 하나의 군내 요인이면서 3가지(발목관절의 위치 dorsiflexion, 중립위치, plantar flexion)인 모형이 된다. 동일한 대상자에게 조건을 달리하여 반복적으로 측정하였으므로 이를 이원 반복측정 설계(two-factor within-subjects design이라고도 함)를 하였다고 볼 수 있으며 이원 반복측정 분산분석을 적용할 수 있다. 29명의 대상자에게 고관절의 위치를 0도, 90도 상태로, 발목관절의 위치를 dorsiflexion, 중립각도, plantar flexion의 상태로 조합하여 대퇴직근의 근활성도를 측정한 결과를 [표 4-1]과 같이 정리할 수 있다. 이와 같은 자료를 SPSS에 입력하였다.

[표 4-1] 고관절과 발목관절의 각도에 따른 대퇴직근의 근활성도

	고관절 0도 굴곡			고관절 90도 굴곡		
발목관절	dorsiflexion	중립각도	plantar flexion	dorsiflexion	중립각도	plantar flexion
대상자 1						
대상자 2						
· · · · ·						
대상자 29						

SPSS를 실행하고 예제 파일 twofactorwithin.sav을 불러오자.

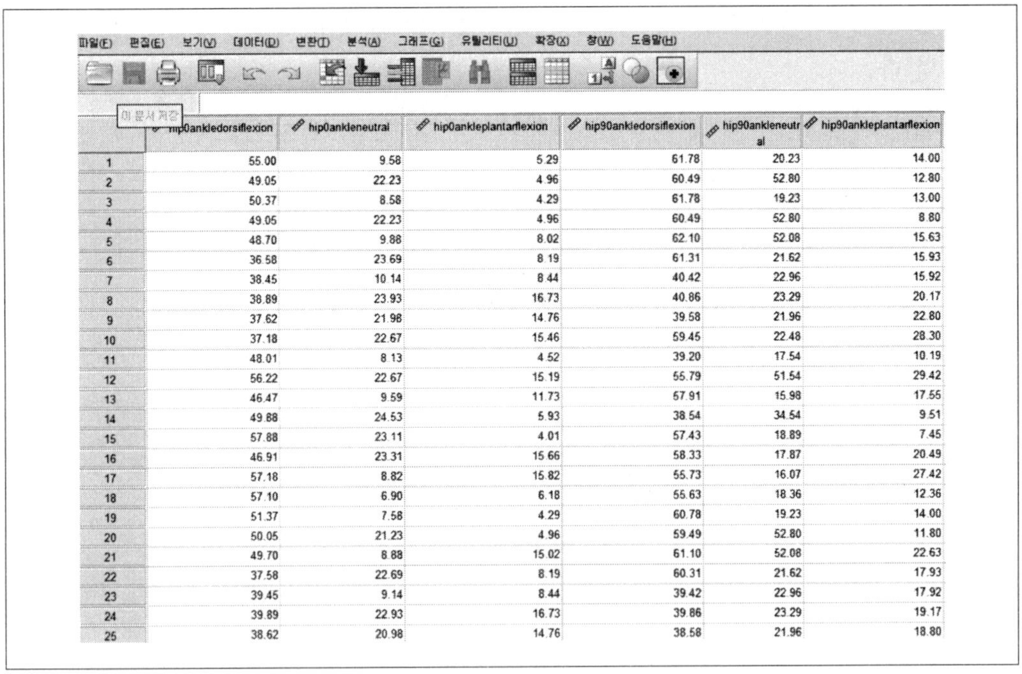

	hip0ankledorsiflexion	hip0ankleneutral	hip0ankleplantarflexion	hip90ankledorsiflexion	hip90ankleneutral	hip90ankleplantarflexion
1	55.00	9.58	5.29	61.78	20.23	14.00
2	49.05	22.23	4.96	60.49	52.80	12.80
3	50.37	8.58	4.29	61.78	19.23	13.00
4	49.05	22.23	4.96	60.49	52.80	8.80
5	48.70	9.88	8.02	62.10	52.08	15.63
6	36.58	23.69	8.19	61.31	21.62	15.93
7	38.45	10.14	8.44	40.42	22.96	15.92
8	38.89	23.93	16.73	40.86	23.29	20.17
9	37.62	21.98	14.76	39.58	21.96	22.80
10	37.18	22.67	15.46	59.45	22.48	28.30
11	48.01	8.13	4.52	39.20	17.54	10.19
12	56.22	22.67	15.19	55.79	51.54	29.42
13	46.47	9.59	11.73	67.91	15.98	17.55
14	49.88	24.53	5.93	38.54	34.54	9.51
15	57.88	23.11	4.01	57.43	18.89	7.45
16	46.91	23.31	15.66	58.33	17.87	20.49
17	57.18	8.82	15.82	55.73	16.07	27.42
18	57.10	6.90	6.18	55.63	18.36	12.36
19	51.37	7.58	4.29	60.78	19.23	14.00
20	50.05	21.23	4.96	59.49	52.80	11.80
21	49.70	8.88	15.02	61.10	52.08	22.63
22	37.58	22.69	8.19	60.31	21.62	17.93
23	39.45	9.14	8.44	39.42	22.96	17.92
24	39.89	22.93	16.73	39.86	23.29	19.17
25	38.62	20.98	14.76	38.58	21.96	18.80

분석→일반선형모형→반복측도를 클릭한다.

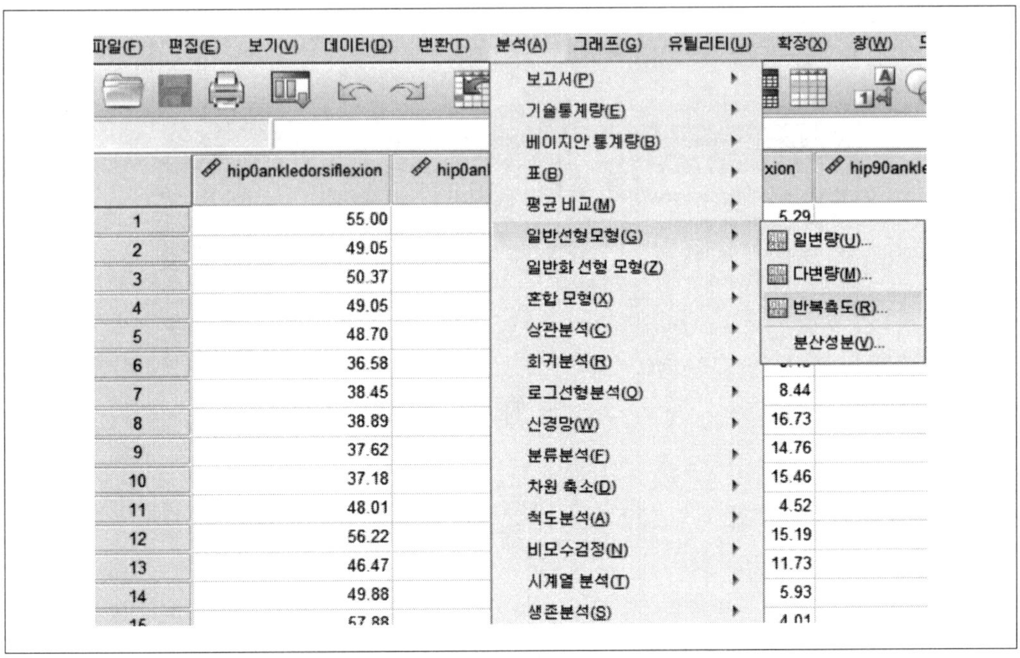

반복측도 요인 정의 창에서 개체-내 요인이름에 요인 1대신에 hipjoint를 수준 수에 2를 입력, 추가를 클릭, 개체-내 요인 이름에 anklejoint를, 수준 수에 3을 입력하고

추가를 클릭한다. 측도 이름에 대퇴직근 근활성도를 입력하고, 추가를 클릭한다. 정의를 클릭한다.

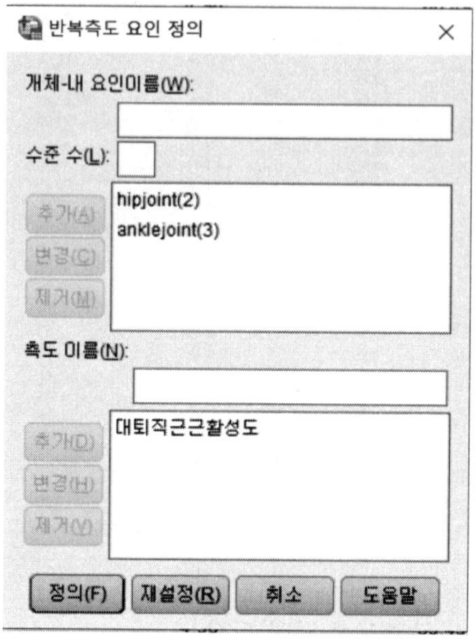

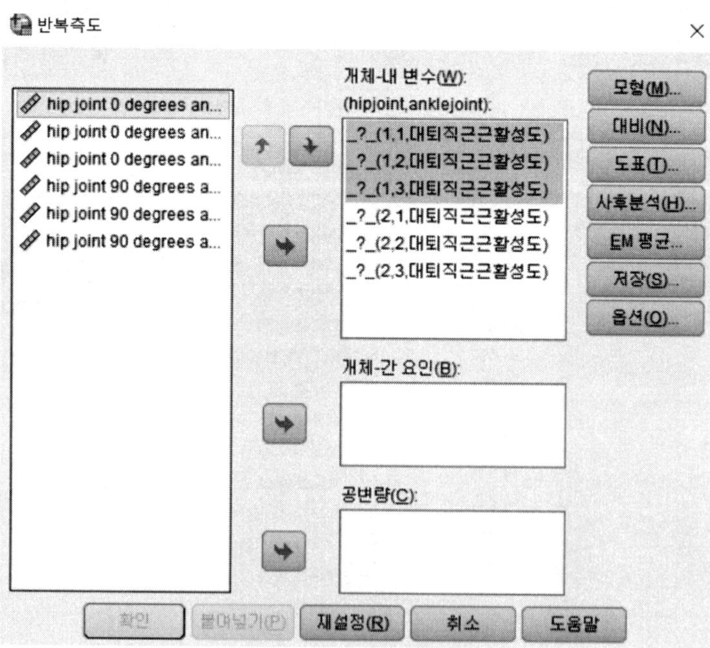

왼쪽 창에 있는 변수들을 모두 선택한 후 오른쪽 창으로 옮긴다. 한꺼번에 옮기고 싶으면 맨 위의 변수를 클릭한 후 shift키를 누른 상태에서 맨 아래 변수를 마우스로 클릭하면 전체가 선택된다. 가운데 화살표를 클릭하면 오른쪽으로 모든 변수들이 옮겨간다.

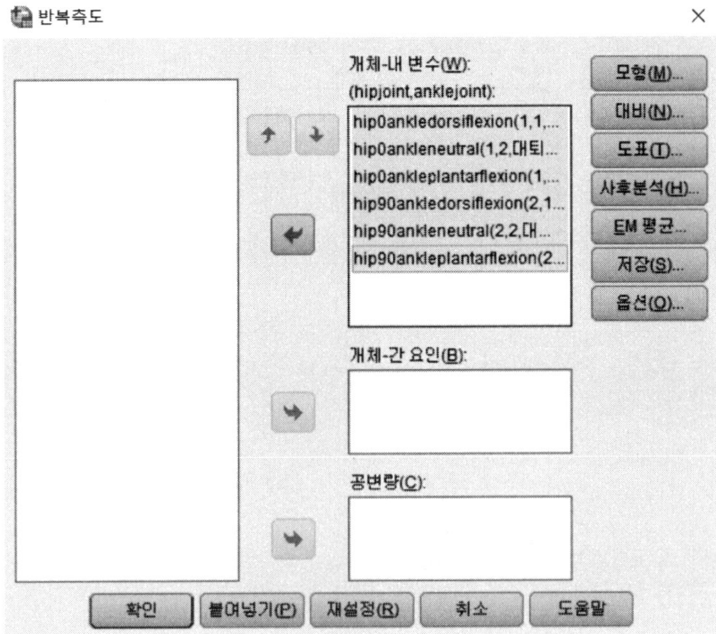

옵션을 클릭한다. 기술통계량, 효과크기 추정값, 관측 검정력을 체크한다. 계속을 클릭한다.

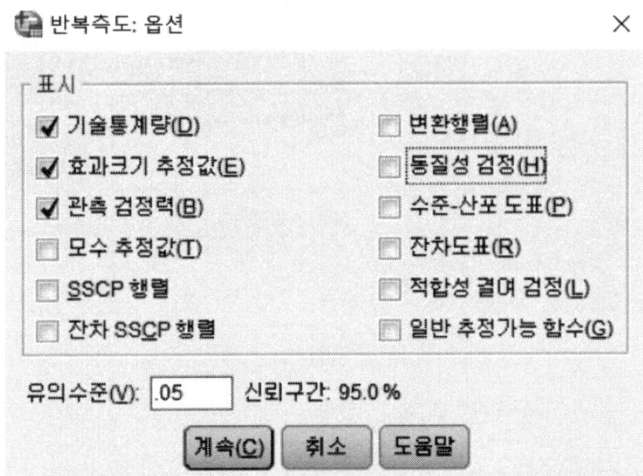

도표를 클릭한다.

요인 창에서 hipjoint를 수평축 변수로 옮기고, anklejoint변수를 선구분 변수로 옮긴 다음에 도표에서 추가를 클릭한다. 계속을 클릭한다.

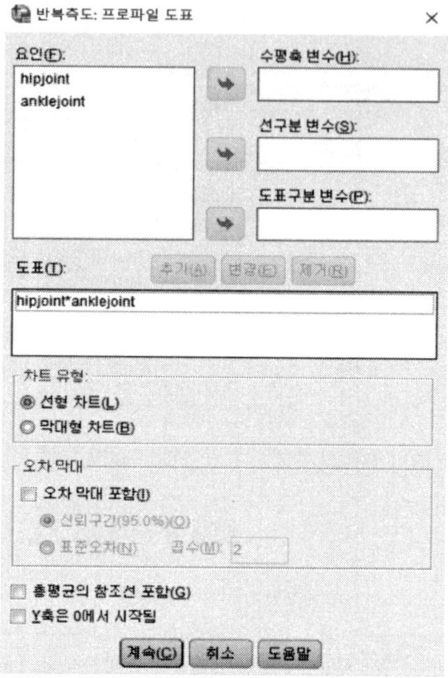

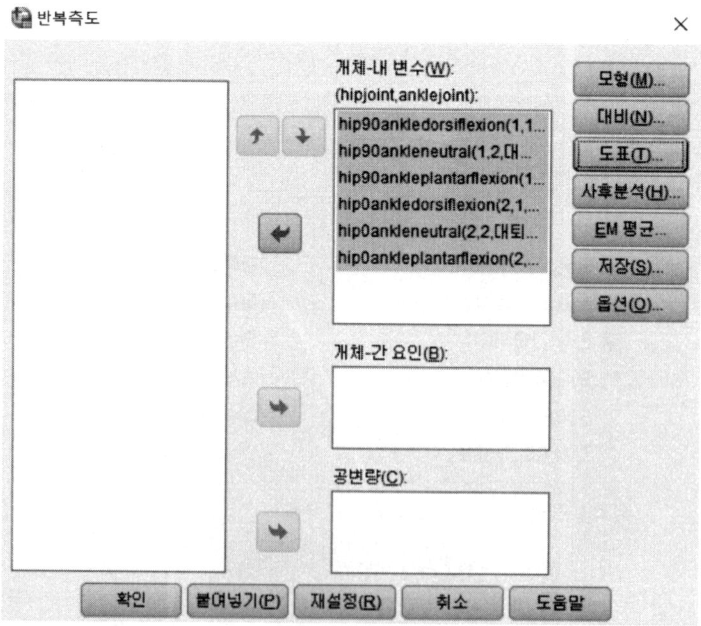

확인을 클릭한다. 결과표를 보면 개체내 요인 2개(hipjoint, anklejoint)인 것과 각각의 수준 2와 3을 확인할 수 있다. 각각의 조건에서 측정된 대퇴직근 활성도의 평균과 표준편차, 사례수 29명임을 확인한다.

개체-내 요인

측도 : 대퇴직근근활성도

hipjoint	anklejoint	종속변수
1	1	hip0ankledorsiflexion
	2	hip0ankleneutral
	3	hip0ankleplantarflexion
2	1	hip90ankledorsiflexion
	2	hip90ankleneutral
	3	hip90ankleplantarflexion

기술통계량

	평균	표준편차	N
hip joint 0 degrees and ankle dorsiflexion	46.8303	7.18048	29
hip joint 0 degrees and ankle neutral position	16.3607	7.10705	29
hip joint 0 degrees and ankle plantar flexion	9.9803	4.82743	29
hip joint 0 degrees and ankle dorsiflexion	52.9210	9.43619	29
hip joint 0 degrees and ankle neutral position	28.3352	14.14961	29
hip joint 0 degrees and ankle plantar flexion	16.8776	5.72637	29

구형성 가정 검정결과 hipjoint변수와 anklejoint변수에서 구형성 가정을 충족하고, hipjoint*anklejoint에서는 Greenhouse-Geisser검정으로 보는 것이 가능함을 알 수 있다.

Mauchly의 구형성 검정[a]

측도 : 대퇴직근근활성도

개체-내 효과	Mauchly의 W	근사 카이제곱	자유도	유의확률	엡실런[b]		
					Greenhouse-Geisser	Huynh-Feldt	하한
hip joint	1.000	.000	0	.	1.000	1.000	1.000
ankle joint	.992	.230	2	.891	.992	1.000	.500
hip joint*ankle joint	.595	14.008	2	.001	.712	.739	.500

정규화된 변형 종속변수의 오차 공분산 행렬이 항등 행렬에 비례하는 영가설을 검정합니다.

a. Design : 절편

개체-내 계획 : hip joint+ankle joint+hip joint*ankle joint

b. 유의성 평균검정의 자유도를 조절할 때 사용할 수 있습니다. 수정된 검정은 개체내 효과검정 표에 나타납니다.

개체-내 효과검정표를 보면, hipjoint, anklejoint에서 유의함을 알 수 있다. 그러나 hipjoint*anklejoint의 상호작용 효과는 없음을 알 수 있다.

개체-내 효과 검정

측도 : 대퇴직근근활성도

소스		제 Ⅲ유형 제곱합	자유도	평균제곱	F	유의확률	부분 에타 제곱	비중심 모수	관측 검정력[a]
hip joint	구형성 가정	3011.757	1	3011.757	57.111	.000	.671	57.111	1.000
	Greenhouse-Geisser	3011.757	1.000	3011.757	57.111	.000	.671	57.111	1.000
	Huynh-Feldt	3011.757	1.000	3011.757	57.111	.000	.671	57.111	1.000
	하한	3011.757	1.000	3011.757	57.111	.000	.671	57.111	1.000
오차 (hip joint)	구형성 가정	1476.582	28	52.735					
	Greenhouse-Geisser	1476.582	28.000	52.735					
	Huynh-Feldt	1476.582	28.000	52.735					
	하한	1476.582	28.000	52.735					
ankle joint	구형성 가정	41869.990	2	20934.995	224.759	.000	.889	449.518	1.000
	Greenhouse-Geisser	41869.990	1.983	21112.354	224.759	.000	.889	445.742	1.000
	Huynh-Feldt	41869.990	2.000	20934.995	224.759	.000	.889	449.518	1.000
	하한	41869.990	1.000	41869.990	224.759	.000	.889	224.759	1.000
오차 (ankle joint)	구형성 가정	5216.073	56	93.144					
	Greenhouse-Geisser	5216.073	55.530	93.933					
	Huynh-Feldt	5216.073	56.000	93.144					
	하한	5216.073	28.000	186.288					
hip joint* ankle joint	구형성 가정	295.065	2	147.532	3.092	.053	.099	6.183	.573
	Greenhouse-Geisser	295.065	1.424	207.251	3.092	.072	.099	4.402	.478
	Huynh-Feldt	295.065	1.478	199.598	3.092	.070	.099	4.570	.488
	하한	295.065	1.000	295.065	3.092	.090	.099	3.092	.397
오차 (hip joint* ankle joint)	구형성 가정	2672.366	56	47.721					
	Greenhouse-Geisser	2672.366	39.864	67.037					
	Huynh-Feldt	2672.366	41.392	64.562					
	하한	2672.366	28.000	95.442					

이와 같은 결과를 그래프로 확인하자.

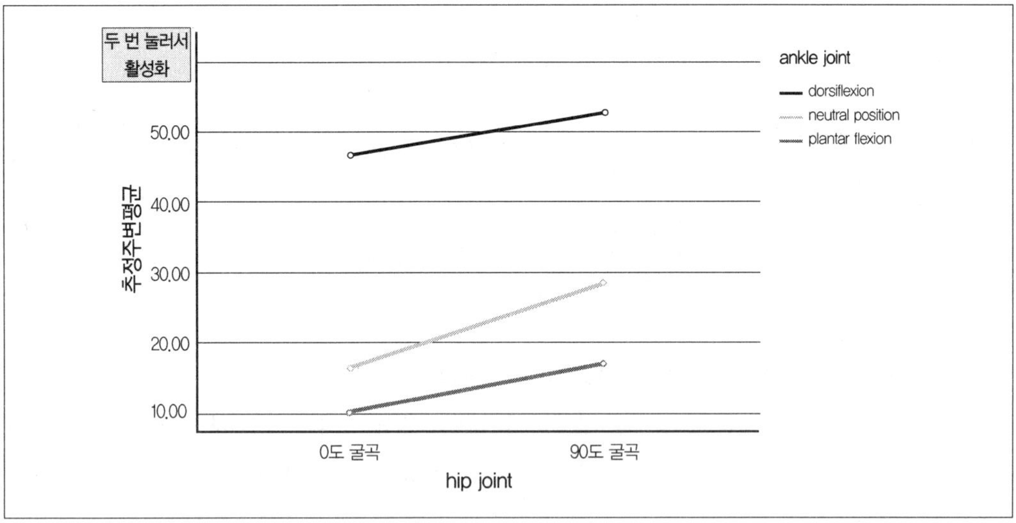

[그림 4-2] 대퇴직근근활성도의 추정 주변 평균

위의 결과표를 이용하여 다음의 표와 같이 정리한다.

[표 4-2] 이원 반복측정 분산분석표

소스	제곱합	자유도	평균제곱	F	유의확률	부분에타제곱
hip joint	3011.757	1	3011.757	57.111	0.00	0.671
오차	1476.582	28	52.735			
ankle joint	41869.990	2	2034.995	224.759	0.00	0.889
오차	5216.073	56	93.144			
hip joint*ankle joint	295.065	1.424	207.251	3.092	0.072	0.099
오차	2672.366	39.864	67.037			

결과를 요약하면 다음과 같다. 고관절의 각도와 발목관절의 각도가 대퇴직근의 근활성도에 미치는 영향을 알아보기 위하여 이원 반복측정 분산분석을 하였다. 고관절의 각도는 주효과(main effect)가 있었으며($F_{(1,28)}$=57.111, $p<0.001$, 부분 η^2=0.671), 발목관절도 주효과가 있었다($F_{(2,56)}$=224.759, $p<0.001$, 부분 η^2=0.889). 그러나 고관절과 발목관절의 상호작용 효과는 없었다($F_{(1.424,\ 39.864}$=3.092, p=0.072, 부분 η^2=0.099).

이 표를 이용하여 hip joint변수와 ankle joint변수에 대한 부분 에타 제곱(partial η^2), 효과크기 f를 구해보자.

hip joint에 대한 부분 에타 제곱(partial η^2)=$\frac{3011.757}{3011.757+1476.582}=\frac{3011.757}{4488.339}$=671 로 SPSS의 결과와 같음을 알 수 있다.

hip joint에 대한 $f=\sqrt{\frac{3011.757}{1476.582}}=\sqrt{2.039681}=1.42817$

ankle joint에 대한 부분 에타 제곱(partial η^2)$=\frac{41869.990}{41869.990+5216.073}=\frac{41869.990}{47086.063}$ $=0.88922$로 SPSS의 결과와 같음을 알 수 있다.

ankle joint에 대한 $f=\sqrt{\frac{41869.990}{5216.073}}=\sqrt{8.0271096666}=2.83321$

3) 혼합모형 분산분석(Two-way Mixed ANOVA)의 예

개체-간 요인(집단)과 개체-내 요인(시간)이 함께 있는 자료에 대하여 SPSS와 G*Power를 이용해보자. 다음은 윤성준의 논문 자료를 가공하여 만든 자료이다. 발목 관절 움직임에 제한이 있는 36명의 대상자를 3개의 군에 12명씩 무작위 할당을 하고, 각 군에 대하여 static stretching, dynamic stretching, FES plus vibration을 하여 제자리 높이뛰기를 시킨 후 그 높이를 측정한 자료이다. 각 처치 전 후의 값이 측정되었다. 이 실험 디자인에서 개체간 요인은 집단이 되며, 집단의 수는 3이다. 또한 개체간 요인은 시간이 되며 처치 전과 처치 후가 된다. 즉, 개체간 요인(group 변수 1개, 수준 3개)이 하나, 개체내 요인(시간, 수준 2개)이 하나인 이원 반복측정 분산분석 결과를 알아보기로 하자.

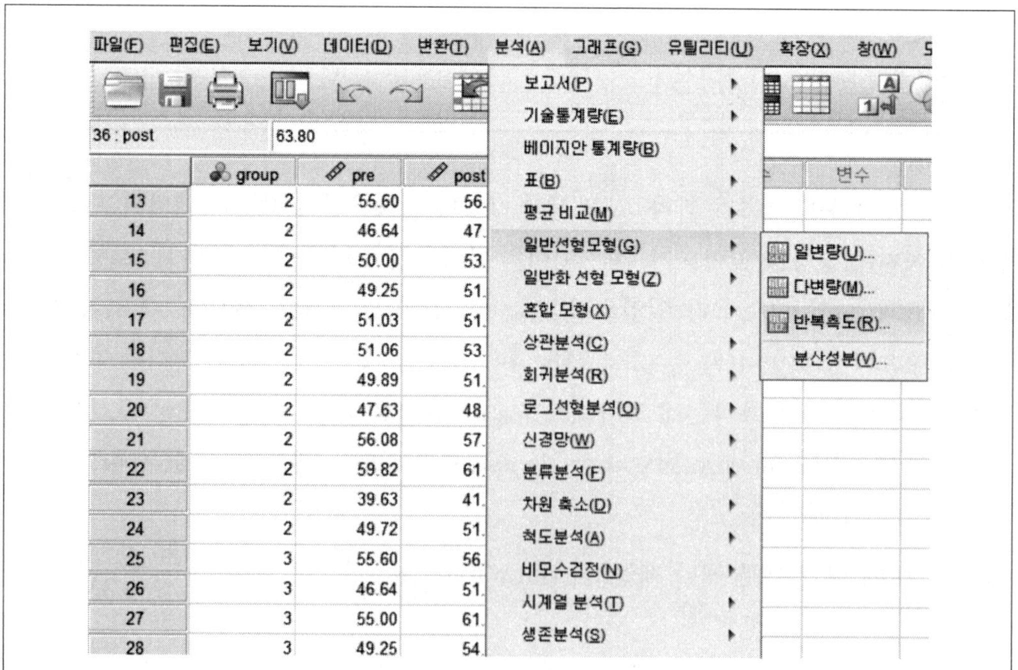

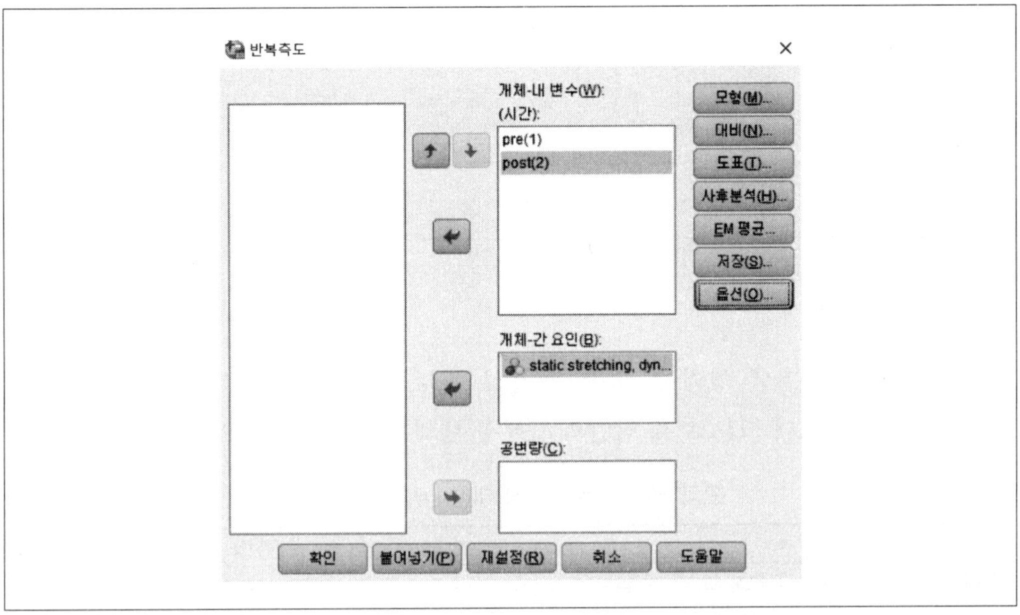

SPSS에서 twowaymixedANOVA3group.sav를 불러오기 한다. 분석 → 일반선형모형 → 반복측도 → 반복측도 요인 정의에서 개체-내 요인 이름에 시간, 수준 수 2 입력, 추가 클릭, 정의 클릭 → pre변수와 post변수를 오른쪽 개체-내 변수칸으로 옮긴다. group변수를 개체-간 요인칸으로 옮긴다.

옵션을 클릭한다. 다음과 같이 선택한다.

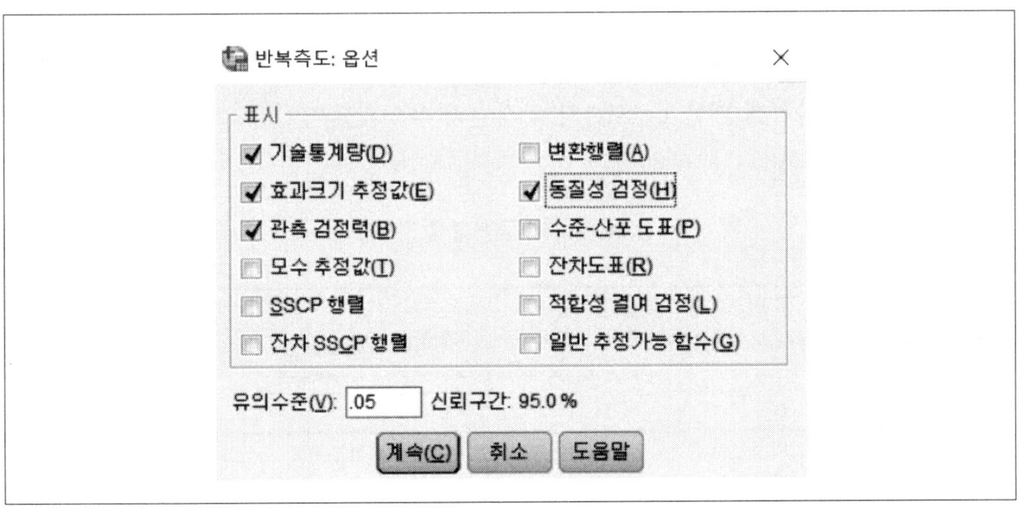

계속을 클릭한다. 확인을 클릭한다. 다음과 같은 주요 결과표가 나온다.

공분산 행렬에 대한 Box의 동일성 검정[a]

Box의 M	6.584
F	1.001
자유도 1	6
자유도 2	27141.231
유의확률	.422

여러 집단에서 종속변수의 관측 공분산 행렬이 동일한 영가설을 검정합니다.
a. Design : 절편 + group
개체-내 계획 : 시간

Box의 M은 공분산 행렬에 대한 동일성 여부를 알려주는 것으로 유의확률이 p=0.422로 0.05보다 크므로 세 집단의 공분산 행렬은 같다고 가정할 수 있다.

오차 분산의 동일성에 대한 Levene 검정[a]

		Levene 통계량	자유도 1	자유도 2	유의확률
prejumpheight counter movement jump height	평균을 기준으로 합니다.	.796	2	33	.460
	중위수를 기준으로 합니다.	.778	2	33	.467
	자유도를 수정한 상태에서 중위수를 기준으로 합니다.	.778	2	30.807	.468
	절삭평균을 기준으로 합니다.	.861	2	33	.432
postjumpheight counter movement jump height	평균을 기준으로 합니다.	.645	2	33	.531
	중위수를 기준으로 합니다.	.675	2	33	.516
	자유도를 수정한 상태에서 중위수를 기준으로 합니다.	.675	2	30.437	.517
	절삭평균을 기준으로 합니다.	.632	2	33	.538

여러 집단에서 종속변수의 오차 분산이 동일한 영가설을 검정합니다.
a. Design : 절편 + group
개체-내 계획 : 시간

오차 분산의 동일성에 대한 Levene의 검정결과 유의확률이 0.05보다 크므로 가정을 충족시킨다고 판정한다.

Mauchly의 구형성 검정[a]

측도 : MEASURE_1

개체-내 효과	Mauchly의 W	근사 카이제곱	자유도	유의확률	엡실런[b]		
					Greenhouse-Geisser	Huynh-Feldt	하한
시간	1.000	.000	0	.	1.000	1.000	1.000

정규화된 변형 종속변수의 오차 공분산 행렬이 항등 행렬에 비례하는 영가설을 검정합니다.
a. Design : 절편 + group
개체-내 계획 : 시간
b. 유의성 평균검정의 자유도를 조절할 때 사용할 수 있습니다. 수정된 검정은 개체내 효과검정 표에 나타납니다.

구형성 가정 검정결과 엡실론 값이 1이 나왔으므로 구형성 가정을 충족시킨다. 따라서 일변량 분석결과를 본다. 결과표에서 개체-내 효과 검정표를 보면 되는데 시간도 유의하고, 시간과 group의 상호작용 효과도 있다고 나왔다. 시간 효과가 있다고 나온 것은 pre값이 post값에 영향을 주었다는 의미이다. 시간과 group간에 상호작용 효과가 있다는 의미는 group의 수준별 counter movement jump height(종속변수)의 평균값 패턴은 시간의 시점에 따라 통계적으로 유의미하게 다르다는 의미이다. 개체-간 효과 검정결과를 보면 유의확률 0.022로 유의수준 0.05보다 작게 나왔다. 시간효과, 시간과 집단의 상호작용 효과, 집단 효과 모두 유의하다고 나왔으므로 집단간에 유의한 차이가 있다고 결론을 내릴 수 있다.

개체-내 효과 검정

측도 : MEASURE_1

소스		제 III유형 제곱합	자유도	평균제곱	F	유의확률	부분 에타 제곱	비중심 모수	관측 검정력[a]
시간	구형성 가정	137.752	1	137.752	148.198	.000	.818	148.198	1.000
	Greenhouse-Geisser	137.752	1.000	137.752	148.198	.000	.818	148.198	1.000
	Huynh-Feldt	137.752	1.000	137.752	148.198	.000	.818	148.198	1.000
	하한	137.752	1.000	137.752	148.198	.000	.818	148.198	1.000
시간* group	구형성 가정	38.852	2	19.426	20.899	.000	.559	41.798	1.000
	Greenhouse-Geisser	38.852	2.000	19.426	20.899	.000	.559	41.798	1.000
	Huynh-Feldt	38.852	2.000	19.426	20.899	.000	.559	41.798	1.000
	하한	38.852	2.000	19.426	20.899	.000	.559	41.798	1.000
오차 (시간)	구형성 가정	30.674	33	.930					
	Greenhouse-Geisser	30.674	33.000	.930					
	Huynh-Feldt	30.674	33.000	.930					
	하한	30.674	33.000	.930					

a. 유의수준=.05를 사용하여 계산

개체-간 효과 검정

측도 : MEASURE_1
변환된 변수 : 평균

소스	제 III유형 제곱합	자유도	평균제곱	F	유의확률	부분 에타 제곱	비중심 모수	관측 검정력[a]
절편	215431.574	1	215431.574	2784.080	.000	.988	2784.080	1.000
group	666.551	2	333.275	4.307	.022	.207	8.614	.709
오차	2553.534	33	77.380					

a. 유의수준=.05를 사용하여 계산

집단-간 효과가 어디에서 있었는지를 알고 싶으면, 다음의 화면에서 사후분석을 클릭한다.

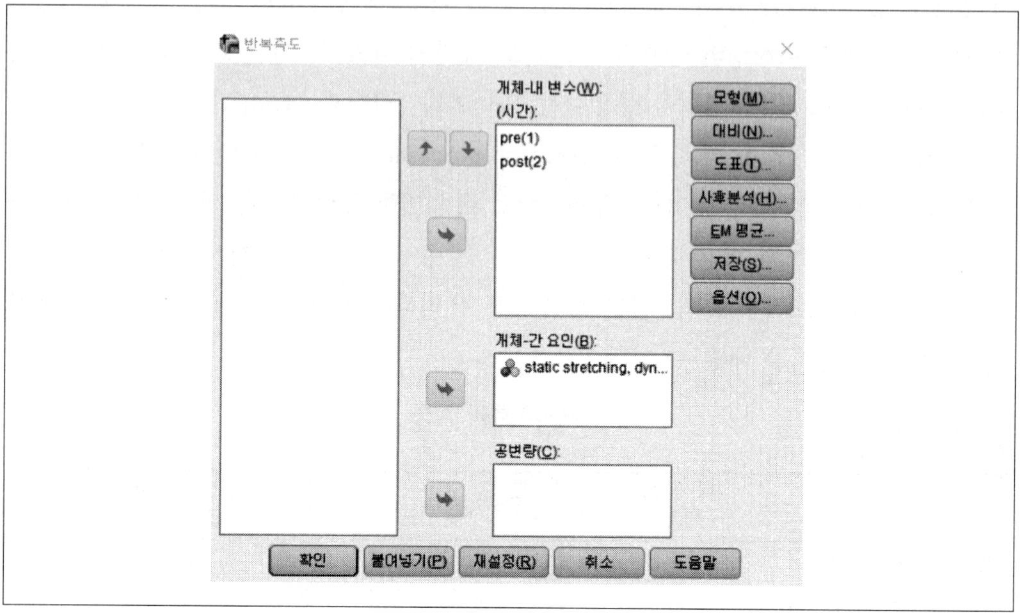

요인 창에 있는 group을 클릭해서 사후검정 창으로 옮긴다.

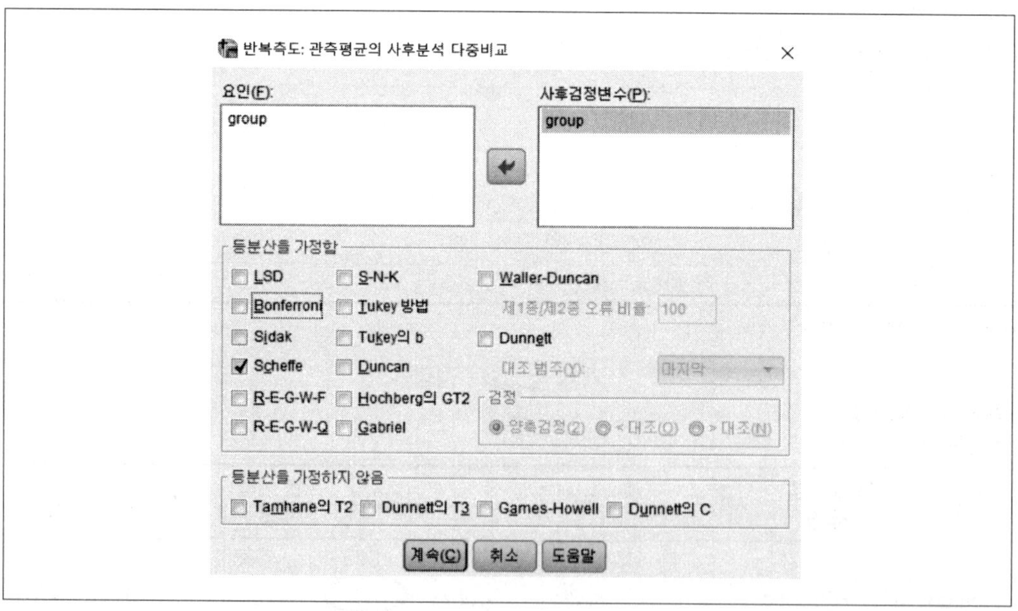

등분산을 가정함에서 사후검정 방법 중 해당하는 것을 선택하면 된다. 본 예에서는 Scheffe검정을 클릭한다. 계속을 클릭한다. 확인을 클릭한다. 사후검정 결과가 나온다. 두 번째 집단과 세 번째 집단사이에서 p=0.023으로 유의한 차이가 있다고 나왔다.

사후검정

static stretching, dynamic stretching, FESplus Vibration

다중비교

측도 : MEASURE_1

Scheffe

(I) static stretching, dynamic stretching, FESplus Vibration	(J) static stretching, dynamic stretching, FESplus Vibration	평균차이 (I−J)	표준오차	유의확률	95% 신뢰구간	
					하한	상한
ssgroup	dsgroup	2.7567	2.53935	.560	−3.7521	9.2655
	fespiusvibration	−4.6183	2.53935	.207	−11.1271	1.8905
dsgroup	ssgroup	−2.7567	2.53935	.560	−9.2655	3.7521
	fespiusvibration	−7.3750*	2.53935	.023	−13.8838	−.8662
fesplusvibration	ssgroup	4.6183	2.53935	.207	−1.8905	11.1271
	dsgroup	7.3750*	2.53935	.023	.8662	13.8838

관측평균을 기준으로 합니다.

오차항은 평균제곱(오차)=38.690입니다.

*. 평균차이는 .05 수준에서 유의합니다.

위의 결과를 이용하여 G*Power로 효과크기와 검정력을 구해보자. 우선 SPSS결과표를 다음과 같이 정리한다.

[표 4-3] 혼합모형 분산분석표

소스	제Ⅲ유형제곱합	자유도	평균제곱	F	유의확률	부분 에타 제곱
Group	666.551	2	333.275	4.307	0.22	0.207
오차(group)	2553.534	33	77.380			
시간	137.752	1	137.752	148.198	0.000	0.818
시간*Group	38.852	2	19.426	20.899	0.000	0.559
오차(시간)	30.674	33	0.930			
전체	3,427.363	71				

발목관절 움직임에 제한이 있는 36명의 대상자를 3개의 군에 12명씩 무작위 할당을 하고, 각 군에 대하여 static stretching, dynamic stretching, FES plus vibration을 하여 제자리 높이뛰기를 시킨 후 그 높이를 측정하고 중재 전후에 변화를 알아보기 위하여 이원 혼합 분산분석을 적용하였다. 시간의 주효과는 있었다($F_{(1,33)}$=148.198, p<0.001, 부분 η^2=0.818). 군(group)에 의한 주효과도 유의미 하였다($F_{(2,33)}$=4.307, p=0.022, 부분 η^2= 0.709), 시간*군의 상호작용 효과도 유의미하였다($F_{(2,33)}$=20.899, p<0.001, 부분 η^2=

0.559). 사후 다중비교 결과, dynamic stretching군과 FES plus vibration군 간에 유의한 차이가 있었다(p=0.023).

상호작용을 고려한 표본크기(대상자수)를 구하려면 Tests → Means → Repeated measures: Within-between interactions, ANOVA-approach를 선택한다. 나머지 방법은 군내비교에서 행하는 절차와 같다.

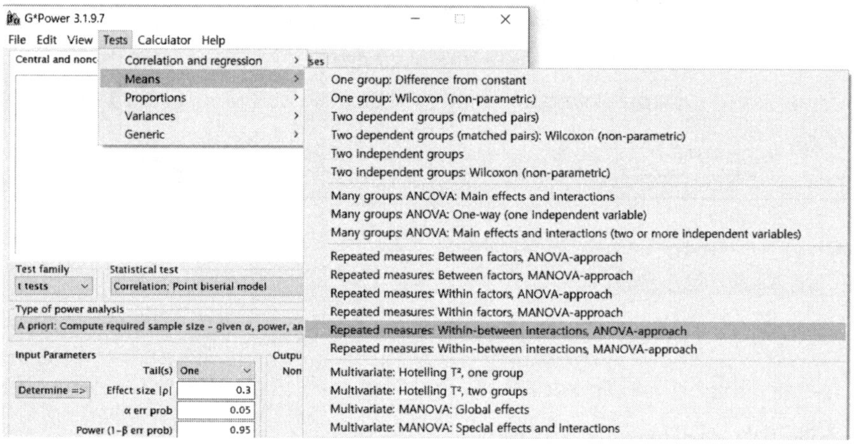

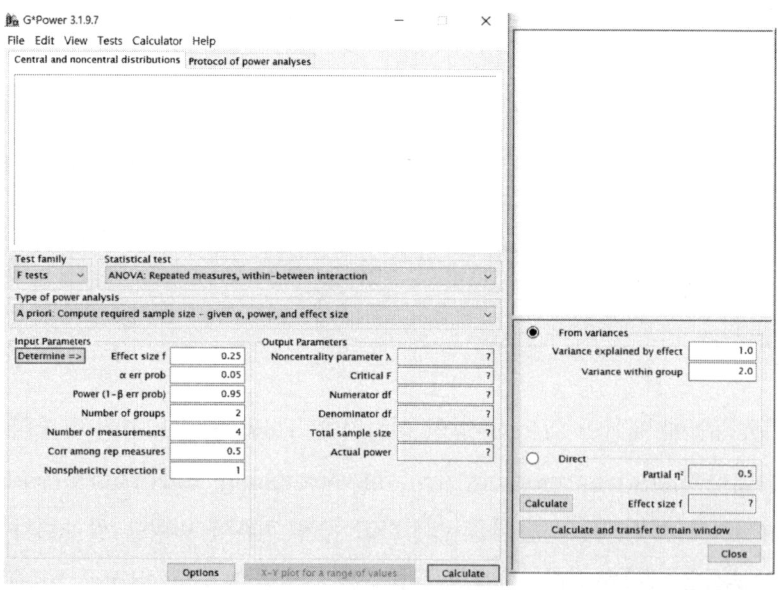

Determine을 클릭하여 From variances 또는 Direct를 선택하여 해당하는 내용들을

채워야 한다. 본 예에서는 시간*Group의 부분에타 제곱값이 0.559로 구해져 있으므로 Direct를 선택하고 Partial η^2에 0.559를 입력하고 Calculate를 클릭하여 Effect size f(V)=1.225866을 구한다. Calculate and transfer to main window를 클릭한다.

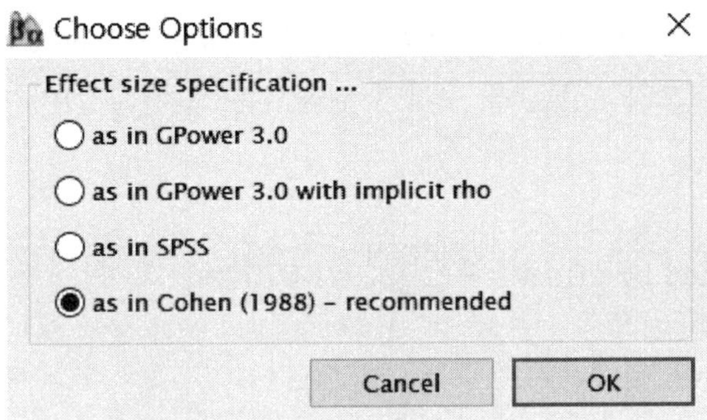

Effect size f(V)에 1.125866이 입력되었다. α err prob=0.05, Power(1−β err prob)=0.80, Number of groups=3, Number of measurements=2, Nonsphericity correction ε=1, Options을 클릭하여 Choose Options에서 as in Cohen (1988) – recommended를 선택한다.

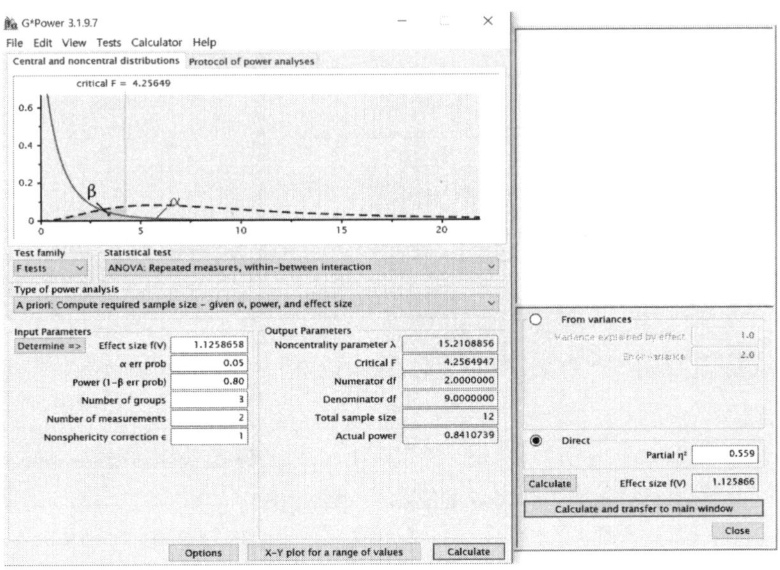

Calculate를 클릭한다. 다음과 같은 결과 화면이 나온다.

실제 필요한 전체 표본크기는 12명이다. 검정력 80%를 유지하기 위해서는 각 집단에 12/3=4명의 대상자가 필요함을 알 수 있다. 실제 검정력은 0.84가 된다.

Effect size f(V)를 구하기 위해서 From variances를 구하기 위해서는 Variance explained by effect와 Variance within group 값을 구해야 한다. 개체-내 효과 검정표(구형성 가정)에서 시간*Group의 제곱합을 연구 대상자수 36명으로 나눈다. Variance within group(오차분산)값을 구하기 위해서는 오차(시간)의 제곱합을 연구 대상자수 36으로 나눈다.

$$\text{Variance explained by effect} = \frac{38.852}{36} = 1.07922$$

$$\text{Variance within group} = \frac{30.674}{36} = 0.85205$$

Calculate을 클릭한다. Calculate and transfer to main window를 클릭한다. Direct를 클릭하여 Partial η^2를 직접 입력하여 구한 효과크기 값과 미세한 차이는 있지만 전체 대상자수(Total sample size)는 12명으로 같음을 알 수 있다.

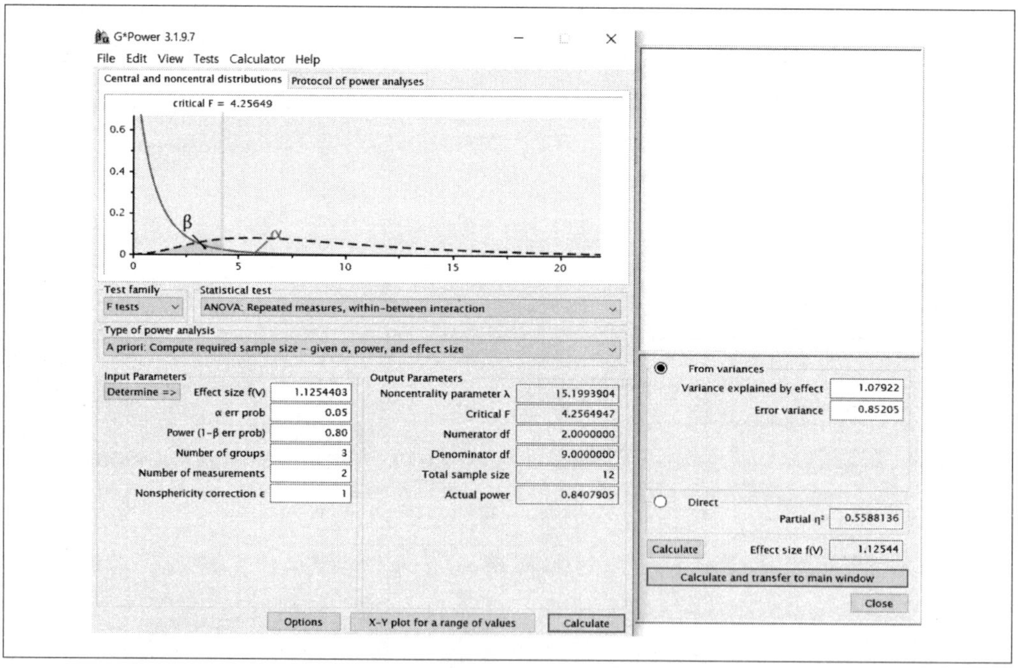

효과크기 f(V)는 수계산으로도 구할 수 있다.

$$\text{Effect size f(V)} = \frac{\sqrt{1.07922}}{\sqrt{0.85205}} = \frac{1.03885}{0.92306} = 1.12544$$

$$\text{Partial } \eta^2 = \frac{1.07922}{1.07922 + 0.85205} = \frac{1.07922}{1.93127} = 0.55881$$

Partial η^2을 이용하여 Effect size f(V)를 구할 수도 있다. $0.55881^2/(1-0.55881^2)$을 한 후 루트를 씌워주면 같은 결과가 나온다.

5

표본크기와 검정력
(Sample Size and Power Analysis)(4)

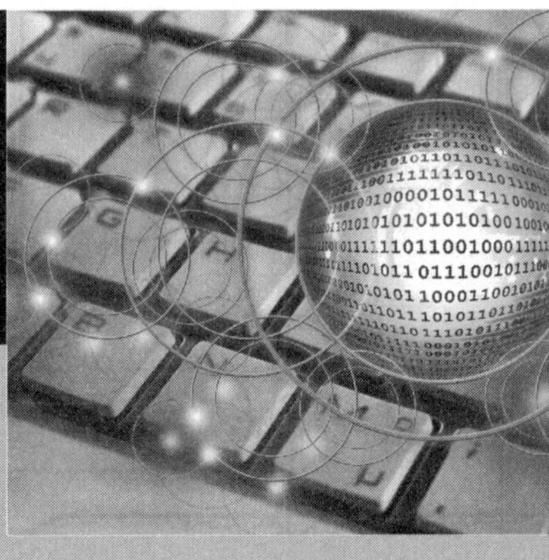

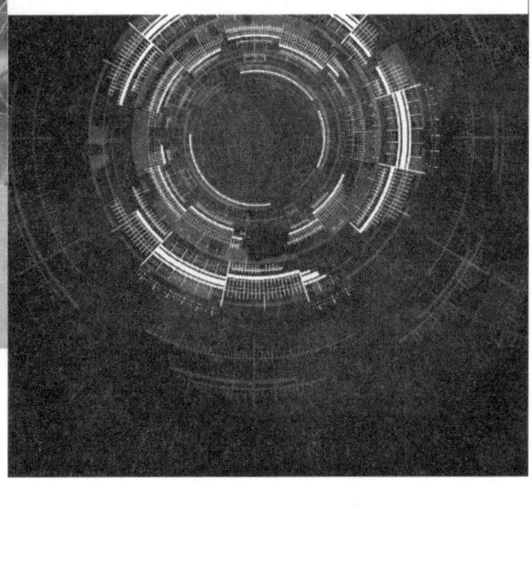

5

표본 크기와 검정력

(Sample Size and Power Analysis)

제5장

표본크기와 검정력 (Sample Size and Power Analysis)(4)

1. 공분산분석(ANCOVA, Analysis of Covariance)

분산분석에서 각 집단 간의 평균치 차가 유의하게 나타난 경우에 각 평균치에 영향을 미친 독립변수가 치료방법이었다고 가정하자. 그리고 이들 집단의 일상생활 수행능력 성취에 크게 영향을 줄 수 있는 손상정도(혹은 재활치료 시기) 자체가 차이가 있었다고 하자. 이들 집단에게 치료방법 A, B, C 등을 사용한 결과를 가지고 일상생활 수행능력 성취정도가 차이가 있다고 결론을 내리기에는 문제가 있다. 왜냐하면 각 집단에서 치료와 상관없이 손상정도의 차이가 있었고, 손상정도가 일상생활 수행능력에 영향을 줄 수 있기 때문이다.

이러한 결과는 치료방법에 의한 것인지 손상정도에 의한 영향인지, 또는 둘의 결합된 영향인지를 해석할 수 없게 한다. 실험의 순수한 결과를 얻으려면 독립변수만 종속변수에 작용하게 하고 그 외의 혼란변수를 통제하여야 한다.

즉, 실험설계의 주요 목적은 연구하고자 하는 독립변수 외에 다른 변수들이 종속변수에 영향을 주지 않도록 통제하여 독립변수만이 순수하게 종속변수에 영향을 주는지 알아보는 것이다.

그러나 연구자가 실험을 진행하는 과정에서 이와 같이 직접적으로 통제할 수 없을 때 간접적으로 이러한 혼란변수를 통제하는 방법이 공분산분석이다. 이 방법은 분산분석과 회귀분석의 방법을 이용한 것으로, 혼란변수에 대한 실험적인 통제가 아니라 사후 통계적인 통제방법이다.

공분산분석에서 비통제요인을 공변수(covariate, 공변량)라 한다. 종속변수는 Y로 표시한다. 독립변수는 X로 표시한다. 공변수(공변량)의 영향은 선형회귀방법(linear regression method)을 사용함으로써 제거된다. 공분산분석은 분산분석과 회귀분석의 개념이 기초가 된다.

예를 들어, 2개의 처치집단이 있고 40명의 대상자를 무작위로 20명씩 각각 배치하여 대상자가 두 개의 집단에 동일하게 분포한다고 가정하자. 연구자는 실험군 1에는 발보조기 A를 착용시키고 실험군 2에는 발보조기 B를 착용시킨 후에 발걸음폭(보폭, step length)을 비교하여 발보조기의 효과를 비교하고자 한다.

발보조기 A를 착용한 대상자들의 평균 발걸음폭이 발보조기 B를 착용한 대상자들의 평균 발걸음폭보다 길었다면 연구자는 발보조기의 특성 차이가 발걸음폭의 차이를 만들어 냈다고 생각하겠지만 여기서 고려할 사항이 있다. 즉, 발걸음폭은 대상자들의 다리길이와 몸무게와 같은 특성이 관련이 있다는 점이다. 그러므로 실험군 1의 대상자들이 실험군 2의 대상자들보다 키가 컸다면 발걸음폭에서 관찰된 차이는 발보조기의 특성차이보다는 키 때문에 생긴 차이일 수도 있다.

따라서 공분산분석을 하면 외재(생)변수의 영향(예에서는 키)을 통계적으로 분리해 내어 독립변수의 효과(발보조기)를 보다 명확하게 알아볼 수 있다. 이 예에서 외재(생)변수를 공변수(covariates)라고 부른다. 개념적으로 볼 때 공분산분석은 집단 간의 동등성(equivalence)을 인위적으로 만들어 주고 종속변수가 이러한 동질적인 상황에서 어떻게 변화되는지를 측정함으로써 공변량의 영향을 제거한다.

위의 예에서는 발보조기 A를 착용한 대상자가 실험군 2의 대상자들보다 키가 큰 것을 실험 후에 알게 되었을 때, 자료 분석단계에서는 두 군의 대상자 키가 동등할 때 발보조기의 영향으로 발걸음폭(stride length)은 어떻게 다른지를 설명할 수 있게 한다.

공분산분석은 집단 간의 초기 차이(initial difference)를 통계학적으로 조절하는 것이다. 예를 들어, 두 군에서 초기에 측정된 점수(pretest score) 차이가 있으면 처치 후에 측정된 나중 측정점수(posttest score)의 차이가 있어도 처치에 의한 효과 차이라고 단정하기 어렵다. 이런 경우에 공분산분석을 사용하면 검사 전 점수 차이를 보정한 상태에서 치료 효과 여부를 검정할 수 있다. 즉, 집단 간 차이를 검정하기 전에 초기 점수의 차이를 보정하는 효과가 있다.

공분산분석을 하려면 우선 자료가 정규분포를 하는지, 등분산 가정을 충족하는지 검토를 한다. 그리고 공변수와 집단간에 상호작용이 있는지를 검정하여 유의하지 않으면 즉, 상호작용항의 유의확률이 $p>0.05$이면 기울기가 동일한 것을 의미하며, $p<0.05$이면 기울기가 동일하지 않은 것으로 판정한다. 여기서 기울기는 공변수의 값의 변화에 따라서 종속변수의 값이 변하는 정도를 의미하는데 집단에 따라 종속변수의 변하는 정도가 동일하다는 것을 가정하는 모형(상호작용이 없는 모형)과 기울기가 집단에 따라 다르다는 것을 가정하는 모형(상호작용이 있는 모형)이 있다. 공변수가 유의하게 나오면 공분산분석을 수행할 의미가 있지만 공변수가 유의미하게 나오지 않으면 공분산분

석을 할 의미가 없다. 이런 경우에는 반복측정에 의한 분산분석을 하는 방법이 있다. 공변수도 유의하게 나오고 공변수와 집단간에 상호작용도 없으면 공분산분석을 한다. 이때 주효과(공변수, 집단)가 유의미하게 나오면 3개 이상의 집단이 있는 경우 사후검정을 할 수 있다. 만약, 공변수도 유의하게 나오고, 집단의 효과도 유의미하고, 공변수와 집단간의 상호작용이 있다고 나오면 독립변수가 종속변수에 미치는 효과가 있는 것으로 해석한다.

문일영의 논문 자료를 가공해서 얻은 자료인 공분산분석데이터.sav를 SPSS에서 불러오자. 이 자료는 30명의 대상자를 두 개의 군에 15명씩 할당하고, 첫 번째 군에는 gastrocnemius 근육에 segmental muscle vibration과 dynamic stretching을, 두 번째군에는 dynamic stretching만 적용하였다. 종속변수로는 사전, 사후에 측정된 right step length가 있다.

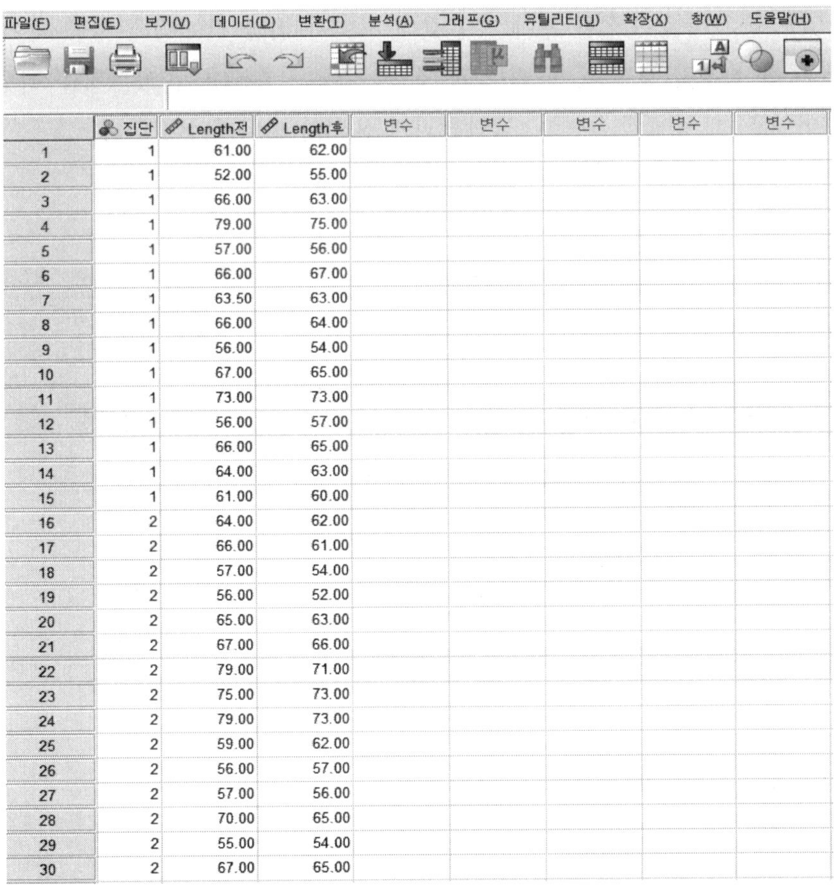

	집단	Length전	Length후	변수	변수	변수	변수	변수
1	1	61.00	62.00					
2	1	52.00	55.00					
3	1	66.00	63.00					
4	1	79.00	75.00					
5	1	57.00	56.00					
6	1	66.00	67.00					
7	1	63.50	63.00					
8	1	66.00	64.00					
9	1	56.00	54.00					
10	1	67.00	65.00					
11	1	73.00	73.00					
12	1	56.00	57.00					
13	1	66.00	65.00					
14	1	64.00	63.00					
15	1	61.00	60.00					
16	2	64.00	62.00					
17	2	66.00	61.00					
18	2	57.00	54.00					
19	2	56.00	52.00					
20	2	65.00	63.00					
21	2	67.00	66.00					
22	2	79.00	71.00					
23	2	75.00	73.00					
24	2	79.00	73.00					
25	2	59.00	62.00					
26	2	56.00	57.00					
27	2	57.00	56.00					
28	2	70.00	65.00					
29	2	55.00	54.00					
30	2	67.00	65.00					

화면 하단의 변수보기를 클릭하여 변수들이 무엇을 의미하는지 살펴보자.

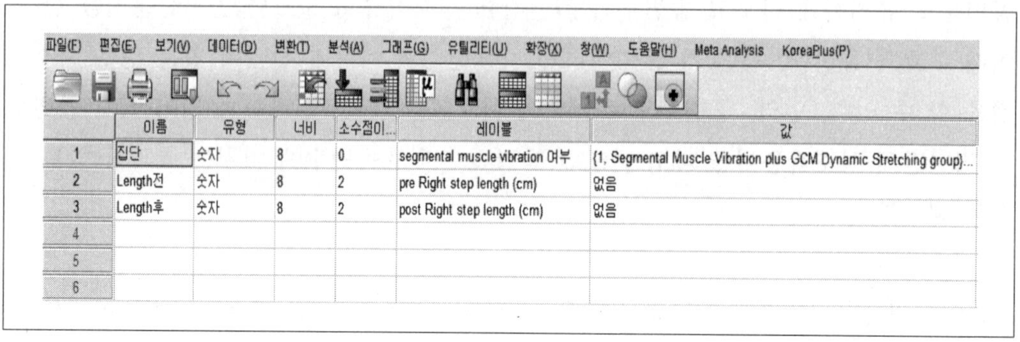

이 데이터를 이용하여 공분산분석을 하는 목적은 gastrocnemius 근육에 segmental muscle vibration과 dynamic stretching을 동시해 해주었을 때, right step length에 영향을 주는지 알아보는 것이다. 중재를 하기 전의 값(사전값)과 중재를 한 후에 측정한 후의 값(사후값)이 있는데 사전값(공변수, 공변량)의 차이가 사후값에 영향을 주었을 수가 있으므로 이를 보정한 후에 사후값의 차이가 집단 간에 있는지를 확인해야 한다. 우선 사전 측정값(공변수, 공변량)과 집단 간에 상호작용이 있는지를 확인하려면 상호작용이 없는 모형에서 공변수, 집단효과가 유의하게 나타나야 한다.

분석(A) → 일반선형모형(G) → 일변량(U)을 클릭한다.

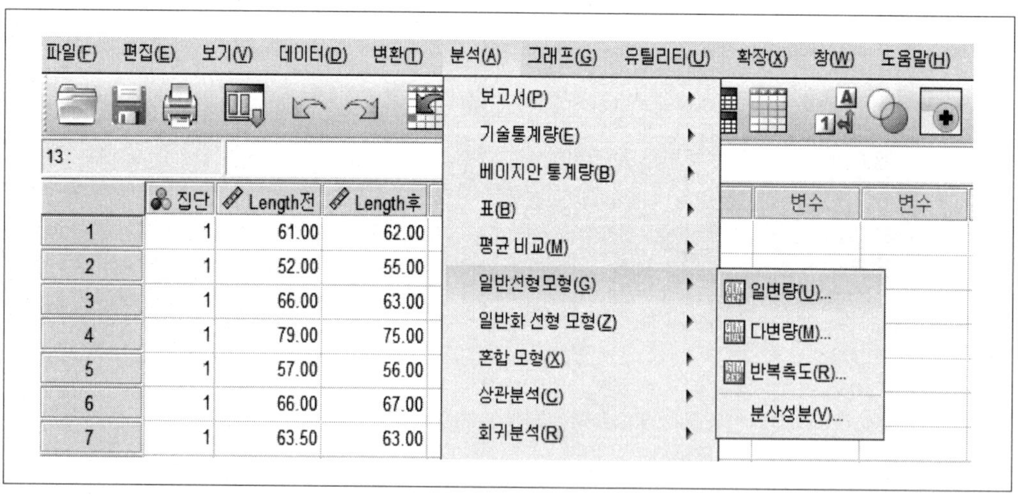

아래 화면과 같이 설정하고 확인을 클릭한다.

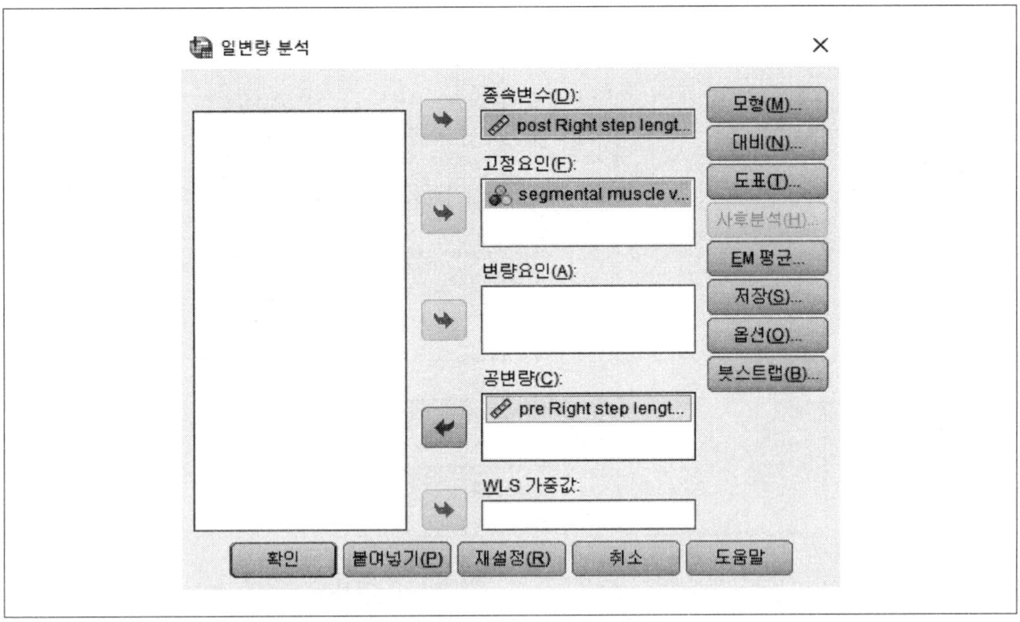

개체–간 효과 검정

종속변수 : post Right step length(cm)

소스	제 III유형 제곱합	자유도	평균제곱	F	유의확률
수정된 모형	1063.991[a]	2	531.995	153.64	.004
절편	43.340	1	43.340	12.519	.001
Length전	1061.858	1	1061.858	306.712	.000
집단	17.477	1	17.477	5.048	.033
오차	93.476	27	3.462		
전체	118470.000	30			
수정된 합계	1157.467	29			

a. R 제곱 =.919(수정된 R 제곱 =.913)

사전 step length가 사후 step length에 대한 유의성 검정결과 유의확률 0.000으로 유의수준 0.05보다 작다. 이는 사전 step length값이 사후 step length값에 영향을 미쳤다는 것을 보여준다. 만약 유의하지 않다고 나오면 공변량으로 사전 step length를 사용할 필요가 없다는 의미이다. 그리고 집단간에도 사후 step length값에도 유의한 차이가 있음을 보여준다. 이제 사전 step length값이 사후 step length에 미치는 영향이 집단에 따라 다른지를 확인할 필요가 있다. 이를 확인하려면 사전 step length값과 집단의 상호작용이 있는지를 확인해 봐야 한다.

분석(A) → 일반선형모형(G) → 일변량(U)을 클릭한다. 모형을 클릭한다.

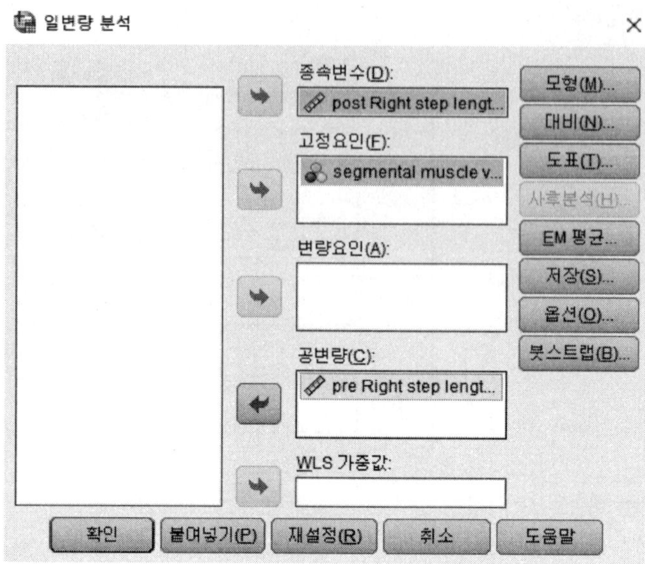

사용자 정의항 작성을 클릭한다. 다음과 같이 화면을 설정하고 계속을 클릭한다. Length전을 클릭한 채로 드래그하여 모형(M)이 있는 창으로 옮긴다. 집단도 마찬가지로 클릭하여 오른쪽 창으로 옮긴다. 왼쪽에 있는 두 개를 콘트롤 키를 누른 상태에서 마우스로 클릭하여 동시에 2개 변수를 선택하고 오른쪽으로 드래그하여 상호작용항을 만든다.

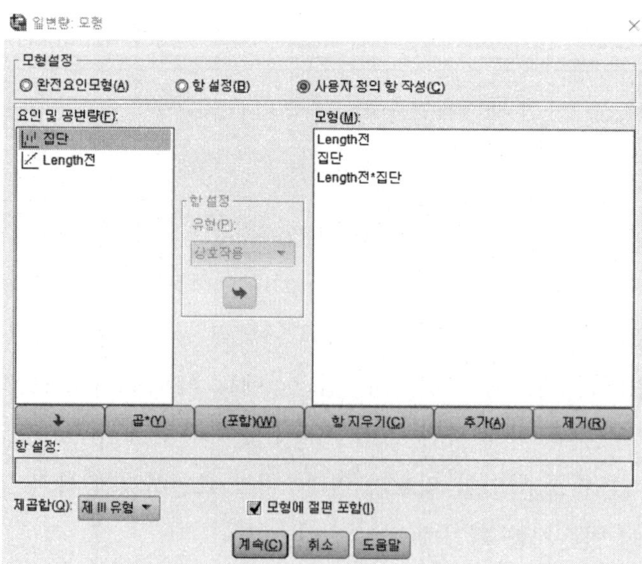

계속을 클릭하고, 확인을 클릭한다. 다음의 결과가 나온다.

개체-간 효과 검정

종속변수 : post Right step length(cm)

소스	제 III유형 제곱합	자유도	평균제곱	F	유의확률
수정된 모형	1065.624[a]	3	355.208	100.556	.000
절편	39.451	1	39.451	11.168	.003
Length전	1043.466	1	1043.466	295.396	.000
집단	.638	1	.638	.181	.674
집단*Length전	1.633	1	1.633	.462	.503
오차	91.843	26	3.532		
전체	118470.000	30			
수정된 합계	1157.467	29			

a. R 제곱 =.921(수정된 R 제곱 =.911)

집단*length전의 유의확률을 보면 0.503으로 0.05보다 크므로 상호작용이 없다(집단 간 기울기가 동일함)고 판정한다. 따라서 사전점수와 집단의 상호작용이 없는 모형으로 분석을 해야 한다. 이를 위해서는 제1유형 제곱합(type I sum of square)을 구해야 한다. 분석(A) → 일반선형모형(G) → 일변량(U)을 클릭한다. 재설정(R)을 클릭하여 아래 화면처럼 설정한 후, 모형(M)을 클릭한다.

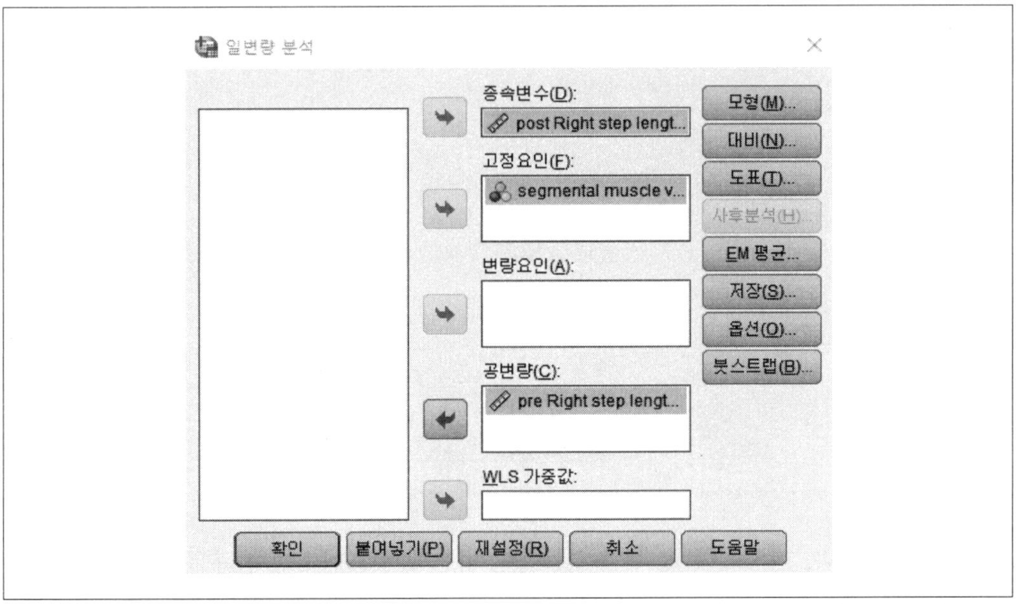

아래 화면과 제곱합(O)에서 제1유형을 선택하여 설정하고 계속을 클릭한다.

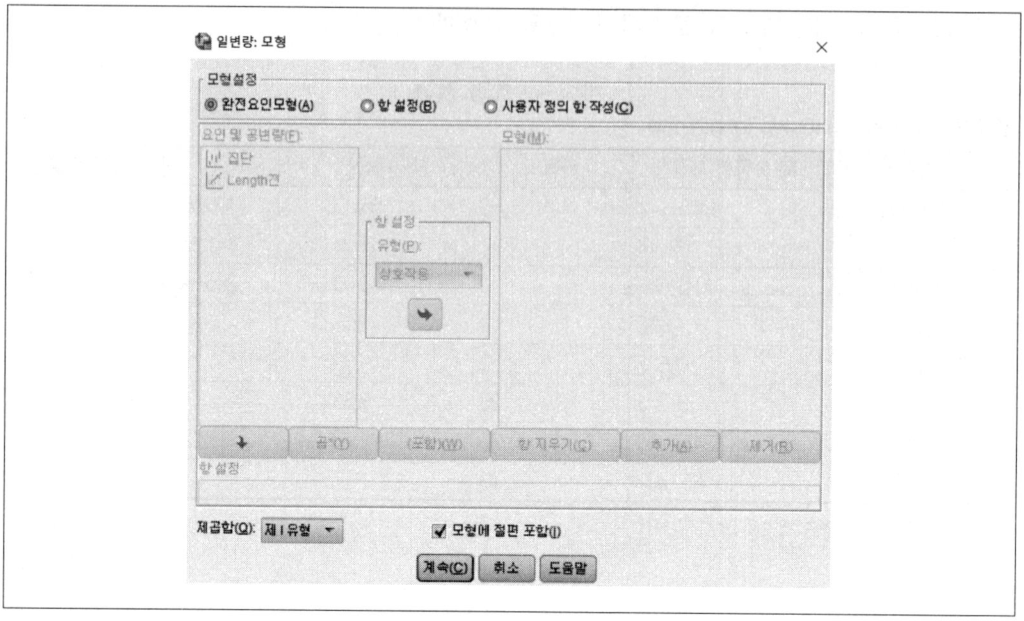

옵션(O)를 클릭한 후, 화면처럼 설정한 후 계속을 클릭한다.

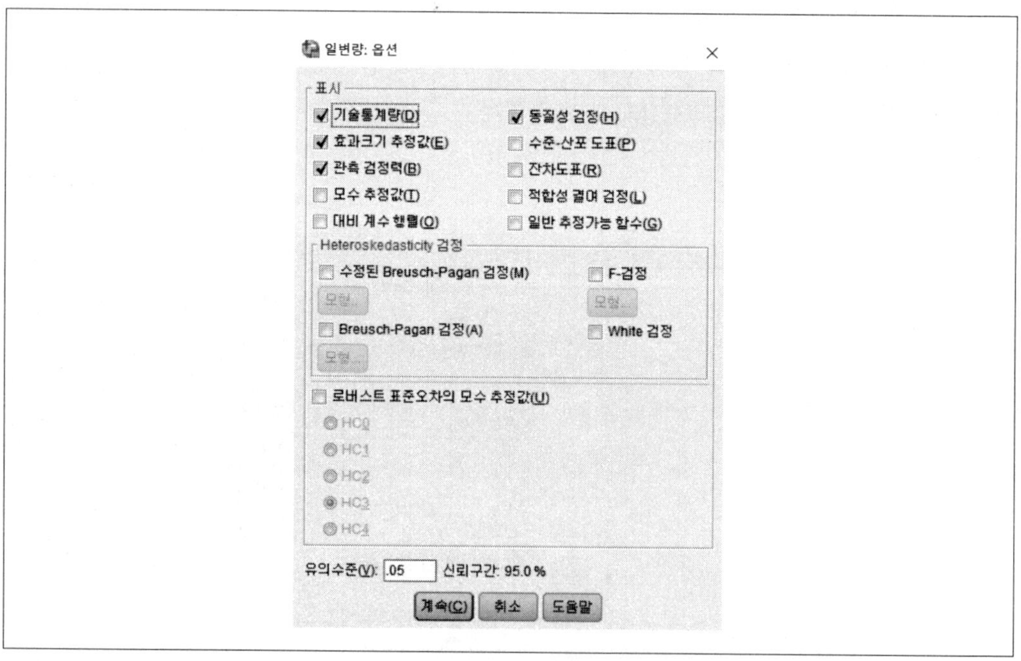

계속을 클릭한다. 만약 추정된 주변 평균을 알아보고 싶으면 EM 평균을 클릭한다. 집단을 클릭해서 오른쪽 창으로 옮긴다. 집단이 3개 이상이면 주효과를 클릭하고 LSD, Bonferroni, Sidak 중에서 하나를 선택한다. 집단이 2개이면 주효과를 클릭할 필요가 없다.

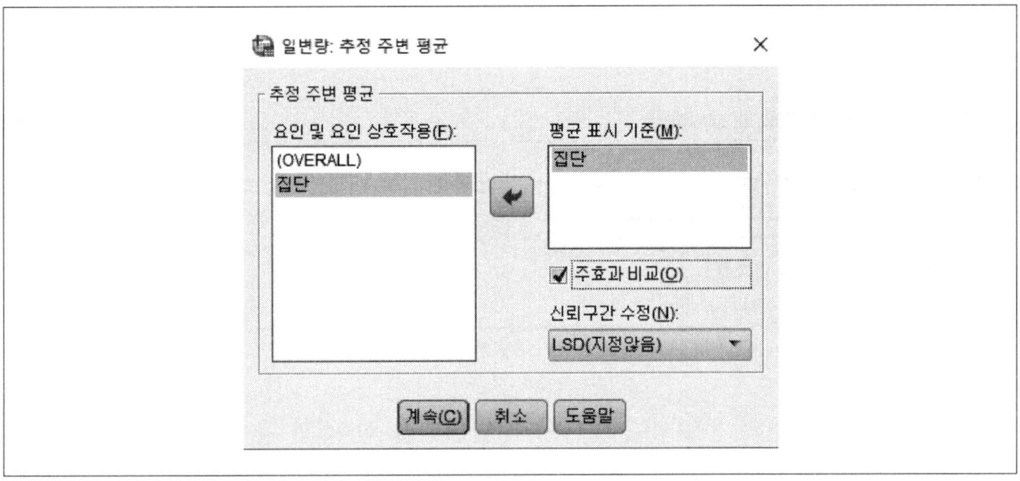

계속을 클릭한다. 확인을 클릭한다.

기술통계량

종속변수 : post Right step length(cm)

Segmental Muscle Vibration 여부	평균	표준편차	N
Segmental Muscle Vibration plus GCM Dynamic Stretching group	62.8000	6.02613	15
GCM Dynamic Stretching only group	62.2667	6.79776	15
전체	62.5333	6.31765	30

오차 분산의 동일성에 대한 Levene의 검정[a]

종속변수 : post Right step length(cm)

F	자유도1	자유도2	유의확률
2.102	1	28	.158

여러 집단에서 종속변수의 오차 분산이 동일한 영가설을 검정합니다.
a. Design : 절편 + Length전 + 집단

개체-간 효과 검정

종속변수 : post Right step length(cm)

소스	제 III 유형 제곱합	자유도	평균제곱	F	유의확률	부분 에타 제곱	비중심 모수	관측 검정력[b]
수정된 모형	1063.991[a]	2	531.995	153.664	.000	.919	307.328	1.000
절편	117312.533	1	117312.533	33885.122	.000	.999	33885.122	1.000
Length전	1046.514	1	1046.514	302.280	.000	.918	302.280	1.000
집단	17.477	1	17.477	5.048	.033	.158	5.048	.582
오차	93.476	27	3.462					
전체	118470.000	30						
수정된 합계	1157.467	29						

a. R 제곱=.919(수정된 R 제곱=.913)
b. 유의수준=.05을(를) 사용하여 계산

추정 주변 평균

Segmental Muscle Vibration 여부

추정값

종속변수 : post Right step length(cm)

Segmental Muscle Vibration 여부	평균	표준오차	유의확률	95% 신뢰구간	
				하한	상한
Segmental Muscle Vibration plus GCM Dynamic Stretching group	63.299[a]	.481	62.312	62.312	64.287
GCM Dynamic Stretching only group	61.767[a]	.481	60.780	60.780	62.765

a. 모형에 나타나는 공변량은 다음 값에 대해 계산됩니다.. : pre Right step length (cm) = 64.1833

오차항에 대한 분산의 동일성에 대하여 레빈검정을 한 결과 유의확률 0.158로 유의수준 0.05보다 크다. 따라서 분산의 동질성 가정을 충족시키는 것으로 판정한다. 사전 step length가 사후 step length에 미치는 영향에 대하여 유의성을 검정한 결과 유의확률 0.000으로 유의수준 0.05보다 작다. 따라서 사전 step length점수가 사후 step length점수에 영향을 미치고 있음을 알 수 있다. 공변수(covariate)인 사전 step length가 사후 step length에 미치는 영향을 제거한 후 사후 step length에 대하여 집단 간 차이가 있는지 여부를 알아본 결과 유의확률 0.033으로 0.05보다 작으므로 gastrocnemius 근육에 segmental muscle vibration을 해주는 것은 step length에 영향을 미치는 효과가 있다고 해석한다. 이 연구에서는 gastrocnemius 근육에 segmental muscle vibration+dynamic stretching을 해 준 집단(추정평균 63.299, 표준오차 0.481)이 dynamic stretching을 해준 집단(추정평균 61.767, 표준오차 0.481)보다 step length가 유의하게 증가하였음을 알 수 있다. 만약 집단의 수가 3개 이상이어서 사후검정을 해야 할 때는 옵션에서 Bonferroni나 Sidak을 선택하여 수행하면 된다. 이 예에서는 집단의 수가 2개이므로 사후검정을 할 필요가 없다.

* 공변수의 효과를 보정하지 않고 분산분석을 했다고 가정해보자.
분석 → 평균비교 → 일원배치 분산분석에 가서 다음과 같이 화면을 설정하자.

확인을 클릭한다. 다음과 같이 일원배치 분산분석을 한 결과가 나와서 p=0.822로 유의수준 0.05보다 크기 때문에 유의하지 않은 결과로 해석한다. 공분산분석을 해야 하는 실험설계를 고려하지 않고 단순하게 일원배치 분산분석을 하면 유의하게 나왔을 결과를 잘못 판정하는 오류를 범하게 되는 것을 알 수 있다.

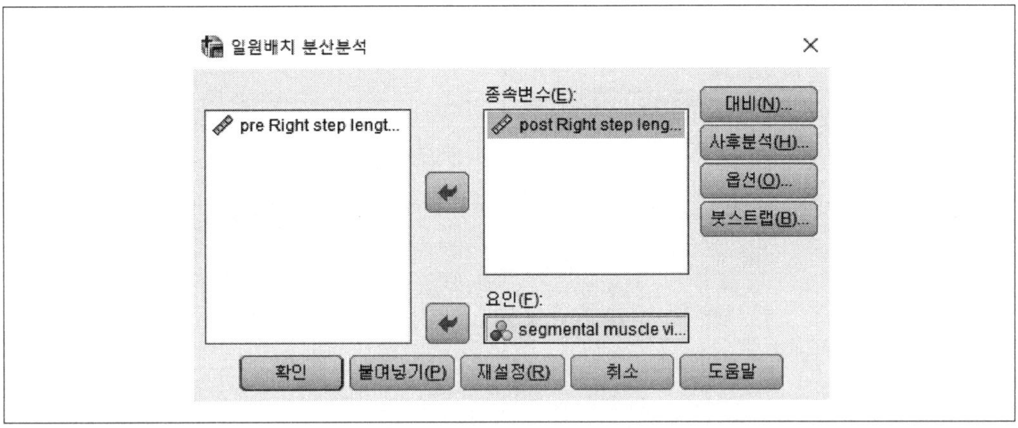

일원배치 분산분석

ANOVA

post Right step length(cm)

	제곱합	자유도	평균제곱	F	유의확률
집단-간	2.133	1	2.133	.052	.822
집단-내	1155.333	28	41.262		
전체	1157.467	29			

이와 같은 실험설계에서 얻어진 자료를 각각의 군에서 후의 자료에서 전의 자료를 뺀 값(gain score, 차이점수)에 대하여 분산분석을 시행하는 방법을 적용하게 되면 처치와 사전 검사점수와의 상호작용이 고려되지 않은 분석이 되어 적절하지 않게 된다. 만약 혼합설계 분산분석(mixed ANOVA)을 해야 하는 상황이라면 결과를 볼 때 주효과를 보고 해석하면 안 되고 피험자간 요인과 피험자내 요인의 상호작용을 보고 처치의 효과를 판단해야 한다. 차이점수에 대하여 분산분석을 한 유의확률과 혼합설계 분산분석표에서 얻어진 피험자간 요인(군간)과 피험자내 요인간의 상호작용 유의확률 결과를 보면 동일하다. SPSS에서 데이터 → 변수계산 → 목표변수에 Difference, 숫자표현식에 Length후−Length전을 입력, 확인 클릭

데이터 파일에 Difference 변수가 새로 생기고 차이값이 입력된 것을 볼 수 있다. 이것에 대하여 분산분석을 해보자. 분석 → 평균비교 → 일원배치 분산분석

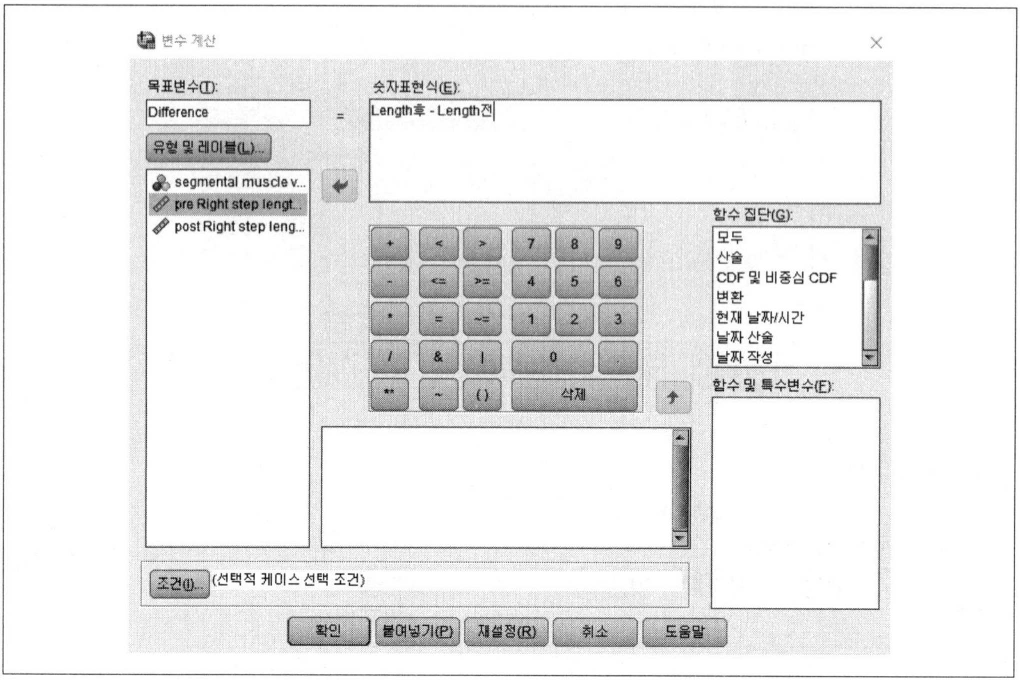

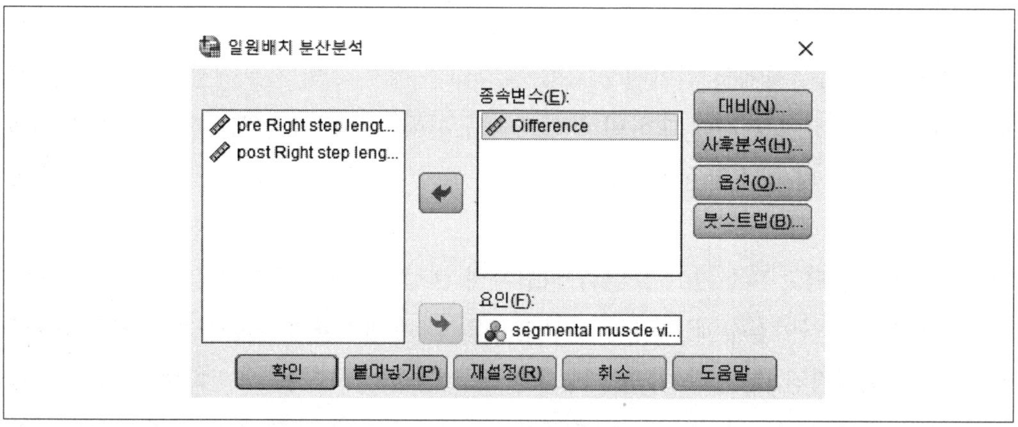

확인을 클릭한다.

일원배치 분산분석

ANOVA

Difference

	제곱합	자유도	평균제곱	F	유의확률
집단-간	23.408	1	23.408	4.307	.047
집단-내	152.167	28	5.435		
전체	175.575	29			

이제 혼합설계 분산분석을 해보자. 분석 → 일반선형 모형 → 반복측도를 클릭한다. 반복측도 요인 정의에서 요인1 시간을 입력, 수준에는 2를 입력, 정의를 클릭한다. 다음 화면과 같이 변수를 이동하고 확인을 클릭한다.

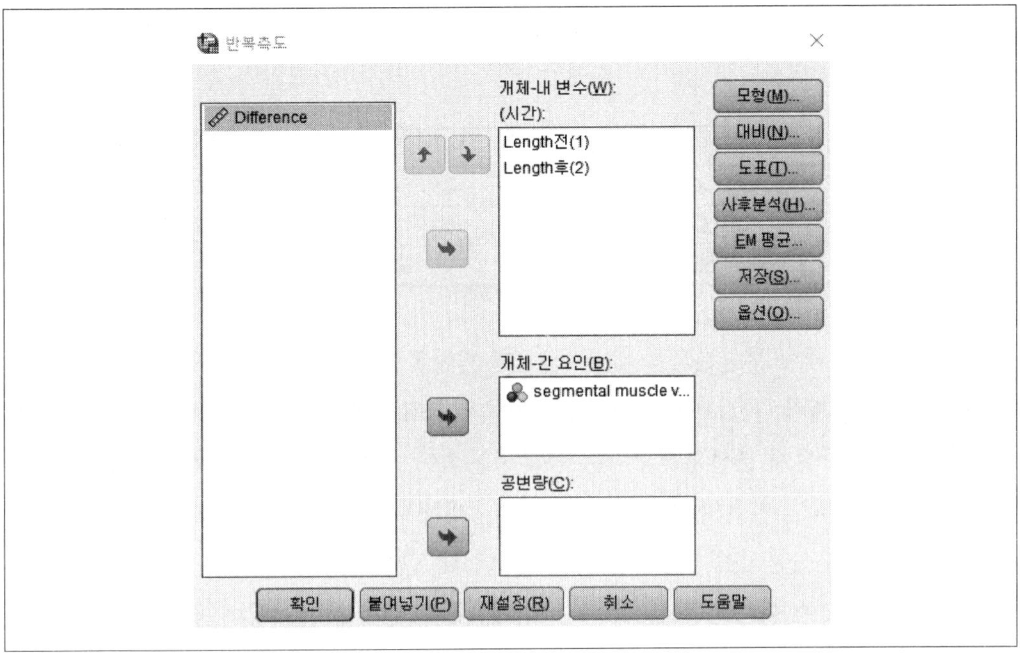

다음과 같이 시간*집단의 상호작용의 결과와 후의 자료에서 전의 자료를 뺀 값(gain score, 차이점수)에 대하여 분산분석을 시행한 결과가 같게 나오는 것을 알 수 있다. 따라서 개체-간 효과 검정표를 보고 해석하면 안 된다. 자세한 해석방법은 반복측정에 의한 분산분석 중에서 혼합설계 분산분석에 대한 부분을 참고하기 바란다.

개체-내 효과 검정

측도 : MEASURE_1

소스		제 III유형 제곱합	자유도	평균제곱	F	유의확률
시간	구형성 가정	40.838	1	40.838	15.029	.001
	Greenhouse-Geisser	40.838	1.000	40.838	15.029	.001
	Huynh-Feldt	40.838	1.000	40.838	15.029	.001
	하한	40.838	1.000	40.838	15.029	.001
시간*집단	구형성 가정	11.704	1	11.704	4.307	.047
	Greenhouse-Geisser	11.704	1.000	11.704	4.307	.047
	Huynh-Feldt	11.704	1.000	11.704	4.307	.047
	하한	11.704	1.000	11.704	4.307	.047

오차(시간)	구형성 가정	76.083	28	2.717		
	Greenhouse-Geisser	76.083	28.000	2.717		
	Huynh-Feldt	76.083	28.000	2.717		
	하한	76.083	28.000	2.717		

개체-간 효과 검정

측도 : MEASURE_1
변환된 변수 : 평균

소스	제 Ⅲ유형 제곱합	자유도	평균제곱	F	유의확률
절편	240856.704	1	240856.704	2498.622	.000
집단	1.838	1	1.838	.019	.891
오차	2699.083	28	96.396		

그렇다면 어느 때 공분산분석을 하고 어느 때 혼합설계 분산분석을 할까? 공변수와 종속변수간의 상관관계가 클 경우(0.8 이상, 이 연구의 자료는 상관관계가 0.95, $p<0.0001$)에는 검정력이 혼합설계 분산분석보다는 공분산분석이 크기 때문에 공분산분석을 하는 것이 유리하다. 만약 공변수와 종속변수의 상관관계가 0.6 이하일 경우에는 공분산분석보다는 혼합설계 분산분석이 더 효율적이다. 그런데 반복측정의 시점이 사전, 사후와 같이 2차례 있는 것이 아니고 사전, 사후, 3개월 후와 같이 3번 이상이 될 때는 혼합설계 분산분석을 하는 것이 적합하고, 반복측정 시점이 사전과 사후 2번이면서 전과 후에 측정된 값들끼리 상관성이 높은 경우라면 공분산분석이 적합하다.

G*Power를 이용하여 위의 예제에 대하여 공분산분석의 효과크기를 계산해보자. 메뉴에서 Tests → Means → Many groups: ANCOVA: Main effects and interactions로 간다.

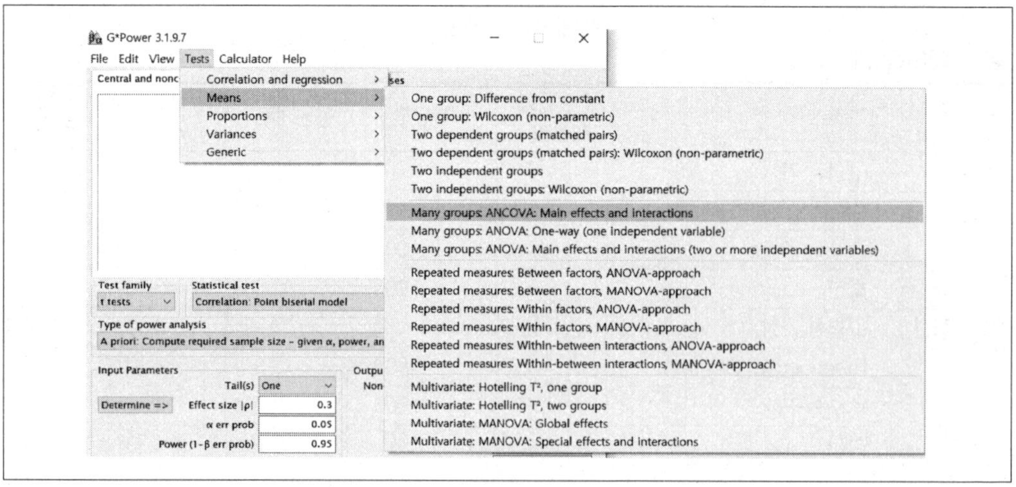

Determine을 클릭한다.

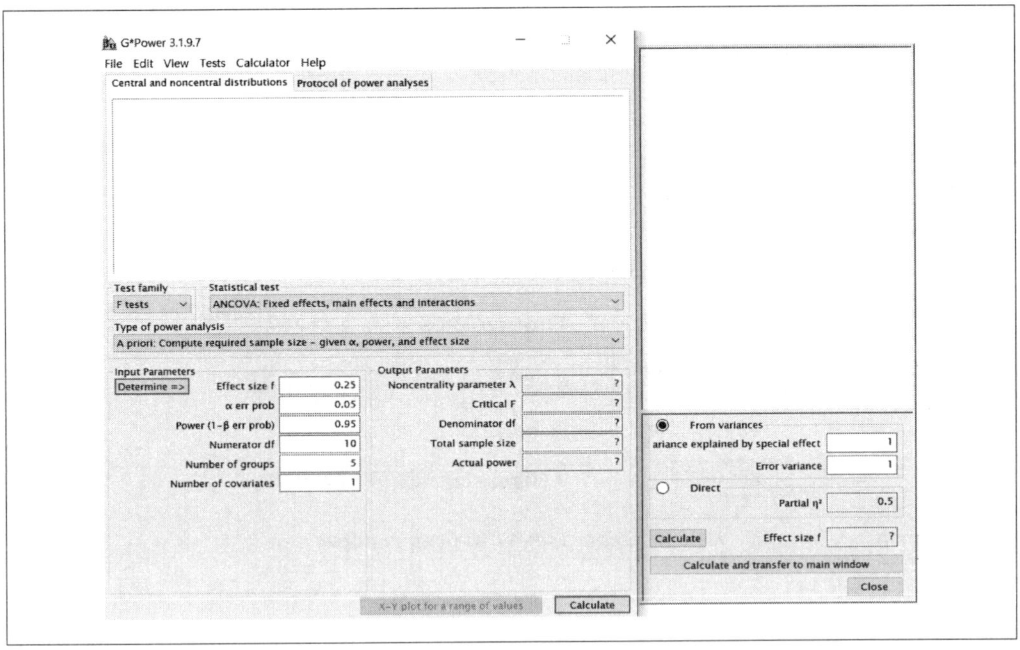

From variances의 빈칸들을 채우려면 SPSS의 결과표를 이용해서 다음과 같이 표를 만들면 편리하다.

[표 5-1] 일변량 분석-개체간 효과 검정 분산분석표

소스	제1유형 제곱합	자유도	평균제곱	F	유의확률	부분 에타 제곱	관측 검정력
집단	17.477	1	17.477	5.048	0.033	0.158	0.582
Length전	1046.514	1	1046.514	302.280	0.000	0.918	
오차	93.476	27	3.462				
수정된 합계	1157.467	29					

이 SPSS의 결과표를 이용하여 수작업으로 Variance explained by special effect와 Error variance를 구해보자. 여기서 제곱합을 나눌 때는 연구 대상자 수로 나눈다. 이 예에서는 30명이 대상자 이었으므로 30으로 나눈다.

$$\text{Variance explained by special effect} = \frac{17.477}{30} = 0.582566$$

$$\text{Error variance} = \frac{93.476}{30} = 3.11586$$

부분 에타 제곱을 구해보자.

부분 에타 제곱 partial $\eta^2 = \frac{0.582566}{0.582566 + 93.476/30} = \frac{0.582566}{3.69843} = 0.157517$

효과크기 f를 구해보자.

$$f = \sqrt{\frac{0.582566}{3.11586}} = 0.43239$$

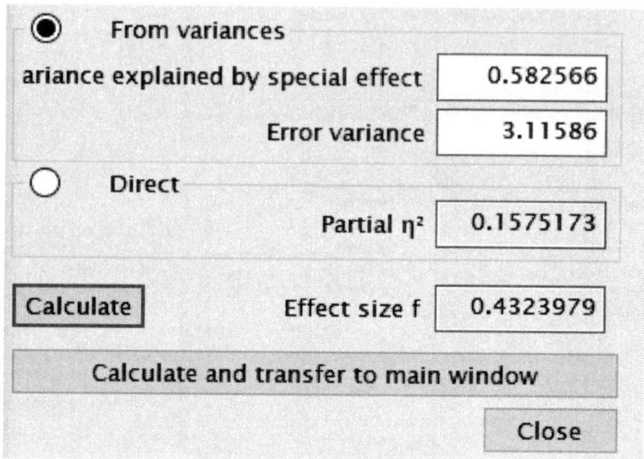

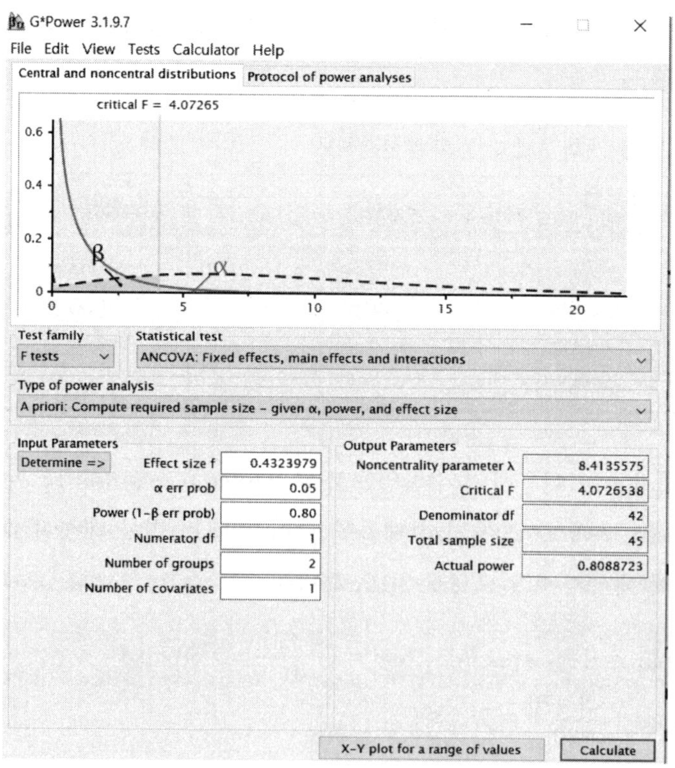

다른 방법으로는 SPSS의 결과표에 있는 부분 에타 제곱값 0.158을 입력하고 Calculate을 클릭해서 Effect size f를 구할 수도 있다. Effect size f를 구한 후 Calculate and transfer to main window를 클릭한다. Effect size f=0.4323979가 입력되어 있음을 알 수 있다. α err prob=0.05, Power (1−β err prob)=0.80, Numerator df(분자에 대한 자유도, 여기서는 집단이 2이므로 1을 입력)=1, Number of groups(집단의 개수)=2, Number of covariates(공변량의 수)=1을 입력한다. Calculate을 클릭한다. 80%의 검정력을 얻기 위해서는 45명의 대상자가 필요함을 알 수 있다. 그런데 두 집단에 할당하여야 하므로 각 군에 23명씩 46명의 대상자를 구하면 된다.

만약 연구자가 중간 크기의 효과(f=0.25)를 검정력 0.80으로 필요한 표본크기를 G*Power로 사전 검정력 분석을 하면 그림과 같이 총 128명이 되어 집단별로 64명 정도가 필요했을 것이다.

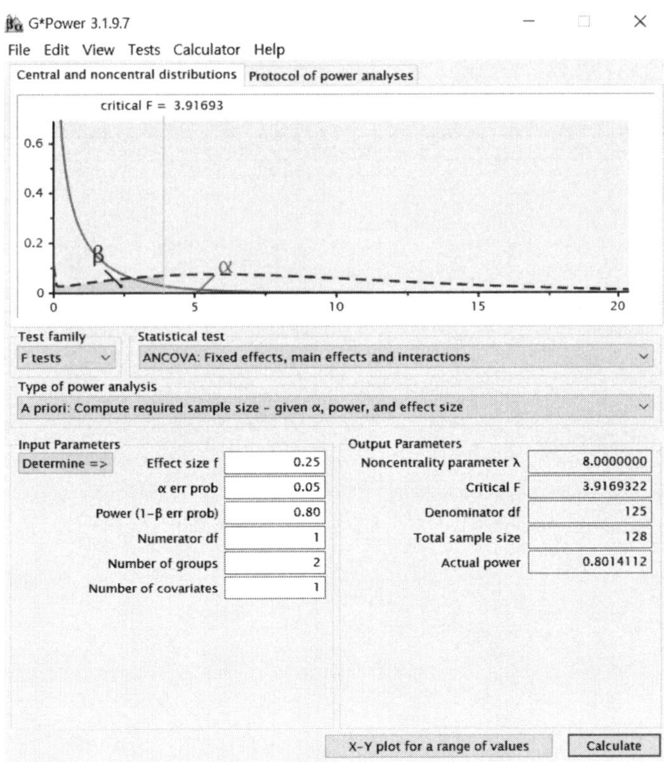

그런데 연구자가 처음부터 집단별로 15명, 총 30명을 연구대상으로 구하고 중간크기의 효과크기를 구해 사후 검정력을 계산했다면 그림과 같이 검정력은 26.1%가 됨을 알 수 있다.

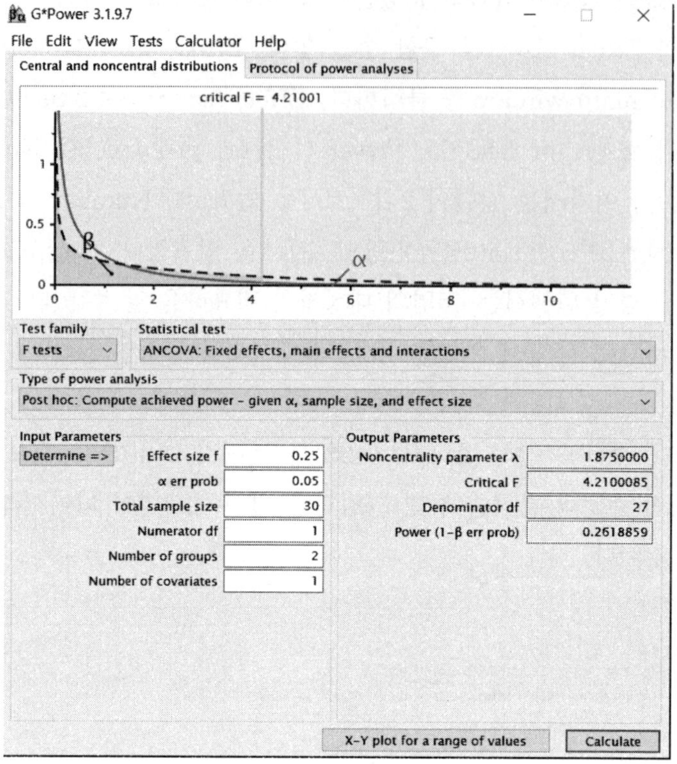
G*Power 3.1.9.7
File Edit View Tests Calculator Help
Central and noncentral distributions
Protocol of power analyses
critical F = 4.21001
β
α
Test family
F tests
Statistical test
ANCOVA: Fixed effects, main effects and interactions
Type of power analysis
Post hoc: Compute achieved power - given α, sample size, and effect size
Input Parameters
Determine =>
Effect size f 0.25
α err prob 0.05
Total sample size 30
Numerator df 1
Number of groups 2
Number of covariates 1
Output Parameters
Noncentrality parameter λ 1.8750000
Critical F 4.2100085
Denominator df 27
Power (1-β err prob) 0.2618859
X-Y plot for a range of values
Calculate

6

다중회귀분석
(Multiple Regression)

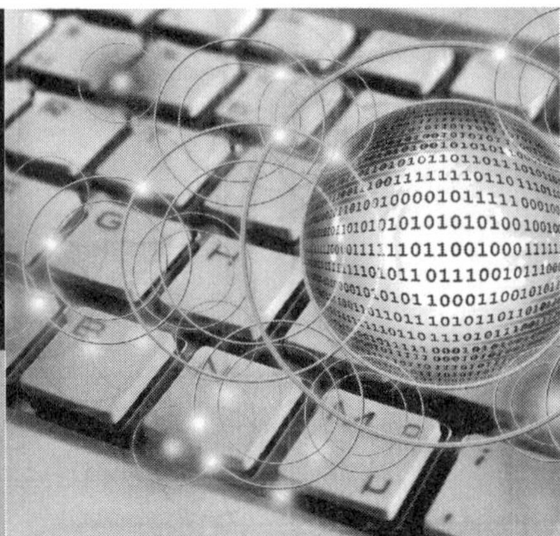

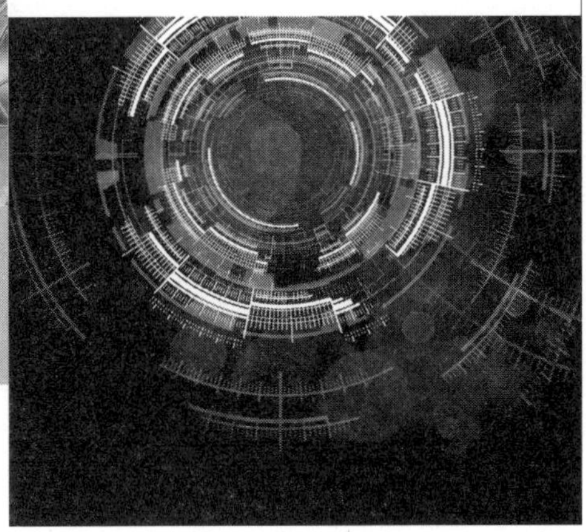

6

제6장

다중회귀분석 (Multiple Regression)

1. 다중회귀분석(Multiple regression)

다중회귀분석은 하나의 종속변수와 여러 개의 독립변수 사이의 관련성을 분석하는 통계기법이다. 독립변수와 종속변수가 각각 하나일 때에는 상관관계 분석이나 회귀분석이나 같다고 할 수 있다. 다만, 회귀분석에서는 어느 것이 독립변수이고 어느 것이 종속변수인지를 미리 정한다는 점이 다르다. 상관관계와 인과관계는 다르다. 다중회귀분석의 목적은 여러 독립변수에서 예측치 $\hat{Y}$를 계산하기 위한 방정식을 만드는 것이다. 회귀분석을 하는 목적은 여러 가지가 있다. 첫째는, 가지고 있는 자료에 대한 적합한 방정식을 구하기 위해 사용한다. 둘째, 현재 가지고 있는 자료로부터 이 자료를 포함하고 있는 모집단에 관한 정보를 얻기 위해서 사용된다. 그러한 경우 표본의 특성보다는 모집단의 특성에 대해 더 큰 관심을 가진다. 셋째, 자료가 신중히 설계되고 수행된 실험결과를 분석하는 데 사용된다. 일반적으로 이러한 특별한 실험에서는 얻은 값들보다는 변수들 사이의 관계에 더 큰 관심이 있다.

회귀분석의 추론을 위한 조건들은,

① 모집단에서 X와 Y사이의 관계는 직선이어야 한다. 각각의 X값에 대응하는 Y값에 평균이 있다고 가정하면, 이들 평균은 반드시 직선상에 있어야 한다. 이 직선을 A+BX라 하자. 여기서 A와 B는 어떤 고정된 값이다. 예를 들어 X= 1, 2, 3, …에 대응하는 모집단에서 Y값들의 평균값이 있다면, 이 평균값들은 직선상에 있어야 한다. 이 직선을 모집단 회귀선(population regression line)이라고 한다.

② 각 X값에 대하여 Y값들의 모집단에서 변동량은 같아야 한다. 이 변동량은 일반적으로 회귀선에 대한 Y의 분산이라 하며 σ^2로 표기한다. 따라서 σ는 회귀선에 대한 Y의 표준편차라 한다.

③ 각 X값에 대한 모집단에 있어서 Y값들의 분포는 정규분포에 가깝다.

④ 실제 Y값들은 서로 독립이다.

1) 회귀방정식

$$\hat{Y} = a + b_1X_1 + b_2X_2 + b_3X_3 + \cdots b_kX_k$$

a는 회귀상수(Y절편)이고 b_1, b_2, b_3, … bk는 독립변수들의 회귀계수이다. k는 방정식에서 독립변수의 수를 나타낸다. 다중회귀분석방법도 단순선형회귀분석처럼 최소제곱(least squares)의 개념에 기초를 두고 있다. 최소제곱법(least square method)은 선형모형에서 모수 α와 β를 주어진 자료에 의해서 추정하는 방법인데 산포도 그래프에서 각 점을 가장 가깝게 통과하는 직선 방정식을 추정하는 방법이다. 그 직선이 각 점을 가장 가깝게 통과하는 직선이라면 그 직선과 각 점과의 편차 제곱의 합계가 최소이어야 한다. 즉, 관찰치와 추정치의 차이의 제곱합이 최소가 되는 조건($\Sigma(Y_i-\hat{Y}_i)^2=\Sigma(Y_i-a-bX_i)^2$에서 추정값 a, b를 구하는 것이다. 이 모형에 근거하여 나이(AGE) 30세, 체중(WT) 60kg, 수축기 혈압(SBP) 100mmHg, 1일 지방섭취량(DIET) 40g인 사람들의 평균 총콜레스테롤 수치는 172mg/dL이라고 예측할 수 있다.

예 : $\hat{Y} = -80.0 + 1.64(AGE) + 0.6(WT) + 0.7(SBP) + 2.42(DIET)$

$\hat{Y} = -80.0 + 1.64(30) + 0.6(60) + 0.7(100) + 2.42(40) = 172$

H_0: B=0

H_1: B≠0

2) 표준화 회귀계수(Standardized regression coefficients)

연구자들은 종종 회귀방정식에 포함된 독립변수들의 상대적인 중요성을 알고자 한다. 각 변수의 측정단위가 다르기 때문에 비표준화 회귀계수(unstandardized coefficients) B로 직접 각 변수들의 상대적인 중요성을 비교하는 것은 의미가 없다. 따라서 표준화한 값(Z점수)으로 환산하여 표준화 회귀계수로 변환시킨 것이 베타(β)값이다. 회귀분석에서 베타(β)값이란, 회귀모형에서의 각 변수들이 표준편차 1을 갖도록 조정되었을 때의 회귀계수를 말하며, 이것을 표준화된 회귀계수라고 한다. 베타계수들은 각 독립변수들의 단위와 산포에 무관하므로 서로 간의 크기를 비교할 수 있다는 장점이 있다. 이렇게 표준화된 회귀계수값 베타(β)는 $\hat{Y}$(추정치)값에 각 독립변수가 얼마만큼의 영향을 주는가를 나타내는 상대적인 가중치로 해석한다.

회귀분석 결과표에서 t는 종속변수와 독립변수 사이에 상관관계가 없다는 영가설을 검정한 것이다. 이 영가설을 다른 표현으로 하면 회귀계수가 0이라는 것이다. 이때 유의수준이 0.05 또는 0.01보다 작게 나오면 종속변수를 설명하는데 유의미한 변수라고 판정한다.

3) 다중상관계수(Multiple correlation)와 결정계수

종속변수 Y와 독립변수들간의 전반적인 상관계수를 다중상관계수라고 한다. 다중상관계수 값은 $0 \le R \le 1$사이의 값을 갖는다. 다중상관계수 R값은 관찰치 Y와 추정치 $\hat{Y}$의 상관관계를 나타낸다. 단순회귀분석($Y=a+bX_1$)의 경우에는 다중상관계수 R값이 피어슨 상관계수와 같다. R값의 의미는 여러 변수들의 누적된 상관성을 나타내기 때문에 해석하기가 모호한 면이 있다. 따라서 종속변수 Y와 여러 독립변수와의 관계를 설명하기 위해서는 R^2을 사용한다. R^2을 결정계수(coefficient of determination)라고 하는데 그 의미는 종속변수 Y의 총분산 중에서 일련의 독립변수에 의해 설명되는 분산 비율을 의미한다. R^2값이 크면 설명력이 강한 예측모형(높은 상관관계)이라고 판정한다. 예를 들어 결정계수가 0.454가 나왔다면 회귀식이 종속변수 Y의 분산을 45% 정도 설명한다고 해석한다. 반대로 $1-R^2$은 그 독립변수들이 포함된 회귀모형으로 설명되지 못하는 부분을 의미한다. 다중회귀분석에서는 설명력의 크기를 R^2값을 사용하는 것이 아니라 수정된 결정계수(adjusted R square) 값을 사용한다. 그 이유는 독립변수의 수가 많아지면 R^2의 값이 저절로 커지는 경향이 있기 때문이다. 수정된 결정계수는 자유도(모형에 투입된 독립변수의 수)를 감안하여 수정한 결정계수 값이다. 회귀분석의 결과를 표로 제시할 때는 R^2보다는 수정된 결정계수를 제시한다.

4) 분산분석(Analysis of variance)

회귀분석에서 회귀모형이 적절한지 여부는 분산분석으로 판단한다. 분산분석에서는 자료의 전체분산 중에서 회귀분석으로 설명되는 분산과 회귀분석으로 설명되지 못하는 부분(잔차오차, residual error)으로 나뉜다. 회귀식으로 설명되는 부분의 자유도는 회귀모형에 투입된 변수의 수가 되며 총분산의 자유도는 전체 대상자수에서 1을 뺀 값이 된다. 이 때 영가설은 '모집단 회귀선의 기울기가 0이다'라는 것이고 p값이 0.05 혹은 0.01보다 작은 경우에 회귀모형이 적합하다고 판정한다.

H_0 : 회귀모형은 통계적으로 의미가 없다.

H_1 : 회귀모형은 통계적으로 의미가 있다.

5) 추정값의 표준오차(Standard error of the estimate)

많은 회귀분석 프로그램에서 예측의 정확성을 나타내는 방법으로 결정계수(R^2) 외에도 추정값의 표준오차(standard error of the estimate, SEE, 잔차의 표준편차)를 산출해 낸다. 즉 잔차는 표본의 실제 관찰치 Y값이 회귀식에서 얻어진 예측치와($\hat{Y}$)의 차이를 나타낸다. 추정값의 표준오차(SEE)가 작다는 것은 모형의 정확도가 크다는 것을 의미한다.

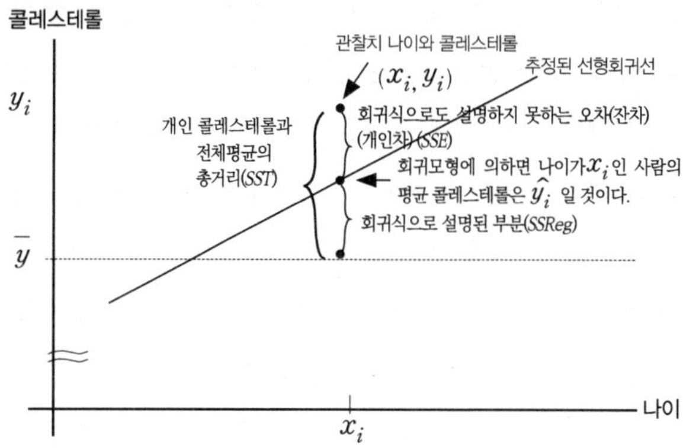

추정된 회귀직선과 잔차와의 관계

6) 다중공선성(Multicollinearity)

회귀분석의 기본 가정에는 독립변수 상호간에 상관관계가 없어야 한다는 조건이 있다. 그런데 회귀방정식에서 독립변수들끼리 상관관계가 발견된다면 이러한 상황을 다중공선성이라 한다. 만약 어떤 변수의 모수추정치에 대한 허용도(공차, tolerance, $1-R_j^2$)가 0에 가까울수록 이미 회귀모형에 포함된 변수와 상관성이 높음을 의미하고 1에 가까울수록 상관성이 없음을 의미한다. 분산팽창지수(variance inflation factor, VIF)는 허용도의 역수인데 VIF=1/Tolerance로 계산한다. 분산팽창도가 10보다 크면 다중공선성이 높다고 의심한다. 독립변수들간의 상관관계가 낮을수록 허용도는 1에 가까워지고, 분산팽창계수는 낮아진다. 따라서 허용도가 0.10 이상, VIF는 10 이하일 경우 다중공선성이 없는 것으로 판단한다. 다중공선성이 높을 경우에는 독립변수들의 합이나 평균을 구해 하나의 변수로 통합하는 방법을 쓰거나 상관관계가 높은 변수들의 일부를 제거하고 분석하는 방법, 요인분석을 하여 독립변수를 요인으로 묶어서 다중회귀분석을 하는 방법을 고려할 수 있다.

7) 독립성 검정

회귀분석의 기본 가정에는 오차항(잔차)끼리는 서로 독립이어야 한다는 조건이 있다. 또는 자기상관(autocorrelation)이 없어야 한다고 표현하기도 한다. 더빈-왓슨(Durbin-Watson)의 통계량으로 잔차(오차항)에 대한 자기상관관계(autocorrelation)가 있는지를 알아볼 수 있다. 더빈-왓슨 검정 통계량 지수가 2에 가까울수록 오차끼리 독립적이며, 즉 자기상관이 없다고 한다. 더빈-왓슨 지수가 0에 가까울수록 양의 상관, 4에 가까울수록 음의 상관이 있다고 판정한다. 잔차의 산포도(scatter plot)는 극단적인 자료값(outliers)이 있는지 쉽게 알아볼 수 있게 해 준다. 방정식이 선형에 들어맞을 때 잔차(residual)는 아주 작다.

8) 변수의 투입방법

다중회귀분석은 회귀방정식에서 독립변수들을 대입하여 수행된다. 독립변수가 여러 개일 경우에는 한 변수가 새로 추가되거나 제거될 때마다 회귀계수의 값이 달라진다. 회귀모형에서는 모든 독립변수의 영향력을 다 고려하여 회귀계수를 계산하기 때문이다. 그래서 변수 투입방법에도 다양한 옵션들이 있다(forward, backward, stepwise, enter 등). 만약 순수하게 한 독립변수가 종속변수와 어떤 관계가 있는지 알아보려면 즉, 다른 변수의 영향력을 통제하고 보려면 부분상관계수를 보면 된다.

전진선택(forward)은 모든 독립변수들 중 설명력이 가장 큰 것부터 차례로 선정하여 설명력을 유의하게 증가시킬 때까지 선정하는 방법이다. 따라서 이 방법에서는 선정이 진행될수록 회귀식 내의 변수가 증가된다.

후진제거(backward)는 일단 모든 변수들을 다 포함한 다중회귀모형을 작성한 후 설명력이 가장 작은 것부터 차례로 제외하여 설명력이 유의하게 감소하지 않을 때까지 제외하는 방법이다. 따라서 이 방법에서는 제거가 진행될수록 회귀식 내의 변수의 수가 감소한다.

단계별 선택(stepwise)은 단계별로 전진선택과 후진제거를 반복하는 방법이다. 첫 단계에서는 전진선택법에 의해 변수 하나를 선정하고, 이 선정된 변수를 후진제거법에 의해 제거하였을 때 설명력이 유의하게 감소하면 변수를 제거하지 않고 다시 전진선택법에 따라 다른 변수를 선정한다. 이처럼 각 단계별로 전진선택과 후진제거를 반복하는 방법이다. 이 세 가지의 방법은 항상 같은 회귀식을 산출하지 않으며 이 중 단계별 선택이 가장 널리 사용된다.

단계별다중회귀는 순서적으로 각 독립변수의 기여도를 평가하기 위해 단계를 밟으며 수행한다. 전진선택법(forward selection, 변수추가법)은 상관성이 가장 높은 독립변수(X_1)를 회귀방정식에 집어넣는다. $\hat{Y} = a + b_1X_1$ 그 다음 X_1이 제거된 상태에서 남아 있는 변수 중에서 부분상관분석(partial correlation)을 통해 가장 편상관관계가 높은 변수(X_2)를 회귀방정식에 추가시킨다.

$$\hat{Y} = a + b_1X_1 + b_2X_2$$

9) 가변수(Dummy variable)

일반적으로 회귀분석은 독립변수가 양을 나타내는 연속변수일 때 사용되지만 성, 직업, 교육정도, 인종, 행동특성, 흡연자 대 비흡연자와 같은 명목변수도 회귀분석의 독립변수로 사용되는 경우도 있다. 이런 질적인 명목변수를 부호화(coding)하는 것이 가변수(dummy variable)다. 예를 들면 성이라는 변수를 남성=0, 여성=1로 부호화(coding)한다. 성별로 종속변수인 콜레스테롤을 수준을 예측하고자 할 때 다음과 같은 회귀방정식을 구했다면 다음과 같이 예측이 가능하다.

$$\hat{Y} = 220 - 27.5X$$

여성은 $\hat{Y} = 220 - 27.5(1) = 194.5$

남성은 $\hat{Y} = 220 - 27.5(0) = 220.0$

질적인 변수가 2개의 범주(category) 이상(n)일 때는 가변수의 수는 n - 1개가 된다. 예를 들어 1학년, 2학년, 3학년, 4학년이라는 범주가 4개 있을 때, 4 - 1 = 3개의 가변수 X_1, X_2, X_3가 필요하다. 가변수들을 독립변수로 입력하여 다중회귀분석을 하면 $\hat{Y} = 85 - 55X_1 - 25X_2 - 15X_3$이라는 추정식을 만들 수 있다. 이 식에 각 학년별로 아래의 해당되는 수치를 입력하면 학년별 추정값이 나온다. 1학년은 30, 2학년은 60, 3학년은 70, 4학년은 85라는 추정값을 구하였다.

	X_1	X_2	X_3	
1학년	1	0	0	$\hat{Y} = 85-5(1)-25(0)-15(0) = 30$
2학년	0	1	0	$\hat{Y} = 85-55(0)-25(1)-15(0) = 60$
3학년	0	0	1	$\hat{Y} = 85-55(0)-25(0)-15(1) = 70$
4학년	0	0	0	$\hat{Y} = 85-55(0)-25(0)-15(0) = 85$

명목변수로 측정된 변수들을 가변수로 변환하여 회귀분석을 하는 방법을 알아보자. 예를 들어 40cm 높이에서 한 발로 뛰어 내릴 때 독립변수로 나이, 키, 체중, 성을 놓고, 종속변수로는 무릎관절의 굽힘각도를 측정한 이충휘 등(2002)의 연구를 보자. 독립변수 중 나이, 키, 체중은 연속변수지만 성은 남, 여로 2종류인 명목변수이다. 이때 성에 대하여 가변수를 지정할 수 있다. 이충휘 등(2002)의 연구에서는 성에 대하여 가변수로 처리를 하고 단계적 다중회귀분석을 한 결과 성만 독립변수로 채택되어 다음과 같은 모형이 만들어졌다.

$$\text{무릎관절 굽힘각도} = 43.6 - 5.7 \times \text{성 (남성=0, 여성=1)}$$

위의 결과를 볼 때 여성은 남성보다도 착지할 때 무릎관절을 덜 굽힌다는 사실을 알 수 있다. SPSS에서 가변수를 만들 때는 메뉴화면에서 변환 → 다른 변수로 코딩 변경을 클릭한다. 가변수로 만들고자 하는 변수를 변수 입력 칸으로 옮긴다. 출력변수 이름 칸에는 그 변수에 대한 새로운 변수명을 기억하기 쉽게 정해준다. 바꾸기를 클릭하면 숫자변수 칸에 변수 → 가변수 형태로 바뀐다. 다음에 기존값 및 새로운 값을 클릭하고 코딩변경을 하면 된다. 예를 들어 경우의 수가 두 개인 경우에는 여성(원래 2로 입력되어 있을 경우)은 1, 남성(원래 1로 입력되어 있을 경우)은 0으로 코딩하여 사용한다.

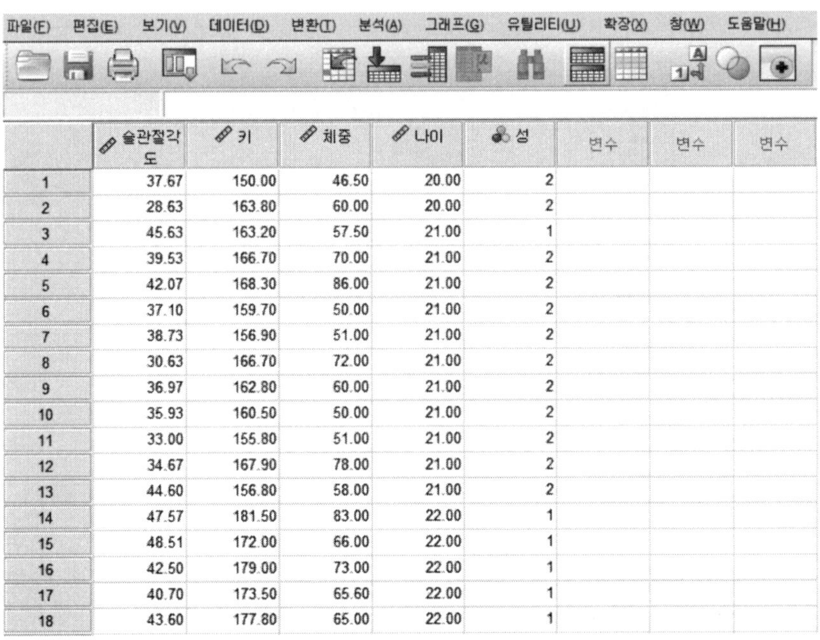

	슬관절각도	키	체중	나이	성	변수	변수	변수
1	37.67	150.00	46.50	20.00	2			
2	28.63	163.80	60.00	20.00	2			
3	45.63	163.20	57.50	21.00	1			
4	39.53	166.70	70.00	21.00	2			
5	42.07	168.30	86.00	21.00	2			
6	37.10	159.70	50.00	21.00	2			
7	38.73	156.90	51.00	21.00	2			
8	30.63	166.70	72.00	21.00	2			
9	36.97	162.80	60.00	21.00	2			
10	35.93	160.50	50.00	21.00	2			
11	33.00	155.80	51.00	21.00	2			
12	34.67	167.90	78.00	21.00	2			
13	44.60	156.80	58.00	21.00	2			
14	47.57	181.50	83.00	22.00	1			
15	48.51	172.00	66.00	22.00	1			
16	42.50	179.00	73.00	22.00	1			
17	40.70	173.50	65.60	22.00	1			
18	43.60	177.80	65.00	22.00	1			

이충휘 등(2002)의 연구를 이용하여 가변수를 만드는 방법을 설명하겠다. SPSS에서 다음과 같이 dummylanding.sav 데이터 파일을 불러오기 한다.

변환 → 더미변수 작성을 클릭한다.

다음에 대한 더미변수 작성에 성 변수를 옮겨 놓는다. 주효과 더미변수에 성가변수라고 기억하기 좋은 이름을 입력한다. 확인을 클릭한다.

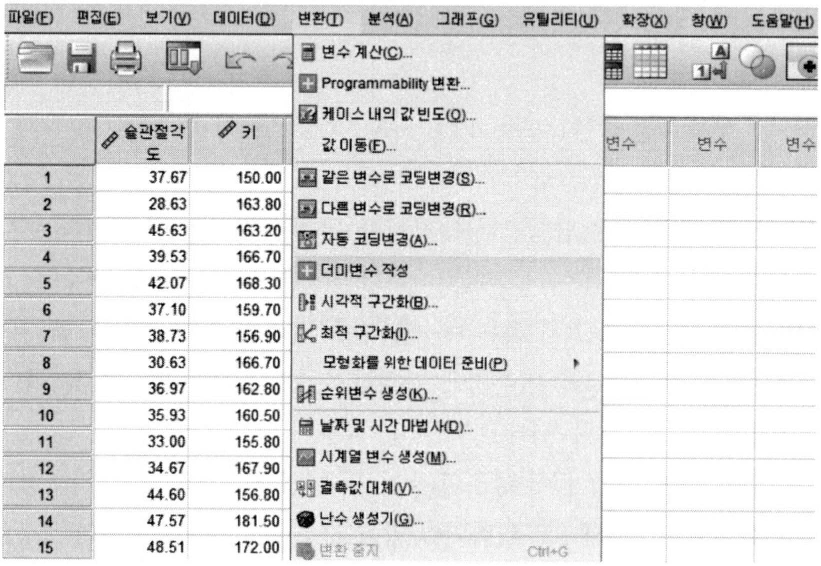

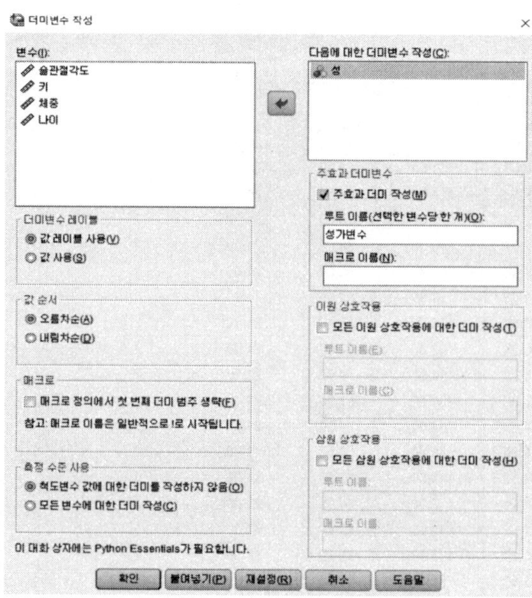

데이터 파일에 성가변수_1, 성가변수_2라고 변수가 2개 생긴 것을 볼 수 있다. 성이라는 변수에서 1은 남자, 2는 여자로 입력된 것을 성가변수_1에서는 여자는 0으로, 남자는 1로 변환하였고, 성가변수_2에서는 남자는 1, 여자는 0으로 자동으로 변환하였음을 알 수 있다. 두 변수 중에 선호하는 변수를 하나 선택하여 다중회귀분석을 할 때 사용하면 된다. SPSS버전이 낮아서 자동으로 더미변수를 만들어주는 메뉴가 없을 때는 변환 → 다른 변수로 코딩변경 클릭, 성 변수를 오른쪽 칸으로 옮기고, 기존값 및 새로운 값을 클릭한다.

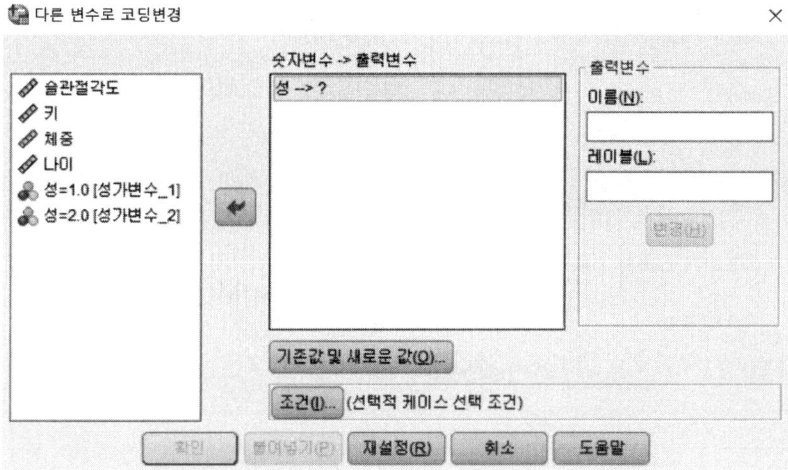

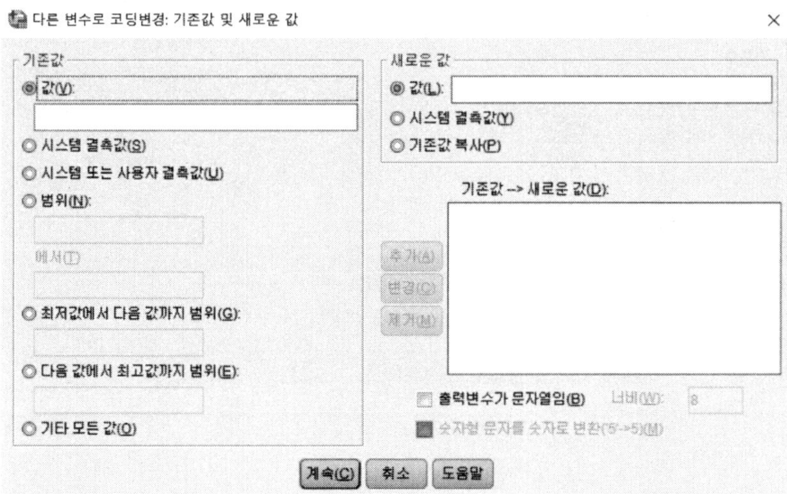

기존값에 2를 입력하고 새로운 값에 0을 입력, 추가를 클릭한다. 같은 방법으로 기존값에 1을 입력하고 새로운 값에 1을 입력, 추가를 클릭한다. 그렇게 하면 남자를 의미했던 기존값 2는 0이되고, 여자를 입력했던 1은 그대로 1이 된 상태로 새로운 가변수가 만들어진다. 계속을 클릭한다. 출력변수에 성가변수_3을 입력한다. 변경을 클릭한다. 확인을 클릭한다.

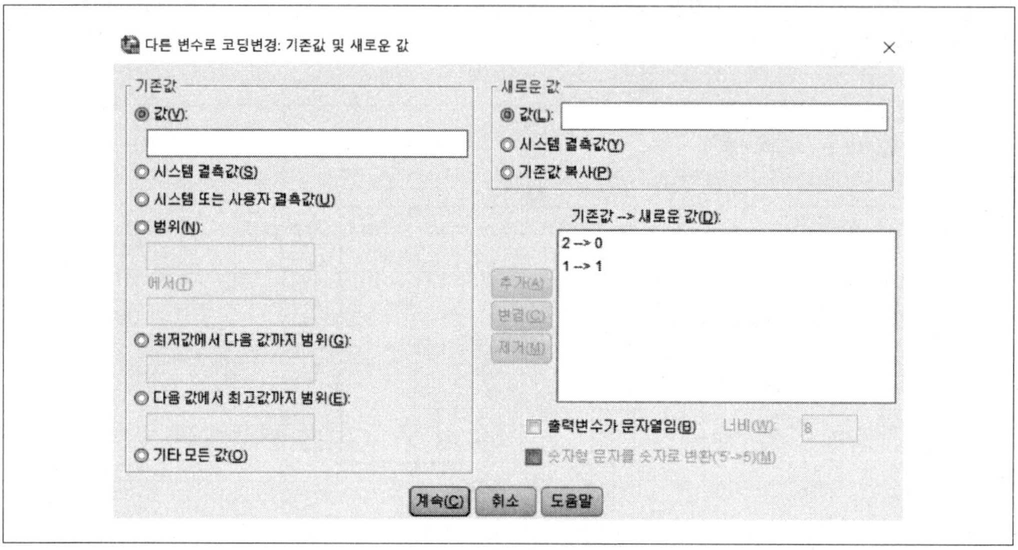

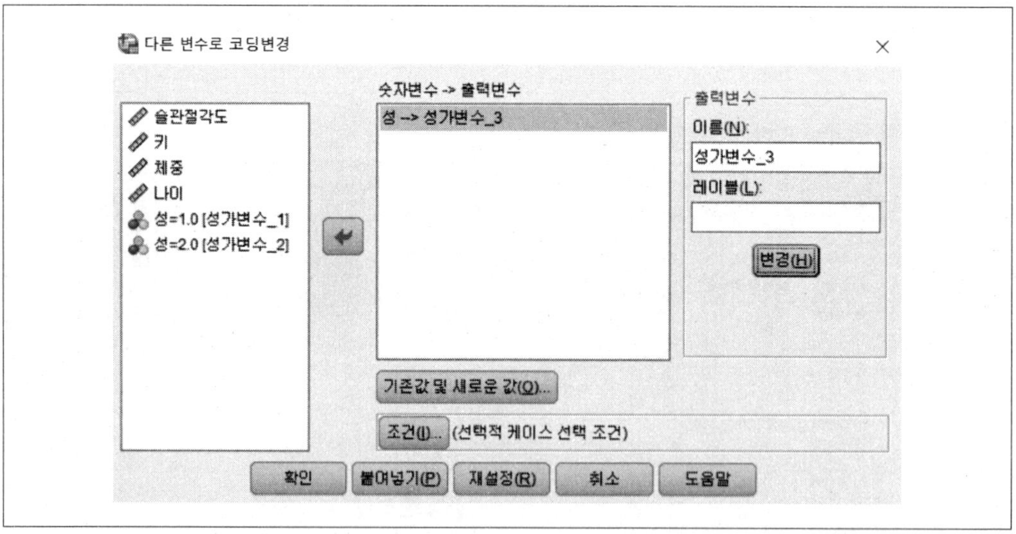

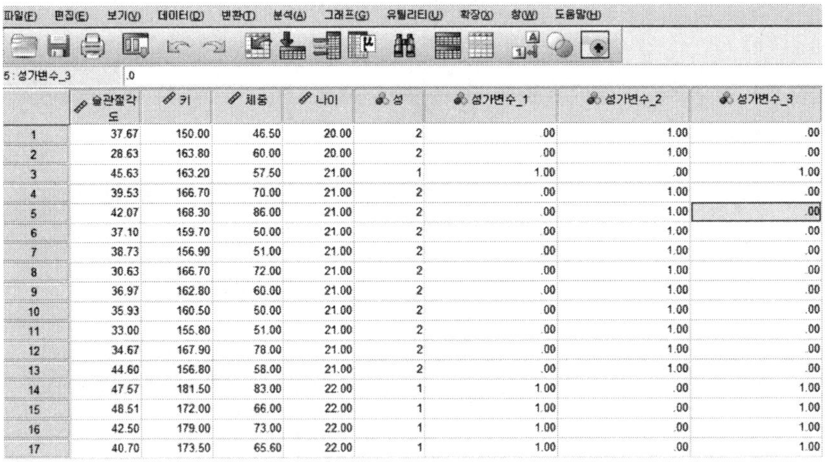

	슬관절각도	키	체중	나이	성	성가변수_1	성가변수_2	성가변수_3
1	37.67	150.00	46.50	20.00	2	.00	1.00	.00
2	28.63	163.80	60.00	20.00	2	.00	1.00	.00
3	45.63	163.20	57.50	21.00	1	1.00	.00	1.00
4	39.53	166.70	70.00	21.00	2	.00	1.00	.00
5	42.07	168.30	86.00	21.00	2	.00	1.00	.00
6	37.10	159.70	50.00	21.00	2	.00	1.00	.00
7	38.73	156.90	51.00	21.00	2	.00	1.00	.00
8	30.63	166.70	72.00	21.00	2	.00	1.00	.00
9	36.97	162.80	60.00	21.00	2	.00	1.00	.00
10	35.93	160.50	50.00	21.00	2	.00	1.00	.00
11	33.00	155.80	51.00	21.00	2	.00	1.00	.00
12	34.67	167.90	78.00	21.00	2	.00	1.00	.00
13	44.60	156.80	58.00	21.00	2	.00	1.00	.00
14	47.57	181.50	83.00	22.00	1	1.00	.00	1.00
15	48.51	172.00	66.00	22.00	1	1.00	.00	1.00
16	42.50	179.00	73.00	22.00	1	1.00	.00	1.00
17	40.70	173.50	65.60	22.00	1	1.00	.00	1.00

데이터 파일에 새로운 변수 성가변수_3이 만들어졌고, 성변수 중에서 2는 0으로, 1은 1로 변환되어 입력되어 있는 것을 확인할 수 있다.

이 파일을 이용하여 다중회귀분석을 하되 독립변수에 성이라는 원래의 변수 대신에 성가변수_1, 성가변수_2, 성가변수_3 중에서 하나의 가변수를 선택하여 독립변수로 넣으면 가변수를 이용한 회귀분석 모형을 구할 수 있다. 이 때 어느 숫자를 1로 변환하였는지를 잘 기억해야 한다. 이 예에서는 1이 여자로 입력된 가변수로 분석한다. SPSS에서 분석 → 회귀분석 → 선형을 클릭한다.

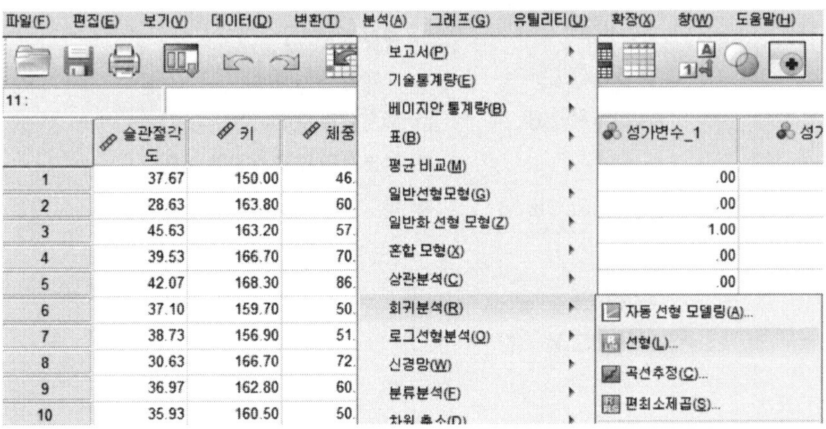

종속변수 칸에 무릎관절각도 변수를 옮기고 독립변수에는 키, 체중, 나이, 성가변수_1을 옮긴다.

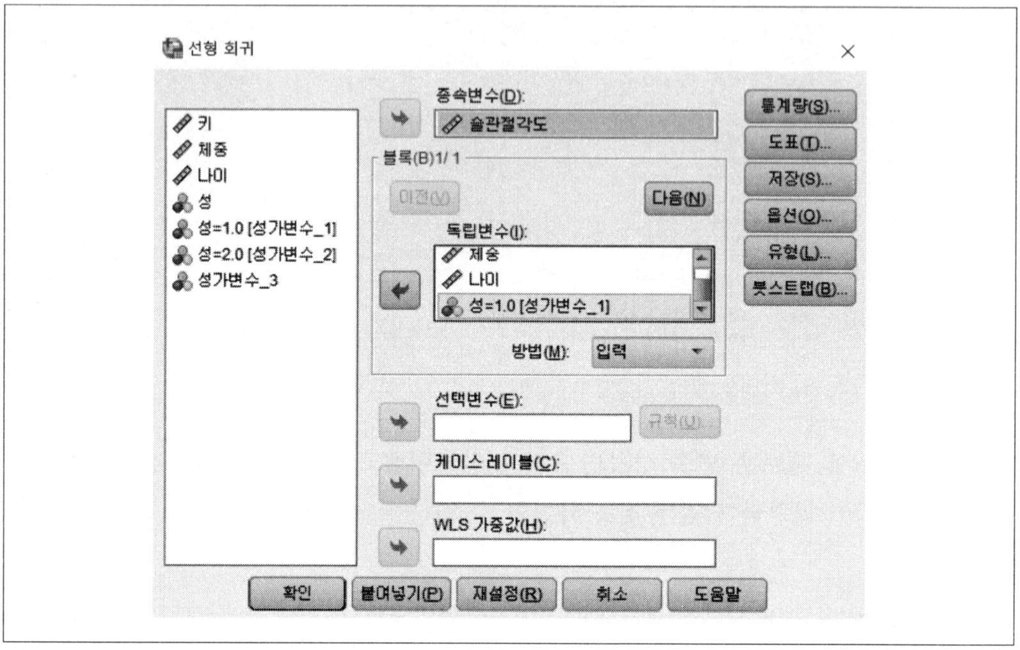

통계량을 클릭한다. 추정값, 모형적합, R제곱 변화량, 공선성진단, Durbin-Watson에 체크한다. 계속을 클릭한다.

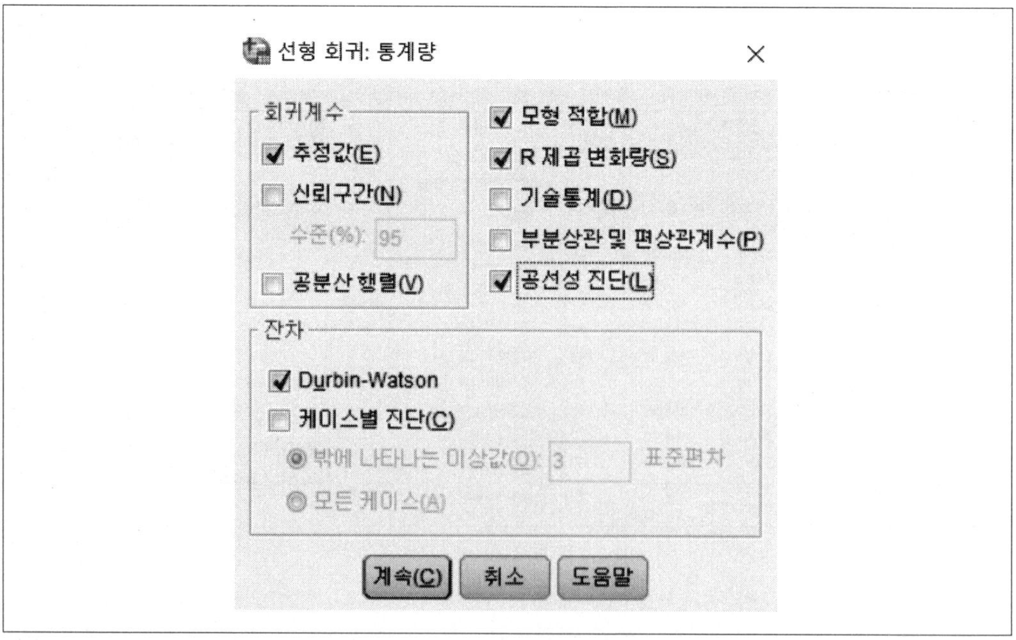

방법에서 단계 선택을 클릭한다.

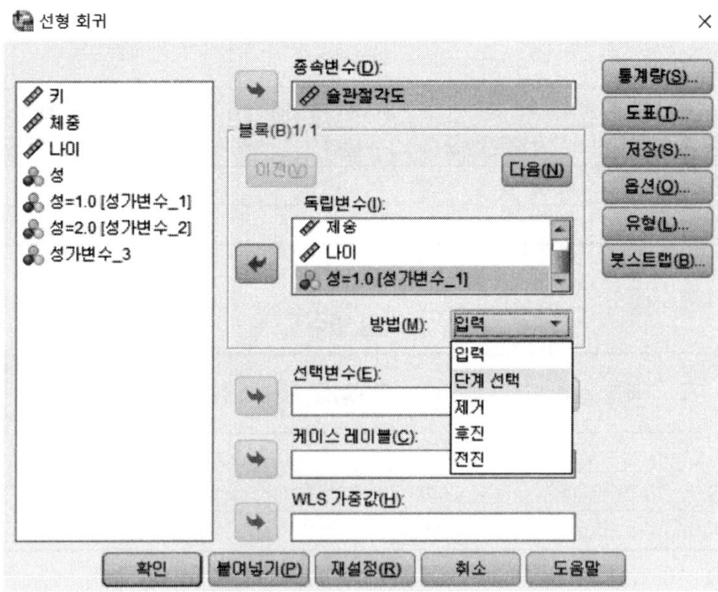

확인을 클릭한다. 다음의 결과가 나온다.

모형 요약[b]

모형	R	R 제곱	수정된 R 제곱	추정값의 표준오차	통계량 변화량					
					R 제곱 변화량	F 변화량	자유도1	자유도2	유의확률 F 변화량	Durbin-Watson
1	.515[a]	.265	.196	5.60652	.265	3.873	4	43	.009	1.823

a. 예측자 : (상수), 성 = 1.0, 나이, 체중, 키
b. 종속변수 : 슬관절각도

ANOVA[a]

모형		제곱합	자유도	평균제곱	F	유의확률
1	회귀	486.989	4	121.747	3.873	.009[b]
	잔차	1351.624	43	31.433		
	전체	1838.613	47			

a. 종속변수 : 슬관절각도
b. 예측자 : (상수), 성 = 1.0, 나이, 체중, 키

모형 요약을 보면 슬관절 굴곡각도 관찰치와 추정된 슬관절 굴곡 관찰치와의 상관성은 0.515다. 수정된 R제곱값이 0.196으로 이 모형의 설명력은 19.6%다. 모형 1에서 변수 하나가 추가됨으로 인해 결정계수의 변화량은 0.256이다. Durbin-Watson값은

1.823으로 2에 가까워서 종속변수들의 독립성은 유지된다고 할 수 있다. 모형의 유의성은 분산분석표로 보는데 0.009로 p<0.05이므로 유의한 모형이라고 볼 수 있다.

계수[a]

모형		비표준화 계수		표준화 계수		공선성 통계량		
		B	표준화 오류	베타	t	유의확률	공차	VIF
1	(상수)	37.401	1.139		32.848	.000		
	성=1.0	6.243	1.578	.504	3.957	.000	1.000	1.000

a. 종속변수 : 슬관절각도

제외된 변수[a]

모형		베타 입력	t	유의확률	편상관계수	공선성 통계량		
						공차	VIF	최소공차
1	키	.051[b]	.255	.800	.038	.419	2.384	.419
	체중	-.037[b]	-.228	.820	-.034	.627	1.594	.627
	나이	.075[b]	.566	.574	.084	.931	1.074	.931

a. 종속변수 : 슬관절각도
b. 모형내의 예측자 : (상수), 성 = 1.0

비표준화계수인 키, 체중, 나이는 모두 p값이 0.05보다 크므로 유의한 변수로 채택되지 못하였다. 성가변수만이 p<0.001이므로 유의한 변수로 채택되었다. 허용도(공차)는 1.0, 분산팽창지수(VIF)는 1.0으로 허용도가 0.10 이상, 분산팽창지수가 10 이하일 경우 다중공선성이 없는 것으로 판단하므로, 이 모형에서 다중공선성은 없다고 판단한다. 모형을 식으로 표현하면 Y=37.401+6.243X(X=0이면 남자, X=1이면 여자)가 된다. 남자의 경우 슬관절 굴곡각도가 Y=37.401+6.243x(1)=43.644, 여자의 경우 슬관절 굴곡각도가 Y=37.401+6.243x(0)=37.401이 된다. 따라서 여자가 남자에 비해 슬관절 각도를 덜 구부리는 것을 알 수 있다.

다른 예를 하나 더 들어보자. 다음은 안선희의 연구 자료 중 일부를 이용하여 다중회귀분석을 한 것이다. SPSS로 footangle.sav파일을 불러오자.

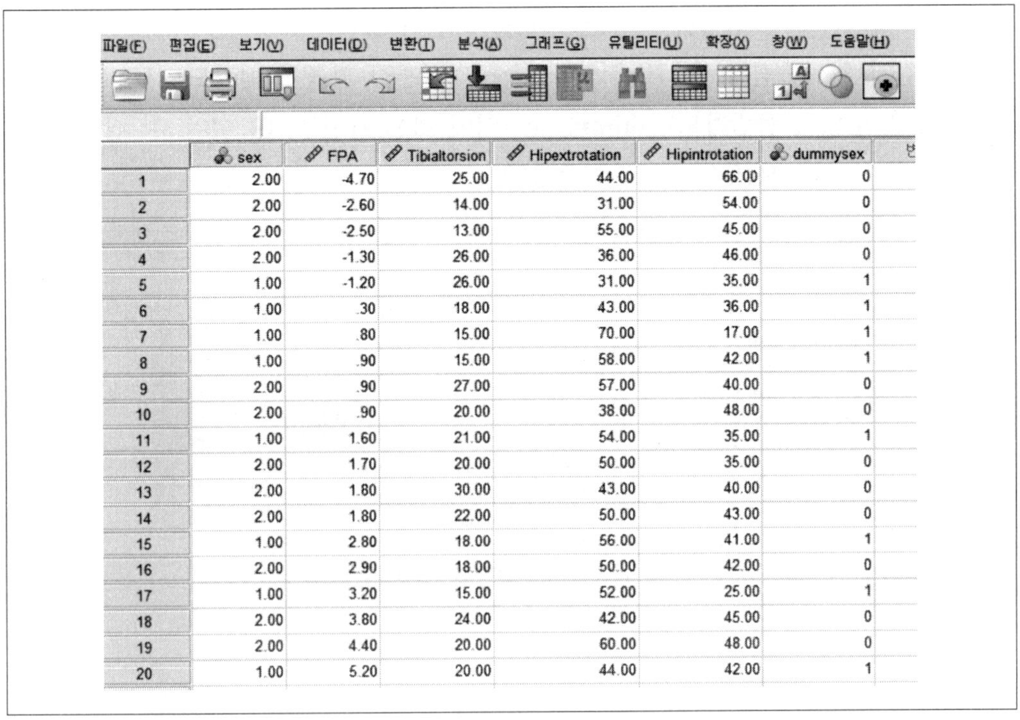

	sex	FPA	Tibialtorsion	Hipextrotation	Hipintrotation	dummysex
1	2.00	-4.70	25.00	44.00	66.00	0
2	2.00	-2.60	14.00	31.00	54.00	0
3	2.00	-2.50	13.00	55.00	45.00	0
4	2.00	-1.30	26.00	36.00	46.00	0
5	1.00	-1.20	26.00	31.00	35.00	1
6	1.00	.30	18.00	43.00	36.00	1
7	1.00	.80	15.00	70.00	17.00	1
8	1.00	.90	15.00	58.00	42.00	1
9	2.00	.90	27.00	57.00	40.00	0
10	2.00	.90	20.00	38.00	48.00	0
11	1.00	1.60	21.00	54.00	35.00	1
12	2.00	1.70	20.00	50.00	35.00	0
13	2.00	1.80	30.00	43.00	40.00	0
14	2.00	1.80	22.00	50.00	43.00	0
15	1.00	2.80	18.00	56.00	41.00	1
16	2.00	2.90	18.00	50.00	42.00	0
17	1.00	3.20	15.00	52.00	25.00	1
18	2.00	3.80	24.00	42.00	45.00	0
19	2.00	4.40	20.00	60.00	48.00	0
20	1.00	5.20	20.00	44.00	42.00	1

화면 하단의 변수보기를 클릭하면 다음의 화면을 볼 수 있다.

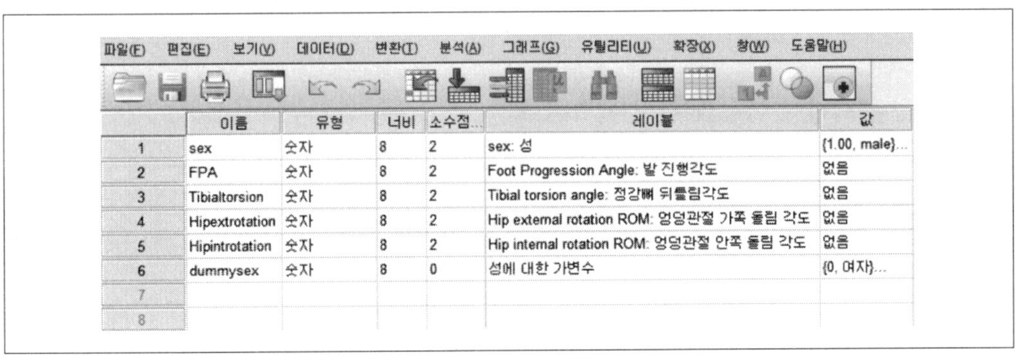

	이름	유형	너비	소수점...	레이블	값
1	sex	숫자	8	2	sex: 성	{1.00, male}...
2	FPA	숫자	8	2	Foot Progression Angle: 발 진행각도	없음
3	Tibialtorsion	숫자	8	2	Tibial torsion angle: 정강뼈 뒤틀림각도	없음
4	Hipextrotation	숫자	8	2	Hip external rotation ROM: 엉덩관절 가쪽 돌림 각도	없음
5	Hipintrotation	숫자	8	2	Hip internal rotation ROM: 엉덩관절 안쪽 돌림 각도	없음
6	dummysex	숫자	8	0	성에 대한 가변수	{0, 여자}...
7						
8						

종속변수인 FPA(발진행 각도), 독립변수인 Tibialtorsion(정강뼈 뒤틀림각도), Hipextrotation(엉덩관절 가쪽 돌림각도), Hipintrotation(엉덩관절 안쪽 돌림각도), sex(성, 1:남자, 2:여자), dummysex(성에 대한 가변수, 0: 여자, 1:남자)가 있다. FPA를 종속변수로 놓고, Tibialtorsion(정강뼈 뒤틀림각도), Hipextrotation(엉덩관절 가쪽 돌림각도), Hipintrotation(엉덩관절 안쪽 돌림각도), dummysex(성에 대한 가변수, 0: 여자, 1:남자)를 독립변수로 하는 다중회귀분석을 시행해보자. sex(성)변수를 가변수로 만드는 방법은 앞의 예를 참고하기 바란다.

분석 → 회귀분석 → 선형을 클릭한다. 다음과 같이 FPA를 종속변수로 놓고, Tibial-torsion(정강뼈 뒤틀림각도), Hipextrotation(엉덩관절 가쪽 돌림각도), Hipintrotation(엉덩관절 안쪽 돌림각도), dummysex(성에 대한 가변수, 0: 여자, 1: 남자)를 독립변수들을 선택 후 오른쪽 칸으로 이동한다.

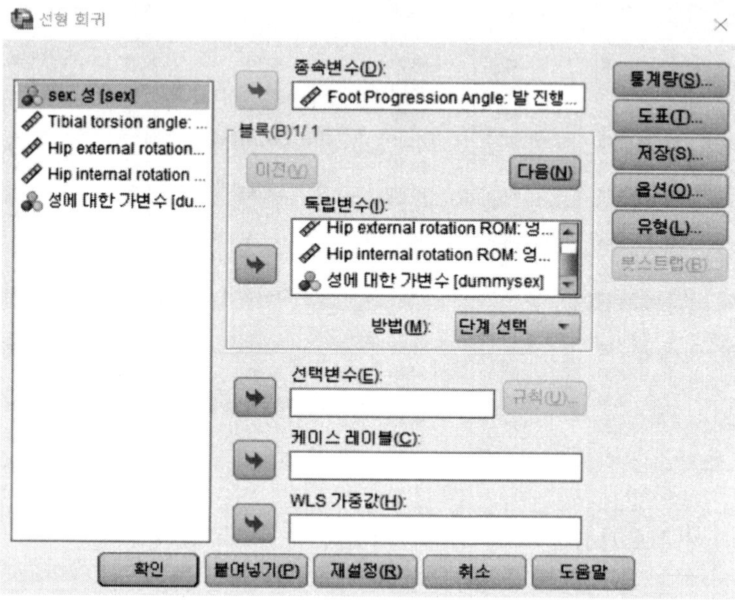

통계량을 클릭하여 다음과 같이 체크한다.

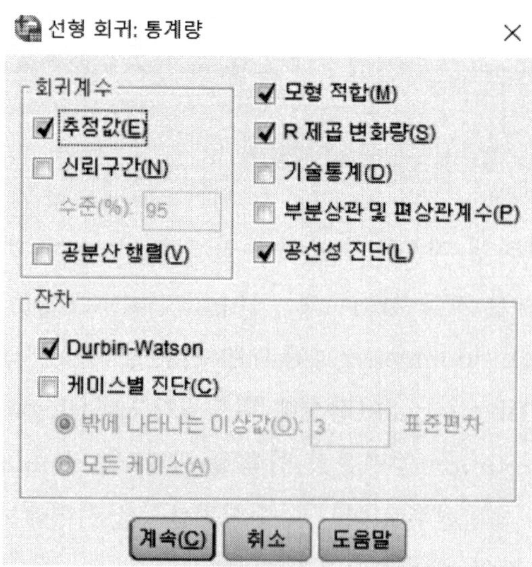

계속을 클릭한다.

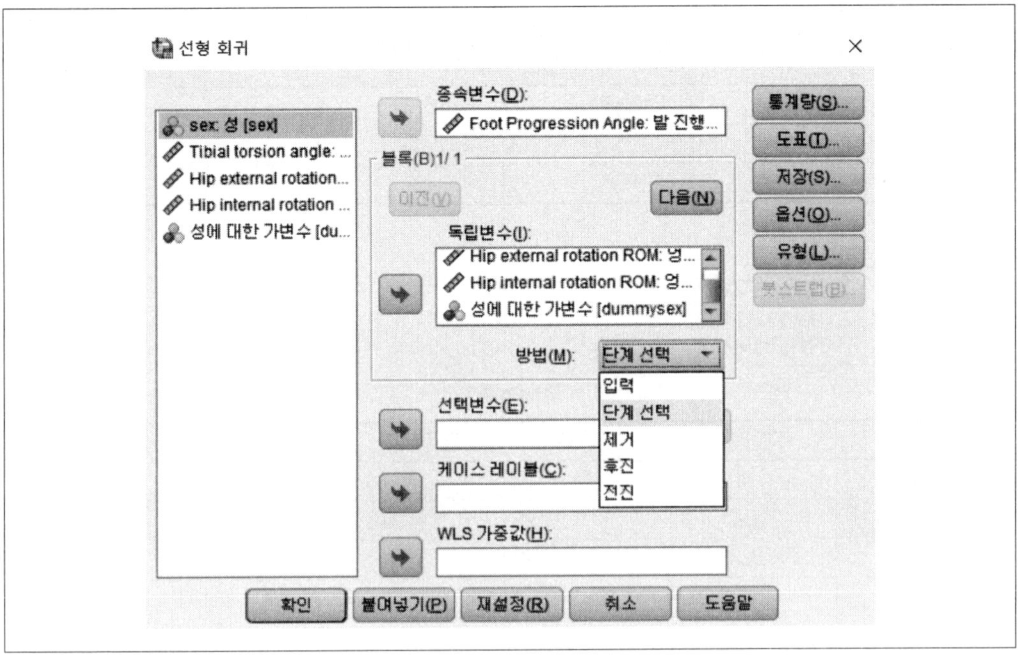

확인을 클릭한다.

입력/제거된 변수[a]

모형	입력된 변수	제거된 변수	방법
1	성에 대한 가변수	.	단계선택(기준 : 입력에 대한 F의 확률 <= .050, 제거에 대한 F의 확률 >= .100).
2	Tibial torsion angle : 정강뼈 뒤틀림각도	.	단계선택(기준 : 입력에 대한 F의 확률 <= .050, 제거에 대한 F의 확률 >= .100).
3	Hip external rotation ROM : 엉덩관절 가쪽 돌림각도	.	단계선택(기준 : 입력에 대한 F의 확률 <= .050, 제거에 대한 F의 확률 >= .100).

a. 종속변수 : Foot Progression Angle : 발 진행각도

단계 선택 방법으로 모형에 포함된 변수가 성에 대한 가변수, 정강뼈 뒤틀림각도, 엉덩관절 가쪽 돌림각도가 채택되었음을 알 수 있다.

모형 3단계가 얻어지기까지 추가된 변수로 인하여 증가된 R제곱값, 변화량, 유의확률, 독립성 검정에 필요한 더빈-왓슨 값을 보여주고 있다. 수정된 R 제곱값을 보면 0.239로 종속변수인 발 진행각도 변동의 23.9%를 이 모형으로 설명이 가능함을 알 수 있다. 독립변수로는 성에 대한 가변수, 정강뼈 뒤틀림각도, 엉덩관절 가쪽 돌림각도가 채택되었음을 알 수 있다.

모형 요약[d]

모형	R	R 제곱	수정된 R 제곱	추정값의 표준오차	통계량 변화량					
					R 제곱 변화량	F 변화량	자유도1	자유도2	유의확률 F 변화량	Durbin-Watson
1	.350[a]	.122	.113	5.46550	.122	13.673	1	98	.000	
2	.461[b]	.213	.196	5.20345	.090	11.119	1	97	.001	
3	.512[c]	.262	.239	5.06367	.049	6.429	1	96	.013	.603

a. 예측자 : (상수), 성에 대한 가변수

b. 예측자 : (상수), 성에 대한 가변수, Tibial torsion angle : 정강뼈 뒤틀림각도

c. 예측자 : (상수), 성에 대한 가변수, Tibial torsion angle : 정강뼈 뒤틀림각도, Hip external rotation ROM : 엉덩관절 가쪽 돌림각도

d. 종속변수 : Foot Progression Angle : 발 진행각도

ANOVA[a]

모형		제곱합	자유도	평균제곱	F	유의확률
1	회귀	408.439	1	408.439	13.673	.000[b]
	잔차	2927.424	98	29.872		
	전체	3335.864	99			
2	회귀	709.500	2	354.750	13.102	.000[c]
	잔차	2626.364	97	27.076		
	전체	3335.864	99			
3	회귀	874.355	3	291.452	11.367	.000[d]
	잔차	2461.508	96	25.641		
	전체	3335.864	99			

a. 종속변수 : Foot Progression Angle : 발 진행각도

b. 예측자 : (상수), 성에 대한 가변수

c. 예측자 : (상수), 성에 대한 가변수, Tibial torsion angle : 정강뼈 뒤틀림각도

d. 예측자 : (상수), 성에 대한 가변수, Tibial torsion angle : 정강뼈 뒤틀림각도, Hip external rotation ROM : 엉덩관절 가쪽 돌림각도

예측 모형의 유의성을 분산분석으로 알아본 결과 유의확률이 $p<0.001$로 모형이 유의함을 알 수 있다.

계수[a]

모형		비표준화 계수		표준화 계수	공선성 통계량			
		B	표준화 오류	베타	t	유의확률	공차	VIF
1	(상수)	7.261	.887		8.189	.000		
	성에 대한 가변수	4.164	1.126	.350	3.698	.000	1.000	1.000
2	(상수)	.825	2.106		.392	.696		
	성에 대한 가변수	4.259	1.072	.358	3.972	.000	.999	1.001
	Tibial torsion angle : 정강뼈 뒤틀림각도	.290	.087	.301	3.335	.001	.999	1.001

3	(상수)	-4.278	2.873		-1.489	.140		
	성에 대한 가변수	4.276	1.044	.359	4.098	.000	.999	1.001
	Tibial torsion angle : 정강뼈 뒤틀림각도	.300	.085	.311	3.538	.001	.997	1.003
	Hip external rotation ROM : 엉덩관절 가쪽 돌림각도	.100	.039	.223	2.536	.013	.998	1.002

a. 종속변수 : Foot Progression Angle : 발 진행각도

이 표의 비표준화 계수를 이용하여 발 진행각도=-4.278+4.276x(성에 대한 가변수, 0:여자, 1:남자)+0.30x정강뼈 뒤틀림각도+0.10x엉덩관절 가쪽 돌림각도 모형을 만들 수 있다. 이 모형이 의미하는 바를 살펴보자. 다른 변수들이 동일한 조건에서 정강뼈 뒤틀림각도가 1도 증가함에 따라 발 진행각도는 0.30만큼 증가함을 알 수 있다. 마찬가지로 다른 변수들이 동일한 조건에서 엉덩관절의 가쪽 돌림각도가 1도 증가함에 따라 발 진행각도는 0.30만큼 증가함을 알 수 있다. 성에 대한 가변수와 0과 1을 대입해보면, 남자의 발 진행각도가 여자의 발 진행각도보다 넓다는 사실을 알 수 있다. 표준화 계수 베타값을 비교해보면 발 진행각도에 성에 대한 가변수(β=0.359), 정강뼈 뒤틀림각도(β=0.311), 엉덩관절 가쪽 돌림각도(β=0.223)가 미치는 상대적인 기여도를 알 수 있다. 이 모형에서는 3개의 독립변수 중에서 성 변수가 발 진행각도에 가장 영향을 많이 미치는 변수임을 알 수 있다. 허용도(공차)가 0.10 이상, 분산팽창지수(VIF)가 10 이하일 경우 다중공선성이 없는 것으로 판단한다. 이 모형에서 허용도(공차)와 분산팽창지수(VIF)를 살펴보면 다중공선성이 없음을 알 수 있다.

10) 다중회귀분석에서 표본크기 구하기

발 진행각도의 예를 이용하여 G*Power를 실행해보자. G*Power를 실행한다. Test family에서 F tests를 선택한다. Statistical test에서 Linear multiple regression: Fixed model, R^2 deviation from zero를 선택한다. 다른 방법으로 메뉴화면에서 Tests → Correlation and regression → Linear multiple regression: Fixed model, R^2 deviation from zero을 선택해도 된다. Type of power analysis에서 a priori를 선택한다. effect size f^2=0.15(default medium값을 그대로 사용), α err prob에 0.05를 입력, Power (1-βerr prob)에 0.80을 입력, Number of predictors에 독립변수의 수는 4를 입력한다. Calculate을 클릭한다.

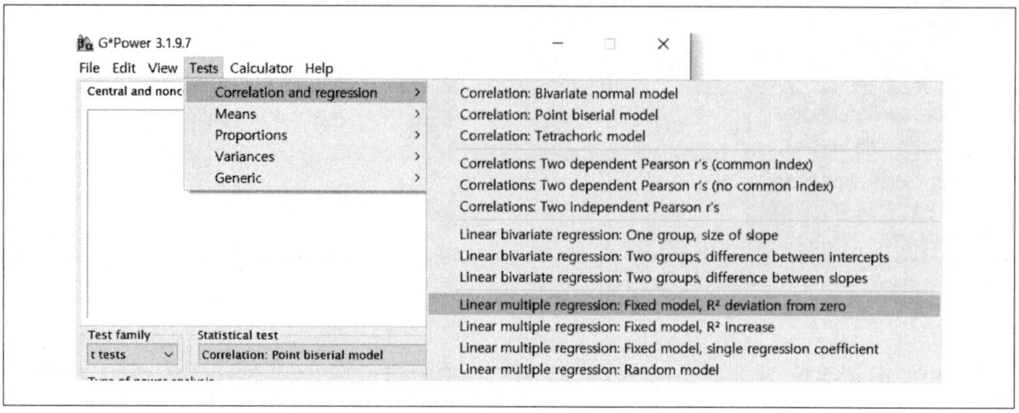

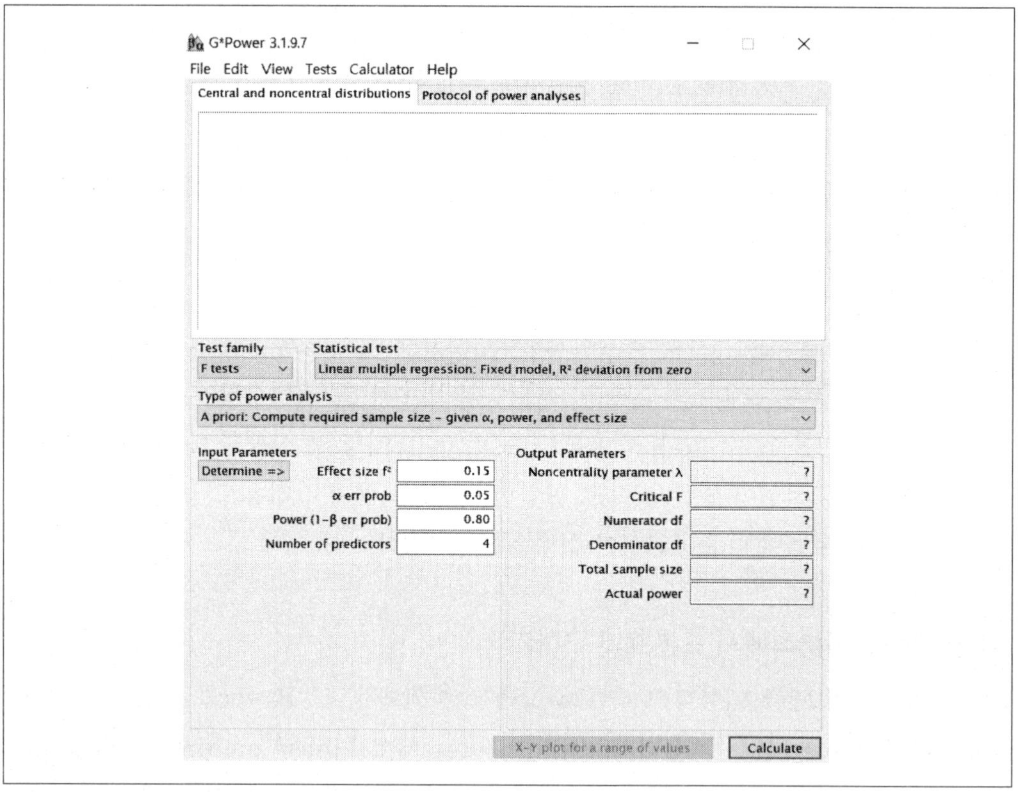

85명의 대상자를 필요로 하며 이때의 실제 검정력은 약 80%임을 알 수 있다.

만약 발 진행 각도에 대한 사전 연구결과가 있을 때에는 Determine을 클릭하여 좀 더 정확한 Effect size f^2값을 구하여 Total sample size와 Actual power를 구할 수 있다.

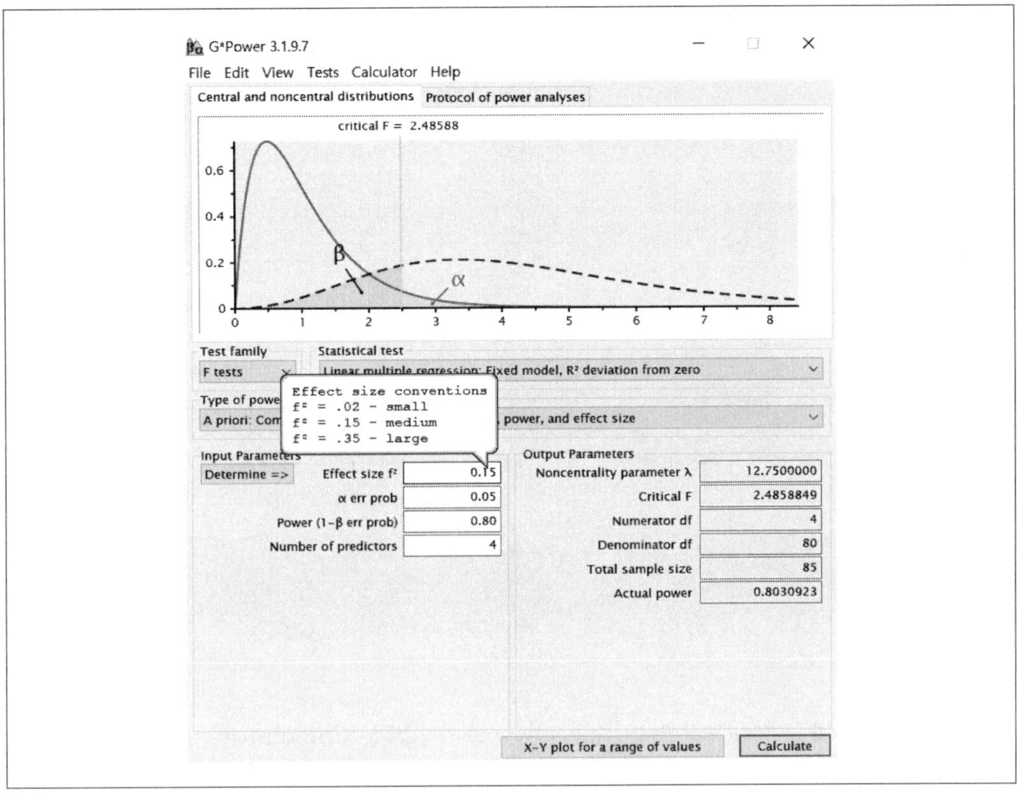

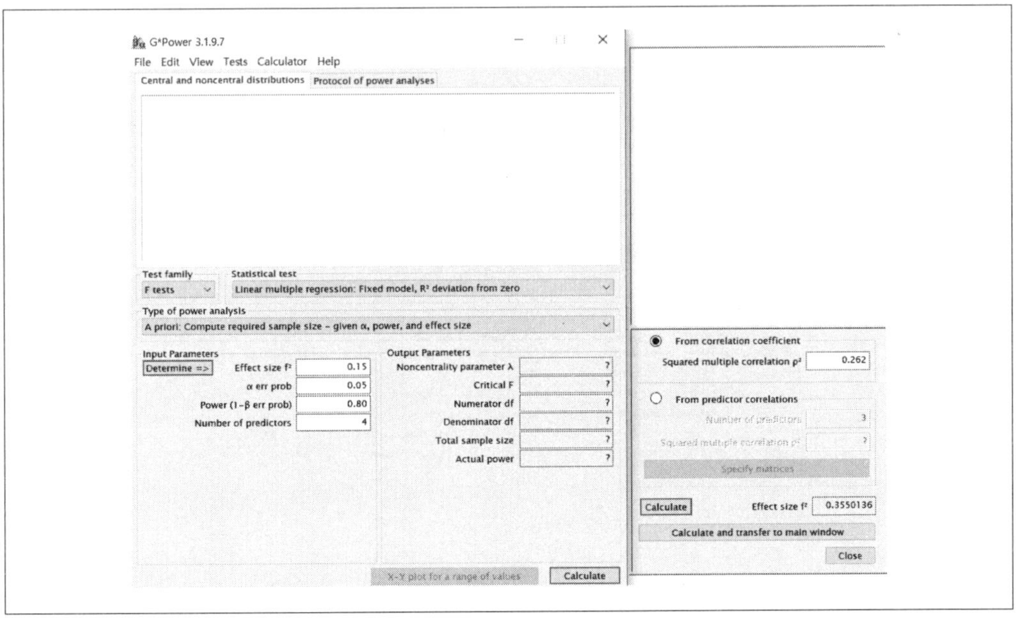

발 진행 각도 연구에서 R^2=0.262이므로 0.262를 입력하고 Calculate을 클릭, Calculate and transfer to main window를 클릭한다.

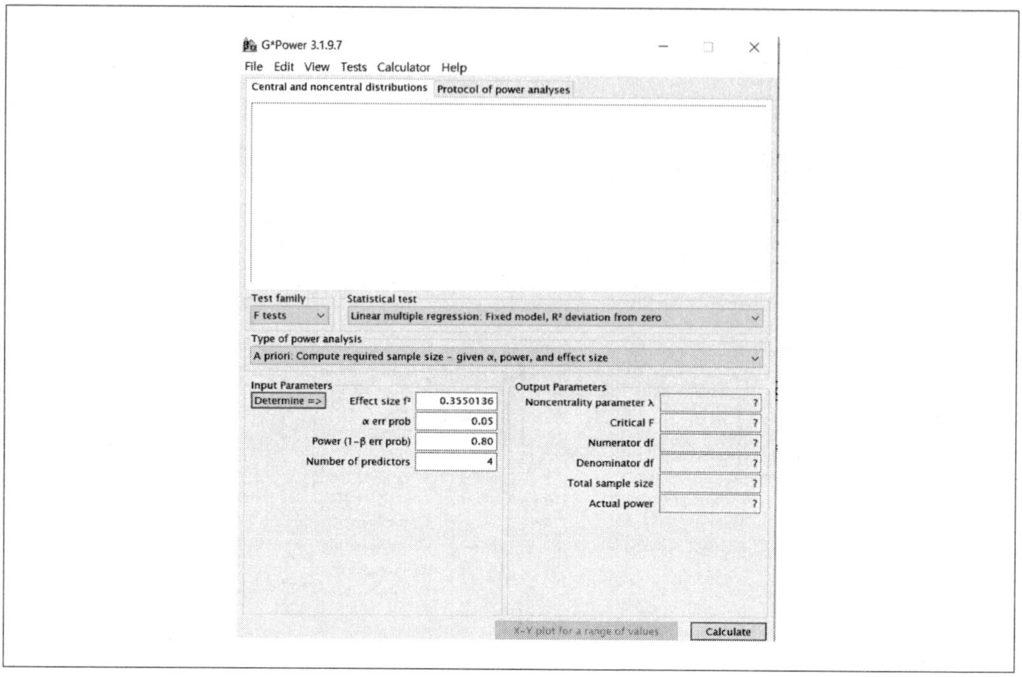

Effect size f^2에 0.3550136이 입력된 것을 볼 수 있다. Calculate을 클릭한다.

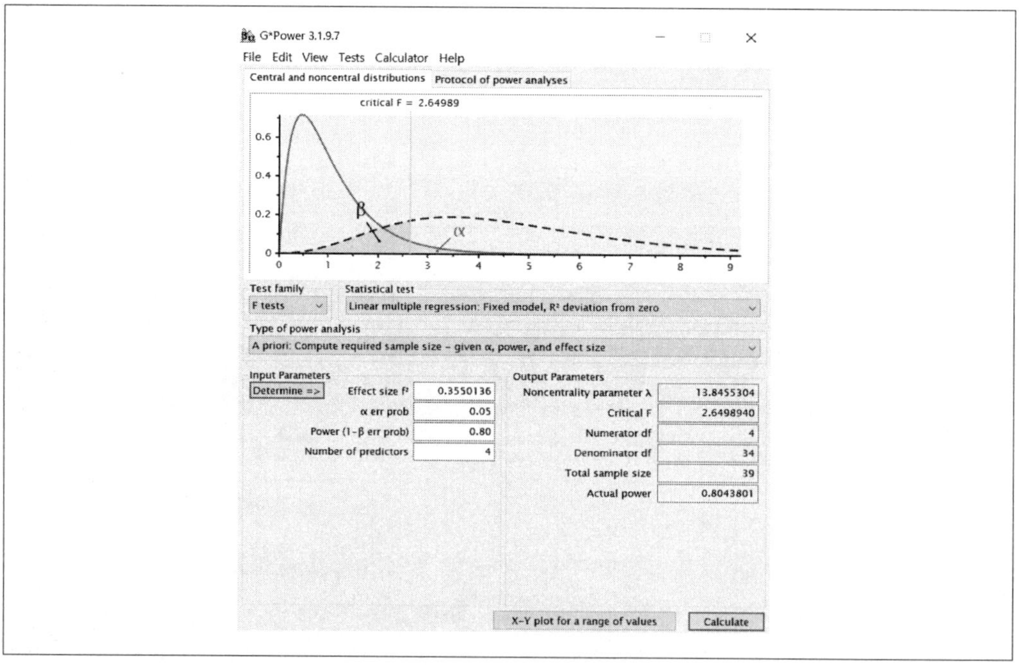

Total sample size는 39명, Actual power는 0.8043801임을 알 수 있다.

7

로지스틱 회귀분석 (Logistic Regression)

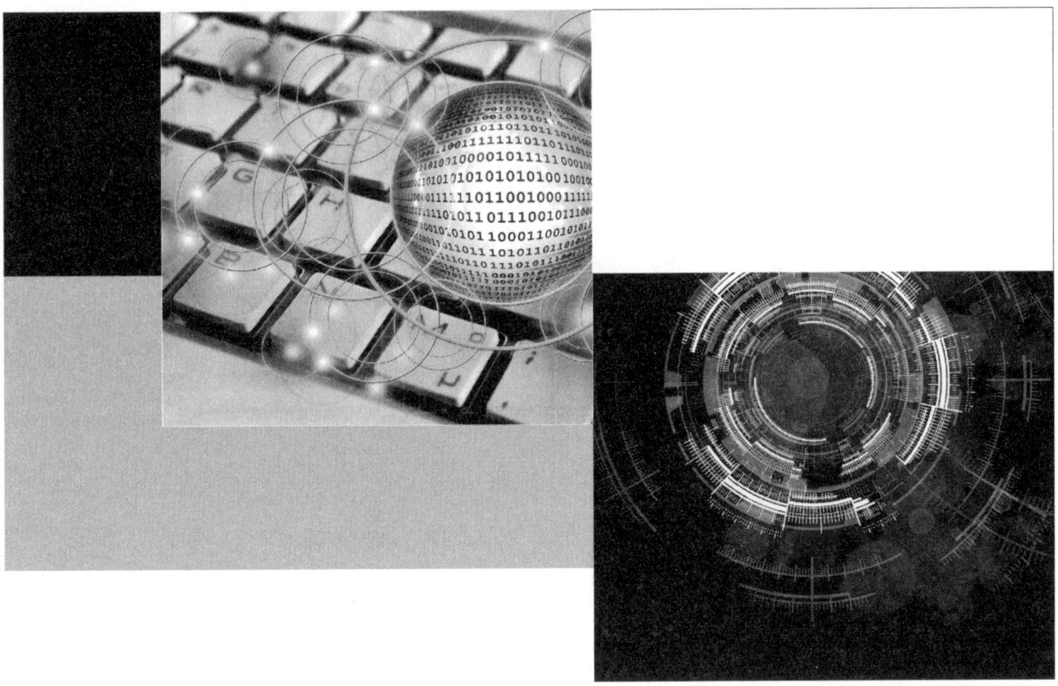

제7장

로지스틱 회귀분석 (Logistic Regression)

로지스틱 회귀분석은 다중회귀분석의 특수한 형태로서 종속변수(Y)를 생존-사망, 질병에 걸림-걸리지 않음과 같이 두 개의 변수로 나눈다. 로지스틱 회귀분석은 종속변수의 범주가 두 개 이상인 경우에도 적용이 가능(다항로지스틱, multinomial logistic 또는 polychotomous logistic)하다. 종속변수의 범주가 3개 이상이면서 순서형 척도의 형태를 갖는 경우에는 순서형 로지스틱 회귀분석(ordinal logistic regression)을 한다. 그 외에도 짝짓기된(matching)된 사례-대조군(case-control) 연구의 경우에는 조건부 로지스틱 회귀분석(conditional logistic regression)을 한다. 이 장에서는 가장 간단한 형태인 종속(반응, 결과)변수가 이분형(이항)인 경우만 설명하기로 한다.

역학(epidemiology)에서 질병에 노출된 집단 내에서 질병과 관련된 요인을 찾기 위해 사용된다. 독립변수가 범주형 변수(categorical variable)이거나 연속변수(continuous variable)이고, 종속변수 Y가 범주형 변수의 특성을 가지며, 질병에 걸릴 가능성(승산, odds)을 알아보는 데 사용된다. 승산비(odds ratio)를 구하는 방법에 대하여 알아보자. 한 사건(event)의 승산이란 그 사건의 수를 사건이 아닌 수로 나눈 것을 의미한다. 예를 들어 100명 출생 당 남아가 51명 출생한다면 확률적(randomly)으로 출생한 남아의 승산은 남아의 수 51을 여아의 수 49로 나눈값 1.04가 된다. 0.51/0.49를 해도 같은 결과를 얻는다. 한 사건의 승산이 1보다 크다면 그 사건이 일어날 가능성이 높다는 것을 의미하고 1보다 작으면 그 사건이 일어날 가능성이 적다는 것을 의미한다. 승산비라는 것은 처치를 받은 군에서의 승산을 대조군에서의 승산으로 나눈 것을 의미한다. 사건이 드물게 일어날 경우(희귀질환)에는 승산비와 상대위험도(relative risk) 값이 비슷하기 때문에 상대위험도로 해석하기도 한다. 왜냐하면 남아일 가능성이 51/100 또는 0.51이라는 표현보다는 위험도가 2배 또는 0.5라는 표현을 하는 것이 훨씬 이해하기 쉽기 때문이다.

로지스틱 회귀분석이란 로짓을 종속변수로 정의하고, 이 로짓과 예측변수들과의 관계를 선형으로 모형화 한 것이라 정의할 수 있다. 일반선형 회귀분석과 로지스틱 회귀분석은 몇 가지 차이점이 있는데 첫째, 일반선형 회귀분석에서는 종속변수가 연속변수인데 반하여 로지스틱 회귀분석에서는 종속변수가 범주형 변수이다. 둘째, 모형을 구할 때, 일반선형 회귀분석에서는 최소자승법을 사용하지만 로지스틱 회귀분석에서는 최대우도법(maximum likelihood)을 사용한다. 셋째, 모형을 검정할 때 일반선형 회귀분석에서는 F-test, t-test를 사용하지만 로지스틱 회귀분석에서는 χ^2-test를 이용한다.

[표 7-1] 일반선형 회귀분석과 로지스틱 회귀분석의 비교

	일반선형 회귀분석	로지스틱 회귀분석
종속변수	연속변수	범주형 변수
모형	최소자승법(least square method)	최대우도법(maximum likelihood method)
모형검정	F-test, t-test	χ^2-test

독립변수가 두 가지 범주로 될 때는 일반적인 다중회귀분석을 적용할 수 없고 로지스틱 모형을 사용해야 한다. 로지스틱 모형은 다음과 같은 함수로 표현된다.

로지스틱 모형(함수) : $E(Y)=p_i=\dfrac{\exp(\beta_0+\beta_1 x)}{1+\exp(\beta_0+\beta_1 x)}$ (독립변수가 한 개인 경우)

로지스틱 모형은 $\beta_1>0$일 경우 독립변수 X의 값이 작아질수록 예측값은 0에 가까워지고, X의 값이 증가함에 따라 예측값은 시그모이드 형태로 증가하면서 점점 1에 가까워진다. 이때 예측값은 0과 1사이의 값을 갖게 된다. 이러한 시그모이드 형태를 다중회귀분석의 함수처럼 직선형태로 바꾸려면 변환을 해주는데 양변에 자연로그를 취해주면 된다. 로짓변환은 어떤 사건이 일어날 확률을 그 사건이 일어나지 않을 확률로 나눈 것, 즉 $p/(1-p)=\exp(\beta_0+\beta_1 x)$에 자연로그를 취한 형태이다. 이를 로짓변환(logit transformation)이라고 한다.

로짓모형(변환): $\ln(\dfrac{p}{1-p})=\beta_0+\beta_1 x$ (독립변수가 한 개인 경우)

$$\frac{p}{1-p}=e^{\beta_0+\beta_1 x}$$

$$p=\frac{e^{\beta_0+\beta_1 x}}{1+e^{\beta_0+\beta_1 x}}$$

로짓모형(변환): $\ln(\dfrac{p}{1-p})=\beta_0+\beta_1 x_1+\beta_2 x_2+\ldots+\beta_p x_p$(독립변수가 여러 개인 경우)

$$p=\frac{e^{\beta_0+\beta_1 X_1+\ldots+\beta_p X_p}}{1+e^{\beta_0+\beta_1 X_1+\ldots+\beta_p X_p}}$$

이렇게 하면 다중회귀분석의 모양이 되고 해석이 용이해지는 장점이 있다. 만약 $\beta_1>0$이 될 경우(양수가 되면)에는 사건이 일어날 확률이 증가함을 보여주고 만약 $\beta_1<0$이 될 경우(음수가 되면)에는 사건이 일어날 확률이 감소함을 보여주고 있다.

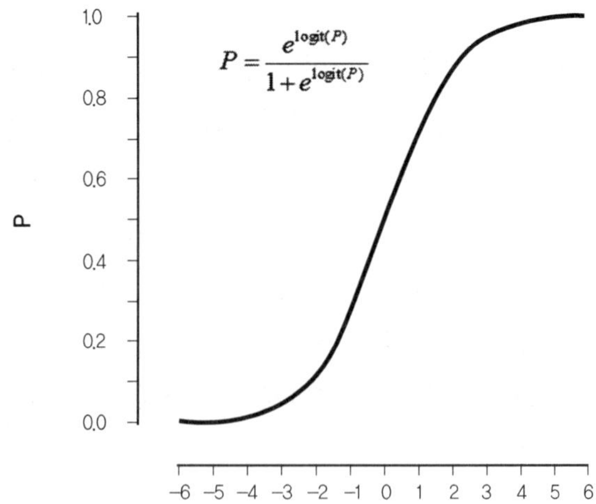

[그림 7–1] 로지스틱 함수 그래프

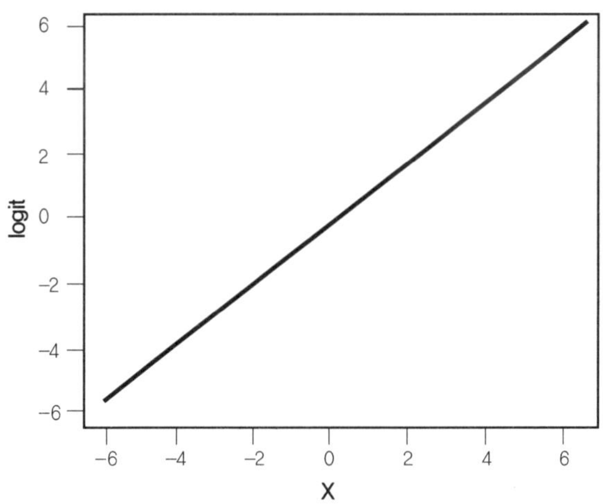

[그림 7–2] 로짓 변환 그래프

다음은 곽경태(2020)의 “데이터마이닝 기법을 이용한 위등세모근 근막통증유발점 유무 예측 모델” 논문에서 사용된 자료를 일부 이용하여 로지스틱 회귀분석을 하는 과정을 보여준다. 근막통증유발점은 단순히 근육통의 증상일 뿐만 아니라, 상지 근골격계 장애 발생의 원인이 된다. 위등세모근(upper trapezius muscle)은 근막통증유발점이 빈번히 발생하는 근육이고, 위등세모근 근막통증유발점은 목과 어깨통증이 있는 환자에게서 흔히 관찰된다. 거북목자세, 굽은어깨와 같은 자세로 인한 스트레스도 근막통증유발점과 관련된 목통증의 주요한 원인으로 알려졌다. 연구자는 로지스틱 분석을 이용하여 위등세모근 근막통증유발점의 위험도 또는 유무를 예측하는 모델을 개발하였다. 138명의 대상자(위등세모근에 근막통증유발점이 있는 대상자 54명, 위등세모근에 근막통증유발점이 없는 대상자 84명)가 실험에 참여하였다. 독립(예측, 설명)변수로 나이, 키, 몸무게, 성별, 어깨뼈내밈 근력, 팔꿉관절굽힘 근력, 능동어깨벌림, 수동어깨벌림, 어깨안쪽돌림, 어깨수평모음, 목축돌림, 거북목자세, 굽은어깨의 13가지 변수들이 사용되었다. 종속(결과, 반응)변수로는 위등세모근 근막통증유발점 유무를 사용하였다. 종속변수를 입력시킬 때 관심사항이 발생한 경우를 1(통증이 있는 경우), 관심사항이 발생하지 않은 경우를 0(통증이 없는 경우)으로 입력한다.

logisticregression.sav 자료파일을 불러와서 화면 하단의 데이터보기를 클릭하면 다음과 같이 데이터를 볼 수 있다.

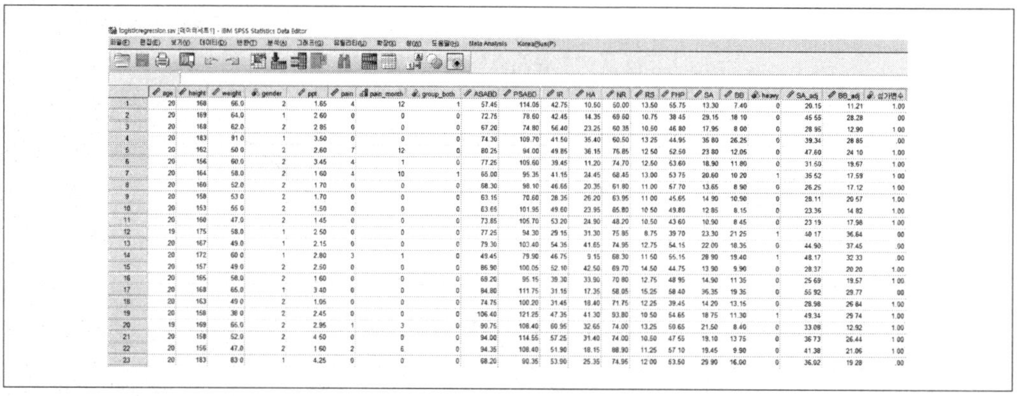

화면 하단의 변수보기를 클릭하면 다음과 같이 변수에 대한 설명이 나온다.

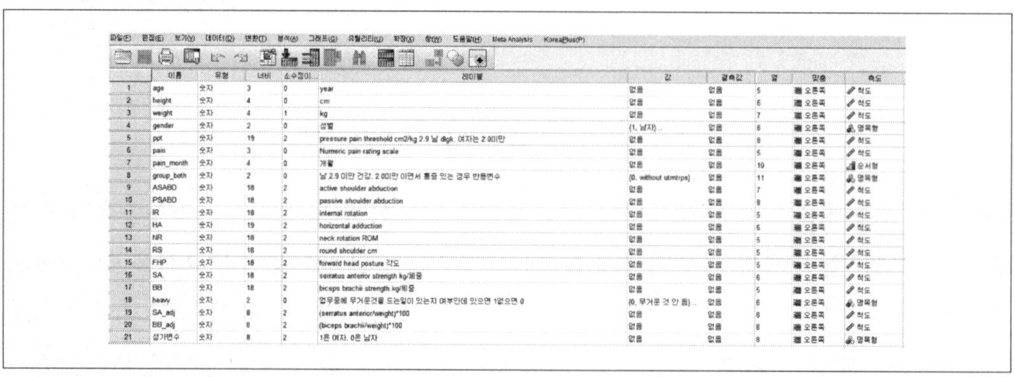

분석 → 회귀분석 → 이분형 로지스틱을 클릭한다.

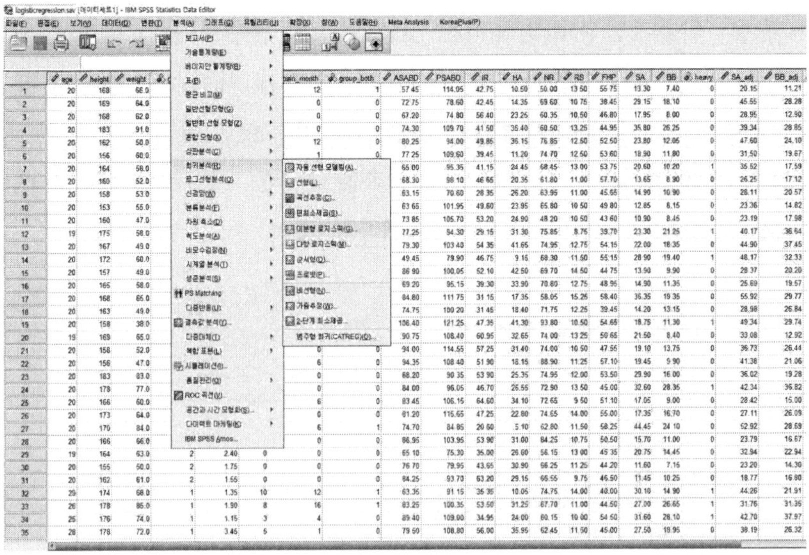

종속변수 칸에 위등세모근 근막통증유발점 유무를 나타내는 변수를 옮겨 놓는다. 블록칸에는 독립변수들을 옮겨 놓는다. 여기에서는 10개의 변수를 옮겨서 분석하였다.

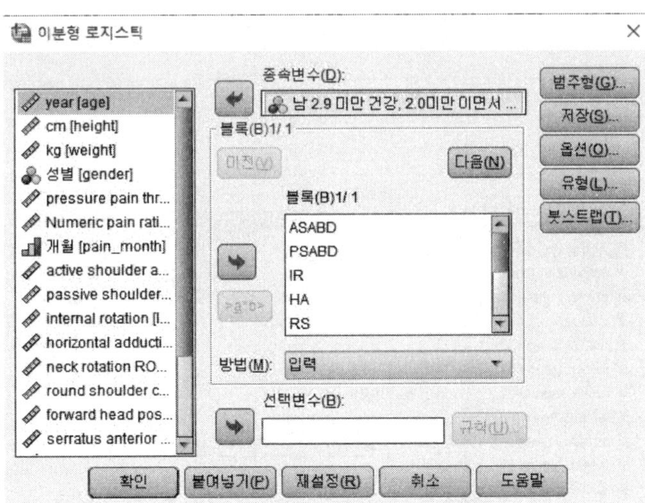

범주형 변수에는 독립변수 중에서 범주형 변수에 해당하는 것들이 있을 때 사용한다. 성가변수도 이미 1은 여자, 0은 남자로 가변수(dummy variable)로 만든 형태이므로 범주형 변수로 옮겨 정의해줄 필요가 없다. 마찬가지로 여기에서는 업무 중에 무거운 물건을 드는 일을 하는 경우를 1, 하지 않는 경우를 0으로 하위수준이 2개인 범주형 변수이지만 이미 가변수 형태로 입력하였으므로 이 변수를 범주형 변수 칸으로 옮겨 정의할 필요는 없다. 이미 가변수로 만들어진 것을 범주형 변수로 옮겨 분석을 해도 옮기지 않고 그대로 분석했을 때와 같은 결과가 나온다. 만약에 가변수로 만들지 않은 범주형 변수에 하위수준이 5개가 있다면 4개의 가변수가 자동으로 만들어진다. 이 범주형 변수를 화면의 범주형 변수칸으로 이동시켜 범주형 변수로 정의하면 자동으로 가변수로 만들어 분석을 하게 된다. 계속을 누르고 옵션을 클릭한다.

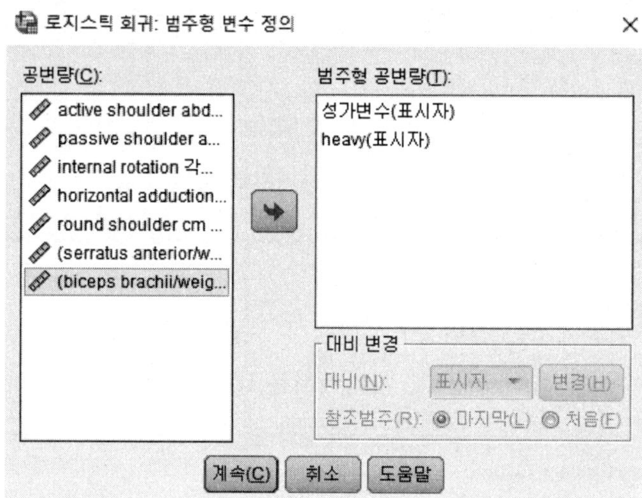

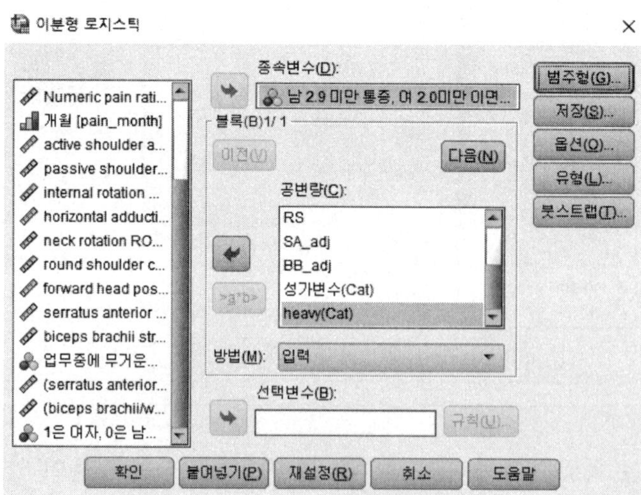

반복계산과정, exp(B)에 대한 신뢰구간 95%에 클릭한다. 모형에 상수 포함에 클릭한

다. 계속을 클릭한다. 참고로 옵션 중에서 Hosmer-Lamshow는 최종 모형의 적합성을 검정하는 것으로 p> 0.05이어야 적합한 것으로 판정한다. 케이스별 예측모형으로 예측한 값을 보고 싶으면 케이스별 잔차목록을 클릭한 다음 모든 케이스에 클릭한다.

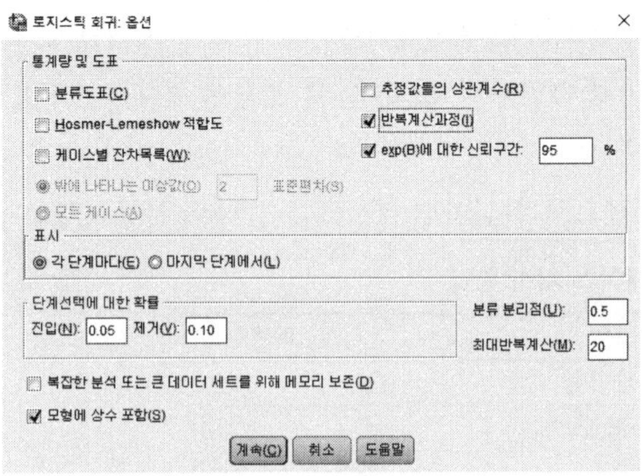

확인을 클릭한다.

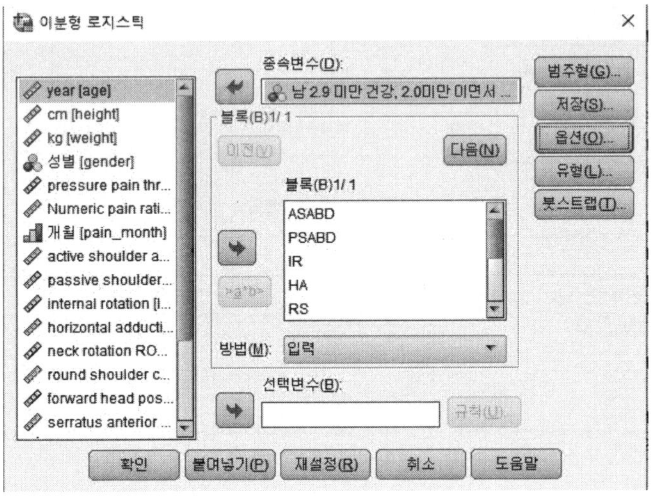

다음의 결과파일이 나온다.

케이스 처리 요약의 결과를 보고 138명의 사례수를 제대로 읽었는지 확인한다. 종속변수 인코딩에서는 위등세모근 근막통증유발점이 있으면 1, 없으면 0으로 입력하였음을 확인할 수 있다. 범주형 변수 코딩에서 무거운 물건을 들은 예가 51명, 안 들은 예가 87명 있음을 확인한다. −2 Log 우도는 모형의 적합성을 평가하는 통계량으로 흔히 −2LL(−2

Log Likelihood)이라 불리는데 독립변수를 투입하면 점차 감소하게 된다. −2 Log 우도값이 낮을수록 적합도가 높으며, −2 Log 우도값이 0이 나오면 데이터와 모형의 적합도가 완벽함을 나타낸다. 초기단계(0단계, 독립변수를 하나도 고려하지 않은 상태)에서는 −2 Log 우도가 184.735임을 알 수 있다. 이 수치는 회귀분석에서 독립변수를 추가함에 따라 오차항의 분산이 감소하는 개념과 같다. 분류표는 초기단계 즉 0단계에서 로지스틱 회귀분석으로 얻어진 종속변수의 값과 실제 관측된 값과의 교차표를 보여주고 있다. 로지스틱 회귀모형을 통해 대상자 138명 중에서 84명이 정확하게 예측되었으므로 84/138=0.6087로 퍼센트로 환산하면 60.9%를 올바로 분류하였음을 알 수 있다.

케이스 처리 요약

가중되지 않은 케이스[a]		N	퍼센트
선택 케이스	분석에 포함	138	100.0
	결측케이스	0	0
	전체	138	100.0
비선택 케이스		0	.0
전체		138	100.0

a. 가중값을 사용하는 경우에는 전체 케이스 수의 분류표를 참조하십시오.

종속변수 인코딩

원래 값	내부 값
without utmtrps	0
with utmtrps	1

범주형 변수 코딩

		빈도	모수 코딩 (1)
업무중에 무거운 것을 드는 일이 있는지 여부인데 있으면 1 없으면 0	무거운 것 안 듬	87	1000.0
	무거운 것 듬	51	.000
1은 여자, 0은 남자	.00	65	1000.0
	1.00	73	.000

블록 0 : 시작 블록

반복계산과정[a,b,c]

반복		−2로그 우도	계수 상수항
0단계	1	184.736	−.435
	2	184.735	−.442
	3	184.735	−.442

a. 모형에 상수항이 있습니다.
b. 초기 −2 로그 우도 : 184.735
c. 모수 추정값이 .001보다 작게 변경되어 계산반복수 3에서 추정을 종료하였습니다.

분류표[a,b]

관측됨			예측: 남 2.9미만 통증, 여 2.0미만이면서 통증 있다고 응답한 경우 승모근발통점 있다고 판정 반응변수임 without utmtrps	with utmtrps	분류정확 %
0단계	남 2.9미만 통증, 여 2.0미만이면서 통증 있다고 응답한 경우 승모근발통점 있다고 판정 반응변수임	without utmtrps	84	0	100.0
		with utmtrps	54	0	.0
	전체 퍼센트				60.9

a. 모형에 상수항이 있습니다.
b. 철단값은 .500입니다.

방정식의 변수

		B	S.E.	Wald	자유도	유의확률	Exp(B)
0단계	상수항	-.442	.174	6.417	1	.011	.643

방정식에 없는 변수

			점수	자유도	유의확률
0단계	변수	active shoulder abduction 각도	42.726	1	.000
		passive shoulder abduction 각도	15.492	1	.000
		internal rotation 각도	3.345	1	.067
		horizontal abduction 각도	31.257	1	.000
		round shoulder cm 거리	1.405	1	.236
		forward head posture 각도	.505	1	.477
		(serratus anterior/weight)*100 표준화	46.965	1	.000
		(biceps brachii/weight)*100 표준화	35.128	1	.000
		1은 여자, 0은 남자(1)	2.401	1	.121
		업무중에 무거운 것을 드는 일이 있는지 여부인데 있으면 1 없으면 0(1)	6.478	1	.011
	전체 통계량		73.463	10	.000

로지스틱 모형에 독립변수들이 투입되고 나서 −2 Log 우도값을 보여주고 있는데 초기 −2 Log 우도값 184.735에서 83.137로 숫자가 줄어들었음을 보여주고 있다. 184.735−83.137=101.598이 나오는데 이는 모형계수의 총괄검정(omnibus test) 카이제곱값과 같음을 보여준다. 따라서 로지스틱 모형에 10개의 독립변수를 투입했더니 −2 Log 우도값이 유의하게 감소하였을 보여준다. 이는 로지스틱 예측모형이 주어진 자료에서 덜 벗어남(적합함)을 보여준다. 총괄검정은 독립변수들의 회귀계수가 0이라는 영가설을 χ^2−검정으로 알아본 것으로 다중회귀분석의 F−검정과 비슷하다. 여기서 자유

도는 독립변수들의 수를 의미한다.

모형 요약(model summary)은 다중회귀분석에서 R^2과 같은 개념이다. 여기서는 −2 Log 우도값, 콕스와 스넬(Cox & Snell)의 R^2값, 네겔커크(Nagelkerke)의 R^2값을 보여주고 있다. −2 Log 우도값이 작으면 작을수록 콕스와 스넬의 R^2값, 네겔커크의 R^2값은 1에 가까워진다.

분류표(classification table)에서는 대상자들을 로지스틱 모형이 얼마나 올바르게 분류하는지를 보여준다. 관측된 대상자 138명에 대하여 로지스틱 모형으로 예측한 결과와 실제로 관측한 결과를 비교하여 얼마나 정확하게 분류했는지를 보여준다. (78+47)/138=0.906으로 퍼센트로 봤을 때 90.6%의 분류 정확도를 보여준다고 하겠다.

블록 1 : 방법 = 입력

반복계산과정[a,b,c,d]

반복		−2로그 우도	상수항	active shoulder abduction 각도	passive shoulder abduction 각도	internal rotation 각도	horizontal abduction 각도	계수	forward head posture 각도	(serratus anterior/ weight)* 100 표준화	(biceps brachii/ weight)* 100 표준화	1은 여자, 0은 남자 (1)	업무중에 무건운것을 드는일이 있는지 여부인데 있으면1 없으면 0(1)
								round shoulder cm 거리					
1단계	1	103.098	2.046	−.032	−.003	−.001	−.031	.048	.055	−.064	−.039	.563	−.274
	2	87.066	3.527	−.049	−.012	−.003	−.051	.090	.093	−.108	−.058	.900	−.381
	3	83.473	4.484	−.061	−.022	−.003	−.064	.133	.125	−.138	−.075	1.098	−.504
	4	83.141	4.810	−.065	−.028	−.003	−.069	.155	.140	−.150	−.083	1.174	−.577
	5	83.137	4.843	−.065	−.029	−.002	−.070	.159	.142	−.152	−.084	1.184	−.589
	6	83.137	4.843	−.065	−.029	−.002	−.070	.159	.142	−.152	−.084	1.185	−.589

a. 방법 : 입력
b. 모형에 상수항이 있습니다.
c. 초기 −2 로그 우도 : 184.735
d. 모수 추정값이 .001보다 작게 변경되어 계산반복수 3에서 추정을 종료하였습니다.

모형계수의 총괄 검정

		카이제곱	자유도	유의확률
1단계	단계	101.598	10	.000
	블록	101.598	10	.000
	모형	101.598	10	.000

모형 요약

단계	−2로그 우도	Cox와 Snell의 R−제곱	Nagelkerke R−제곱
1	83.137[a]	.521	.706

a. 모수 추정값이 .001보다 작게 변경되어 계산반복수 6에서 추정을 종료하였습니다.

분류표[a]

관측됨			예측: 남 2.9미만 통증, 여 2.0미만이면서 통증 있다고 응답한 경우 승모근발통점 있다고 판정 반응변수임 - without utmtrps	예측: 남 2.9미만 통증, 여 2.0미만이면서 통증 있다고 응답한 경우 승모근발통점 있다고 판정 반응변수임 - with utmtrps	분류정확 %
1단계	남 2.9미만 통증, 여 2.0미만이면서 통증 있다고 응답한 경우 승모근발통점 있다고 판정 반응변수임	without utmtrps	78	6	92.9
		with utmtrps	7	47	87.0
	전체 퍼센트				90.6

a. 절단값은 .500입니다.

방정식의 변수(variables in the equation)에서는 독립변수로 투입된 10개의 변수 중에서 4개의 변수 즉, active shoulder abduction, horizontal adduction각도, forward head posture각도, serratus anterior strength (kg/체중) 변수가 유의수준 α=0.05에서 유의한 변수로 채택되었다. Exp(B)는 각 변수가 1수준 증가할 때 위등세모근에 근막통증유발점이 없을 확률보다 근막통증유발점이 있을 확률을 나타내고, B값의 부호가 양이면 확률이 증가하는 것을, B값의 부호가 음이면 확률이 감소하는 것을 나타낸다. 본 연구의 자료에서 로지스틱 회귀분석 결과 다른 변수들을 통제했을 때, active shoulder abduction은 B=−0.065이고 Exp(B)=0.937이므로 active shoulder abduction 각도가 1도 증가하면 위등세모근에 근막통증유발점이 있을 확률이 0.937배 낮아진다고 할 수 있다. 공학용 계산기를 이용하여 Exp(B)를 계산하려면 −0.065를 입력하고 e^x기능을 이용해야 한다. horizontal adduction각도는 B=−0.070이고 Exp(B)=0.933이므로 다른 변수들을 통제했을 때, horizontal adduction각도가 1도 증가하면 위등세모근에 근막통증유발점이 있을 확률이 0.933배 낮아진다고 해석할 수 있다. forward head posture각도는 B=0.142이고 Exp(B)=1.153이므로 다른 변수들을 통제했을 때, forward head posture각도가 1도 증가하면 위등세모근에 근막통증유발점이 있을 확률이 1.153배 증가한다고 해석할 수 있다. 이 결과는 임상적인 상식으로 봤을 때는 이해하기 어려운 결과이지만 전체 자료가 아닌 일부 자료를 이용하여 분석하였기에 생긴 의외의 결과로 전체 자료를 분석하였을 때는 다른 결과가 나올 수 있음을 밝혀둔다. 이 결과는 단지 통계학적으로 로지스틱 회귀분석의 결과를 해석하는 방법으로만 참고하길 바란다. 또한 forward head posture각도가 2도 증가하면 위등세모근에 근막통증유발점이 있을 확률이 1.153+1.153=2.306배 증가한다고 해석하면 틀린 해석이다. 올바른 해석 방법은 $e^{2x1.153}$=1.329배 또는 1.153×1.153=1.329배 증가한다고 해석해야 한다. serratus anterior strength (kg/체중)는 B=−0.152이고 Exp(B)=0.859이므로 다른 변수들을 통제했을 때, serratus anterior strength (kg/체중) 변수가 1단위 증가하면 위등세모근에 근막통증유발점이 있을 확률이 0.859배 낮아진다고 해석할 수 있다.

로지스틱 회귀분석에서 승산비를 제시할 때는 95% 신뢰구간을 제시하는 것이 독자의 이해를 도울 수 있으며 신뢰구간에 1을 포함하고 있지 않을 때만 의미있는 변수로 간주한다. 아래의 결과에서 유의한 결과를 보인 변수들의 95% 신뢰구간을 보면 1을 포함하고 있지 않음을 알 수 있다. 일반회귀모형과 마찬가지로 표준화 회귀계수로 각 독립변수의 중요성을 비교하려면 각 변수의 수치를 Z점수로 변환한 뒤 모형을 추정하여야 한다.

방정식의 변수

		B	S.E.	Wald	자유도	유의확률	Exp(B)	Exp(B)에 대한 95% 신뢰구간	
								하한	상한
1단계[a]	active shoulder abduction 각도	−.065	.032	4.188	1	.041	.937	.880	.997
	passive shoulder abduction 각도	−.029	.028	1.064	1	.302	.972	.920	1.026
	internal rotation 각도	−.002	.027	.008	1	.927	.998	.947	1.051
	horizontal abduction 각도	−.070	.029	5.601	1	.018	.933	.880	.988
	round shoulder cm 거리	.159	.188	.712	1	.399	1.172	.811	1.695
	forward head posture 각도	.142	.071	4.050	1	.044	1.153	1.004	1.324
	(serratus anterior/weight)*100 표준화	−.152	.049	9.762	1	.002	.859	.781	.945
	(biceps brachii/weight)*100 표준화	−.084	.057	2.155	1	.142	.919	.822	1.029
	1은 여자, 0은 남자(1)	1.185	.864	1.879	1	.170	3.269	.601	17.785
	업무중에 무거운 것을 드는 일이 있는지 여부인데 있으면 1 없으면 0(1)	−.589	.661	.794	1	.373	.555	.152	2.027
	상수항	4.843	4.526	1.145	1	.285	126.866		

a. 변수가 1 : active shoulder abduction 각도, passive shoulder abduction 각도, internal rotation 각도, horizontal abduction 각도, round shoulder cm 거리, forward head posture 각도, (serratus anterior/weight)*100 표준화, (biceps brachii/weight)*100 표준화, 1은 여자, 0은 남자, 업무 중에 무거운 것을 드는일이 있는지 여부인데 있으면 1 없으면 0단계에 입력되었습니다.

마지막으로 추정된 로지스틱 회귀식은 다음과 같다.

로짓모형(변환): $\ln(\frac{p}{1-p})$=4.843−0.065(active shoulder abduction각도)−0.070(horizontal adduction각도)+0.0142(forward head posture각도)−0.052(serratus anterior/weight)×100

따라서 어떤 대상자의 위등세모근에 근막통증유발점이 있는지 여부를 예측하고 싶으면 active shoulder abduction각도, horizontal adduction각도, forward head posture각도, serratus anterior/weight를 측정한 후 위의 식에 숫자를 대입하고 그 결과값(확률)이 0.5보다 크거나 같으면(P(Y=1) ≥ 0.5) 위등세모근에 근막통증유발점이 있을 것(집단 1로 분류)이라고 예측되고 0.5보다 작으면(P(Y=1) < 0.5) 위등세모근에 근막통증유발점이 없을 것(집단 0으로 분류)이라고 예측하면 된다.

연구자는 로지스틱 회귀분석을 할 때 표본크기 추정(sample size estimates)에 대하여 고민하게 된다. 흔히 사용하는 대략적인 방법(rule of thumb)은 독립변수 수에 10을 곱하여 필요한 대상자수를 구하는 방법이다. 독립변수의 수가 10개라면 곱하기 10을 하여 100명의 대상자가 최소한으로 필요하다고 계산한다. 그러나 이 방법은 너무 보수적인(conservative) 방법이라고 한다. 또 다른 방법(Peduzzi 등, 1996)은 비율과 독립변수의 수를 알고 있을 때 적용하는 방법이 있다. 예를 들어 위등세모근에 근막통증유발점이 있는 비율이 20%라고 하고, 독립변수의 수가 5개라면 필요한 최소한의 대상자 수는 250명이 된다.

$$N=10 \times \frac{5}{0.20} = 250$$

표본크기가 너무 작으면 예측모형의 예측 타당도가 떨어진다.

좀 더 정확하게 표본크기를 계산해 보기 원한다면 G*power 소프트웨어를 이용하는 방법이 있다.

위의 결과로 나온 분류표와 관련하여 민감도(sensitivity)와 특이도(specificity)를 추가하여 설명하는 논문도 있다.

		실제 관측 결과		
		근막통증유발점발통점 유	근막통증유발점 무	
모형예측결과	근막통증유발점 유	47=a	6=b	53=a+b
	근막통증유발점 무	7=c	78=d	85=c+d
합계		54=a+c	84=b+d	138

민감도(sensitivity)는 실제 질병이 있는 사람들 중에서 검사를 통해 질병이 있다고 평가되는 비율이다.

$$민감도 = \frac{a}{a+c} = \frac{47}{54} = 0.87 \quad 87\%$$

특이도(specificity)는 실제 질병이 없는 사람들 중에서 검사를 통해 질병이 없다고 평가되는 비율이다.

$$특이도 = \frac{d}{b+d} = \frac{78}{84} = 0.93 \quad 93\%$$

민감도와 특이도는 1에 가까우면 100%가 되어 이상적인 평가도구가 되지만 실제로는 민감도가 증가하면 특이도는 감소하고, 특이도가 증가하면 민감도가 감소하게 된다. 쉽게 치료될 수 있는 질병의 경우에는 민감도가 높은 평가도구가 선호되고, 심각한 질병이어 치료가 어려운 경우에는 위양성[false positive, b/(b+d)] 진단을 피하기 위해 특이도가 높은 평가도구를 쓰는 것이 좋다.

어떤 평가(검사, 진단)도구가 유용한 평가도구인지를 알아보기 위해 혹은 두 개의 평가도구를 비교하고자 할 때, 그리고 평가도구에서 최적의 기준값(cut-off value)을 구하고자 할 때 수용자 작업특성 곡선(receiver operating characteristics curve; ROC curve)으로 알아 볼 수 있다. SPSS의 결과물에서는 기준값을 직접 구해주지는 않는다. ROC곡선에서 최적의 기준값을 선택하는 일반적인 방법은 해당 곡선의 변곡점에 해당하는 값을 선택하는 방법이다. 또 다른 방법으로는 SPSS에서는 민감도값과 '1-특이도' 값을 구해주므로 이 자료를 엑셀로 옮겨서 민감도값과 '1-특이도' 값을 더해서 최댓값이 나오는 곳을 기준값으로 정하는 방법이 있다. 작업특성 곡선을 직접 그리려면 여러 기준값을 정한 후에 각 기준값별로 X-축에는 '1-특이도' 값을, Y-축에는 민감도값을 이용하여 산점도를 그린 다음 선으로 연결한다. 평가도구로 유용하다고 인정받으려면 ROC곡선이 대각선보다 왼쪽 위쪽에 위치해야 한다. ROC곡선을 그린 후 곡선하 면적(area under the curve; AUC)을 구해서 평가도구 간에 비교를 하기도 한다. 이 곡선이 면적이 클수록 질환(질병, 장애)여부를 잘 분류하는 것으로 판단한다. 그 외에도 양성 결과에 대한 가능도 비(likelihood ratio: LR)를 사용하는 경우도 있다.

$$LR+ \text{ (양성결과에 관한 LR)} = \frac{민감도}{1-특이도} = \frac{진양성률(truepositiverate)}{위양성률(falsepositiverate)}$$

예를 들어 이 값이 2라고 나왔다면, 질환(disorder)이 없는 사람들에 비해 질환이 있는 사람들에게서 평가결과가 양성으로 나타날 가능성이 2배 높다는 의미이다. 따라서 이 수치가 높으면 높을수록 유용한 평가도구라고 할 수 있다.

아래의 논문을 읽어볼 것을 추천한다.

Bognoche DM, Chiarello LA, Palisano RJ, Gracely EJ, McCoy SW, Orlin MN. Predictors of independent walking in young children with cerebral palsy. Physical Therapy 2016:96(2):183-192.

8

요인(인자)분석
(Factor Analysis)

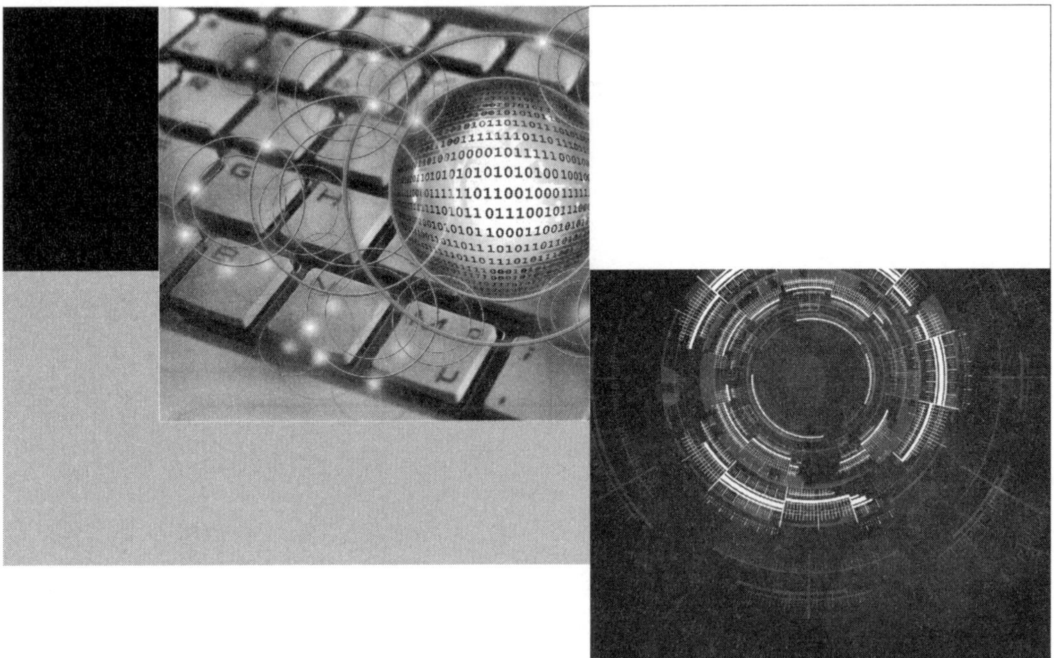

제8장

요인(인자)분석 (Factor Analysis)

이 장에서는 변수들 간에 독립변수, 종속변수의 관계가 설정되어 있지 않은 경우에 사용할 수 있는 요인분석을 설명한다. 요인분석은 변수들 간의 상관관계를 이용하여 서로 유사한 변수들끼리 묶어 주는 분석방법이다. 상관관계가 높은 변수들끼리 묶어 준다는 점에서 다음과 같은 목적에 사용된다.

(1) 데이터(변수)의 수를 줄여 정보를 요약
(2) 변수들 간의 구조를 파악
(3) 설문지를 이용한 측정도구에서 불필요한 변수(문항)의 제거-요인으로 묶이지 않는 중요도가 낮은 변수를 제거하고자 하는 경우
(4) 측정도구의 타당도 검증: 같은 개념을 측정하는 변수들이 동일한 요인으로 묶이는지를 확인하는 목적
(5) 요인점수(factor score)를 이용하여 회귀분석, 판별분석에서 독립변수로 활용할 때 사용한다.

요인분석은 비교하고 예측하기 위해 자료를 이용한다기보다는 자료분석을 통해 많은 수의 변수가 갖고 있는 특성을 탐색하고 확인하는 것이다. 요인분석의 목적은 수많은 변수 내에서 구조를 검사하는 방법으로 변수 간 상관성의 본질을 설명하려 하는 것이다. 판단이 주관적일 수 있기 때문에 다른 분석방법보다 논란의 여지가 많지만, 추상적이고 복잡한 현상의 본질을 파악하기에 적합한 분석방법이다. 요인분석을 하는 연구자는 요인을 몇 개로 할 것인가? 어떠한 방법으로 요인을 추출할 것인가? 추출된 요인에 대하여 어떤 이름을 붙일 것인가는 연구자가 주관적으로 정한다. 그리고 요인분석에서 일반적으로 양적인 변수를 사용하지만 질적인 변수도 분석이 가능하다.

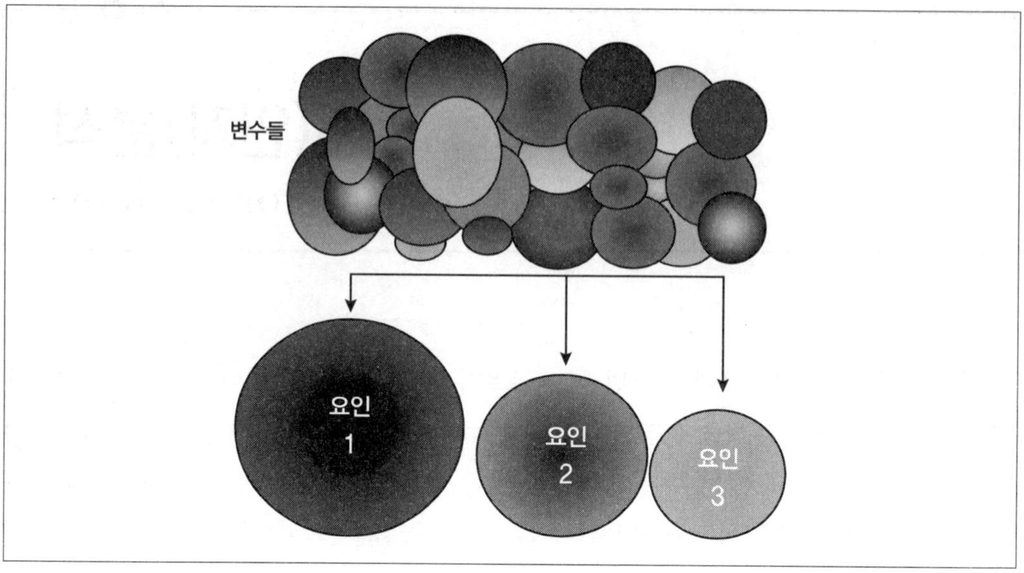

[그림 8-1] 요인분석의 개념도

요인분석을 이용하면 많은 변수들로부터 추상적인 구성요소(요인)를 다시 추출하여 변수의 수를 줄이고, 유사한 개념으로 묶어 관리하기 쉽게 할 수 있다. 새로 묶은 요인들의 개념과 요인 내 변수들이 어느 정도의 상대적 강도로 연관성을 갖는지가 관심의 대상이다. 요인분석에서 나오는 주요 용어를 정리하면 다음과 같다.

① **요인(인자, factor)** : 서로 상관관계가 높은 변수들끼리 모아서 작은 수의 변수집단으로 모은 것

② **요인(인자)적재값, 요인부하값(factor loadings)** : 변수들과 요인 사이의 상관관계로서 요인의 성격을 보여준다. 요인적재값의 제곱은 해당 변수가 요인에 의하여 설명되는 분산을 나타낸다. 요인들이 서로 독립적인 경우, 요인과 변수들의 상관관계를 그 측정변수의 요인적재값이라고 한다. 요인적재값은 회귀분석에서 표준화 회귀계수라든가 경로분석의 경로계수와 동일한 내용의 것이다.

③ **커뮤날리티, 공통분산비(communality)** : 어떤 특정 변수에 대하여 추출된 요인들이 그 변수에 담겨진 정보(분산)를 얼마나 설명할 수 있는가를 비율로 나타낸다. 변수 j에 대한 커뮤날리티는 h_j^2로 표기한다. 커뮤날리티는 개별변수의 분산 중 k개 요인들에 의해 설명되는 비율, 바꾸어 말하면, 중회귀분석에서 설명되는 R^2(결정계수)과 유사한 개념이라고 볼 수 있다.

④ **고유값(eigenvalue)** : 자료 속에 담겨진 정보(분산)가 어떤 요인에 의하여 어느 정도

표현될 수 있는가를 말해 주는 비율

⑤ 요인(인자)모형

㉠ 주성분 분석(principal component analysis) : 가능한 한 많은 정보를 최소의 요인으로 집약시키려는 예측의 목적에 주로 사용함

㉡ 주요인 분석(principal factor analysis or common factor analysis) : 쉽게 발견되지 않는 숨어 있는 요인이나 차원을 찾아내려고 할 때 사용함

각 요인이 설명하는 총분산의 %

설명된 총분산

요인	Initial Eigenvalues			Extraction Sums of Squared Loadings			Rotation Sums of Squared Loadings		
	Total	% of Variance	Cumulative %	Total	% of Variance	Cumulative %	Total	% of Variance	Cumulative %
1	3.647	36.473	36.473	3.647	36.473	36.473	2.472	24.717	24.717
2	1.315	13.148	49.621	1.315	13.148	49.621	2.049	20.495	45.212
3	1.223	12.229	61.850	1.223	12.229	61.850	1.664	16.638	61.850
4	.800	7.999	69.849						
5	.728	7.283	77.133						
6	.633	6.326	83.459						
7	.530	5.297	88.756						
8	.427	4.270	93.027						
9	.353	3.527	96.553						
10	.345	3.447	100.000						

고유값 　 추출된 요인(회전 전) 　 추출된 요인(회전 후)

문항	요인(성분)		
	1	2	3
문항 3	.553	−.455	.213
문항 7	.502	−.483	.025
문항 9	.555	−.523	−.033
문항 12	.908	−.152	.258
문항 11	.596	.372	−.082
문항 5	.488	.265	−.662
문항 4	.489	.233	−.663
문항 6	.534	.259	.321
문항 18	.153	.432	.455

요인추출방법: 주성분분석 　 추출된 요인수: 3개

요인적재값: 각 셀의 수치는 요인과 문항과의 상관관계를 나타낸다.

제1요인의 고유값=제 1요인의 열에 속한 요인적재값들을 제곱하여 더한 값

제2요인의 고유값=제 2요인의 열에 속한 요인적재값들을 제곱하여 더한 값

제3요인의 고유값=제 3요인의 열에 속한 요인적재값들을 제곱하여 더한 값

공통분산비: 예) 문항 3의 공통분산비 = $.553^2+(-.455)^2+.213^2$

⑥ 요인(인자) 회전(분리)방법

㉠ **직교회전**(orthogonal rotation) : 요인의 축들이 90°를 유지하면서 요인이 추출됨. 요인들이 서로 독립적일 때 사용. 요인들 간에 상관관계를 가정해야 하는 특별한 이유가 없을 때 사용함

㉡ **경사회전**(oblique rotation) : 추출된 요인들끼리 상관관계가 있다고 가정할 경우 사용

1) 요인의 추출(Extraction of factors)

요인분석의 첫 단계는 모든 검사항목의 상관행렬을 만드는 것이다. 이러한 상관성을 기초로 하여 자료의 주요인(principal component)을 확인하는 작업으로, 각 요인들의 선형적 상관관계를 파악하여 변수들을 비슷한 요인끼리 묶는 것이다. 다차원공간에서 자료를 보는 방법으로 통계학적으로 강한 상관성이 있는 서로 비슷한 요인끼리 집단을 만들어(grouping) 변수들을 배열하는 것이다. 이렇게 묶인 변수들을 요인(components)으로 재구성하고 추출(extraction)하는 과정이 요인분석이다.

주요인 분석은 자료의 총분산에서 큰 부분을 설명할 수 있는 강한 선형적 관계를 보이는 변수들로 조합하여 전체 자료행렬(data matrix)로부터 요인을 추출하는 것이다. 첫 번째 요인은 가능한 자료에서 총분산을 많이 설명하는 요인을 추출하는 것이고, 두 번째 요인은 남아 있는 변수들 중에서, 그 다음으로 총분산의 남은 부분을 설명하는 요인을 추출하여 재배치한다.

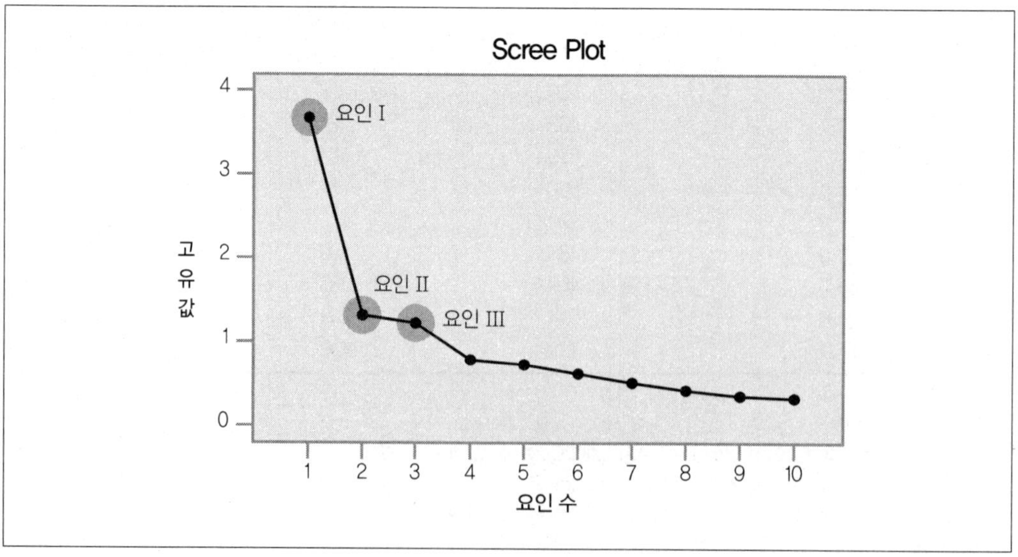

요인의 수를 결정할 때 가장 흔히 사용되는 방법은 고유값(eigenvalue)이다. 고유값이 적어도 1 이상인 요인들로 다시 그룹화하는 것이다. 요인의 수를 결정할 때 사용하는 또 다른 방법은 스크리 도표(scree plot)를 이용하는 방법이다.

주요인 분석의 결과 각 요인에서 변수를 나타내는 요인적재값(factor loading)이 요인행렬(factor matrix)로 나온다. 요인적재값이 1.00에 가까우면 여기에 속한 변수가 첫 번째 요인에 해당되고, 0.00에 가까우면 나머지 요인에 해당된다고 볼 수 있다. 요인적재값은 상관계수와 비슷하게 해석할 수 있는데, 범위는 0.00에서 ±1.00의 범위이다. 요인적재값이 0.30이나 0.40보다 클 때 어느 정도 상관관계가 있음을 나타낸다. 해석할 때는 요인적재값의 절대치만을 고려한다.

각 변수가 어느 요인에 해당하는지 명확하지 않아서 해석에 어려움이 있을 때 다음 단계로 요인회전(factor rotation)을 해 본다.

2) 요인회전(Factor rotation)

요인회전은 복잡하고 다차원적인 개념이다. 2개의 축을 회전시켜 양축에 가깝게 변수들을 재배치하는 것이다. 가장 흔히 사용하는 방법이 배리맥스회전(varimax rotation), 프로맥스회전이다.

직교회전(orthogonal rotation)은 두 축의 수직상태를 그대로 유지하고 회전시키는 방법으로, 두 요인 사이의 상관성이 없는 상태를 전제로 한다.

경사회전(oblique rotation)은 거의 사용하지 않으나, 두 요인의 위치가 가깝게 되어 상관성을 높이게 되는 단점이 있어 해석에 어려움이 있다.

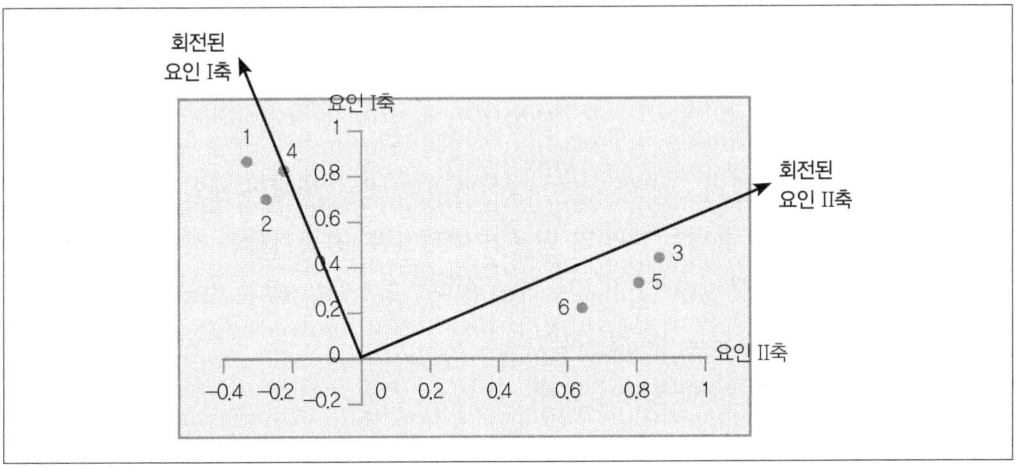

3) 요인에 이름붙이기(Naming factors)

요인분석의 마지막 과정은 요인 내에 있는 중요한 변수들의 특성을 고려하여 이론적인 구성, 공통 주제에 따라 이름을 붙이는 것이다. 이 과정은 주관적이어서 때로는 어려운 작업이 될 수 있다.

4) 요인분석의 적용

(1) 탐색적 자료분석(Exploratory analysis)

요인분석은 연구의 의문점에 대한 여러 유형의 답을 구하기 위해 이용된다. 탐색적 연구(exploratory approach) 방법에서는 이전에 명확하게 드러나지 않았던 숨은 개념을 찾기 위해 적용한다.

(2) 자료의 단순화(Reduction of data)

요인분석은 검사를 단순화시키기 위해 검사의 요소를 동일한 개념으로 묶어 평가하는 과정이다. 문항(items)의 수를 줄이기 위해 각 개념의 복합요약점수(composite summary score)를 구성한다. 주요인 분석에서는 복합점수(composite score)를 이용하여 요인의 수를 줄일 수 있다.

5) 표본의 크기

요인분석을 할 때 표본의 크기를 얼마로 할 것인가는 매우 중요한 고려사항이다. 일반적으로 최소한 100명 이상의 대상자를 요구하며, 분석하려는 변수의 수에 곱하기 5를 한 정도의 대상자를 확보해야 한다. 하지만 이러한 접근은 너무 보수적이라는 비판을 받기도 한다.

6) 요인분석 실행 예

게임중독.sav파일을 불러오기 한다. 이 데이터 파일에는 20개의 게임중독에 관한 문항을 300명의 응답자가 응답한 가상의 내용이 담겨있다. 응답자들은 각 문항에 대하여 1='전혀 아니다', 2='드물지만 있다', 3='가끔 있다', 4='자주 있다', 5='항상 그렇다'라고 리커트 형태의 5점 척도로 응답을 하였다.

설문 문항은 다음과 같이 구성되어 있다.

변수명	문항 내용
v1	처음에 생각했던 것보다 더 오래 게임을 하게 된다.
v2	게임을 하느라고 집안(또는 학교) 일을 미룬 적이 있다.
v3	가족이나 친구들과 있는 것보다 게임을 하는 것이 더 즐겁다.
v4	게임을 하면서 새로운 친구를 사귀게 된다.
v5	게임을 너무 오래 한다고 주위 사람들에게 불평을 듣는다.
v6	게임을 하는데 시간을 많이 보내기 때문에 숙제나 공부를 제대로 하지 못하거나, 좋지 못한 성적을 받은 적이 있다.
v7	해야 할 일을 미루고 먼저 게임부터 하게 된다.
v8	게임 때문에 학교 공부가 소홀해지고 성적이 떨어졌다.
v9	사람들이 내게 주로 하는 게임이 몇 가지인지 물었을 때 사실보다 축소하여 말한 적이 있다.
v10	게임에 대한 기분 좋은 생각을 하면서 일상사의 괴로운 생각을 피한 적이 있다.
v11	다시 게임을 할 수 있을 때를 기다리게 된다.
v12	게임이 없는 세상은 지루하고 재미가 없을 것 같다.
v13	게임을 하는 도중 방해받았을 때 소리를 지르거나 화를 낸 적이 있다.
v14	밤새 게임을 하느라 늦게 잠이 든 적이 있다.
v15	게임을 안 할 때도 게임에 대한 생각으로 꽉 차 있거나 게임을 하고 있는 것을 상상해 본 적이 있다.
v16	게임을 할 때 "조금만 더 해야지"하면서 계속하게 된다.
v17	게임하는 시간을 줄이려고 노력했지만 결국 실패한 적이 있다.
v18	게임을 얼마나 오래 했는지를 남에게 숨긴 적이 있다.
v19	남들과 어울려 밖에 나가기보다 게임을 하며 시간 보내는 걸 선택한다.
v20	기분이 우울하고 긴장됐다가 게임을 한 후 괜찮아진 적이 있다.

요인분석을 할 때는 다음의 순서를 따른다.

첫째, 변수들 간의 상관성을 검토한다.

둘째, 각 요인들과 관련있는 고유값(eigenvalue)을 검토하여 잠재되어 있는 요인의 수를 결정한다.

셋째, 요인을 추출한다.

넷째, 요인들 간의 차이를 최대로 하기 위해 회전을 시킨다.

다섯째, 회전된 요인에서 요인적재값을 검토한다.

여섯째, 추출된 요인들을 해석한다.

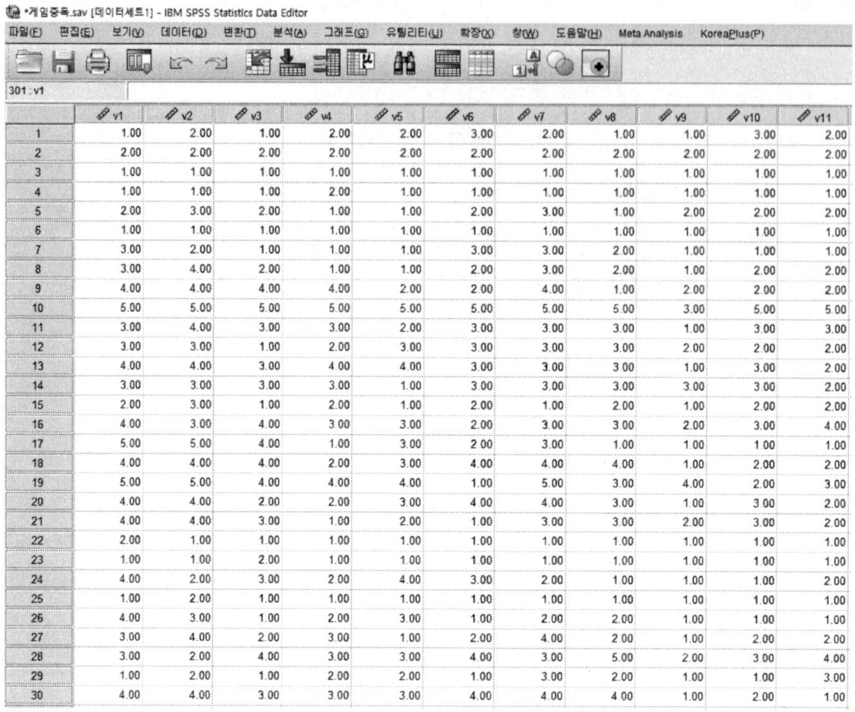

*게임중독.sav [데이터세트1] - IBM SPSS Statistics Data Editor

	v1	v2	v3	v4	v5	v6	v7	v8	v9	v10	v11
1	1.00	2.00	1.00	2.00	2.00	3.00	2.00	1.00	1.00	3.00	2.00
2	2.00	2.00	2.00	2.00	2.00	2.00	2.00	2.00	2.00	2.00	2.00
3	1.00	1.00	1.00	1.00	1.00	1.00	1.00	1.00	1.00	1.00	1.00
4	1.00	1.00	1.00	2.00	1.00	1.00	1.00	1.00	1.00	1.00	1.00
5	2.00	3.00	2.00	1.00	1.00	2.00	3.00	1.00	2.00	2.00	2.00
6	1.00	1.00	1.00	1.00	1.00	1.00	1.00	1.00	1.00	1.00	1.00
7	3.00	2.00	1.00	1.00	1.00	3.00	3.00	2.00	1.00	1.00	1.00
8	3.00	4.00	2.00	1.00	1.00	2.00	3.00	2.00	1.00	2.00	2.00
9	4.00	4.00	4.00	4.00	2.00	2.00	4.00	1.00	2.00	2.00	2.00
10	5.00	5.00	5.00	5.00	5.00	5.00	5.00	5.00	3.00	5.00	5.00
11	3.00	4.00	3.00	3.00	2.00	3.00	3.00	3.00	1.00	3.00	3.00
12	3.00	3.00	1.00	2.00	3.00	3.00	3.00	3.00	2.00	2.00	2.00
13	4.00	4.00	3.00	4.00	4.00	3.00	3.00	3.00	1.00	3.00	2.00
14	3.00	3.00	3.00	3.00	1.00	3.00	3.00	3.00	3.00	3.00	2.00
15	2.00	3.00	1.00	2.00	1.00	2.00	1.00	2.00	1.00	2.00	2.00
16	4.00	3.00	4.00	3.00	3.00	2.00	3.00	3.00	2.00	3.00	4.00
17	5.00	5.00	4.00	1.00	3.00	2.00	3.00	1.00	1.00	1.00	1.00
18	4.00	4.00	4.00	2.00	3.00	4.00	4.00	4.00	1.00	2.00	2.00
19	5.00	5.00	4.00	4.00	4.00	1.00	5.00	3.00	4.00	2.00	3.00
20	4.00	4.00	2.00	2.00	3.00	4.00	4.00	3.00	1.00	3.00	2.00
21	4.00	4.00	3.00	1.00	2.00	1.00	3.00	3.00	2.00	3.00	2.00
22	2.00	1.00	1.00	1.00	1.00	1.00	1.00	1.00	1.00	1.00	1.00
23	1.00	1.00	2.00	1.00	1.00	1.00	1.00	1.00	1.00	1.00	1.00
24	4.00	2.00	3.00	2.00	4.00	3.00	2.00	1.00	1.00	1.00	2.00
25	1.00	2.00	1.00	1.00	1.00	1.00	1.00	1.00	1.00	1.00	1.00
26	4.00	3.00	1.00	2.00	3.00	1.00	2.00	2.00	1.00	1.00	1.00
27	3.00	4.00	2.00	3.00	1.00	2.00	4.00	2.00	1.00	2.00	2.00
28	3.00	2.00	4.00	3.00	3.00	4.00	3.00	5.00	2.00	3.00	4.00
29	1.00	2.00	1.00	2.00	2.00	1.00	3.00	2.00	1.00	1.00	3.00
30	4.00	4.00	3.00	3.00	3.00	4.00	4.00	4.00	1.00	2.00	1.00

메뉴에서 분석-차원 축소-요인분석을 클릭한다.

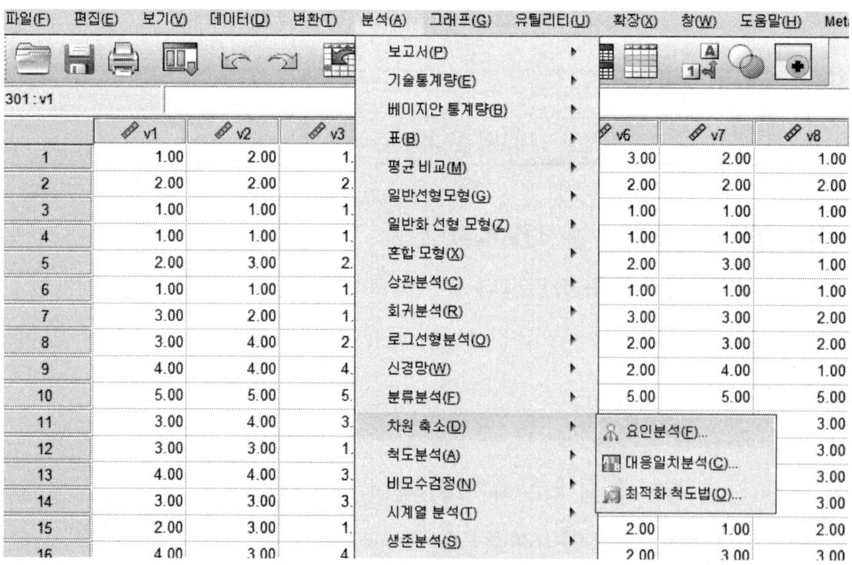

요인분석 대화상자에서 분석을 할 변수들을 오른쪽 변수 항목으로 옮긴다.

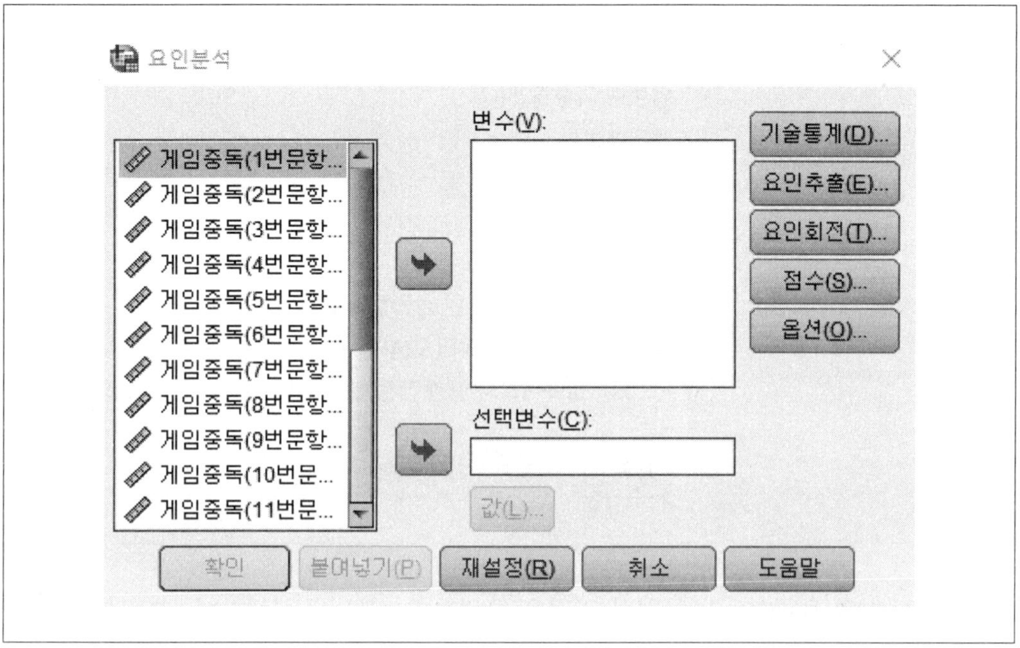

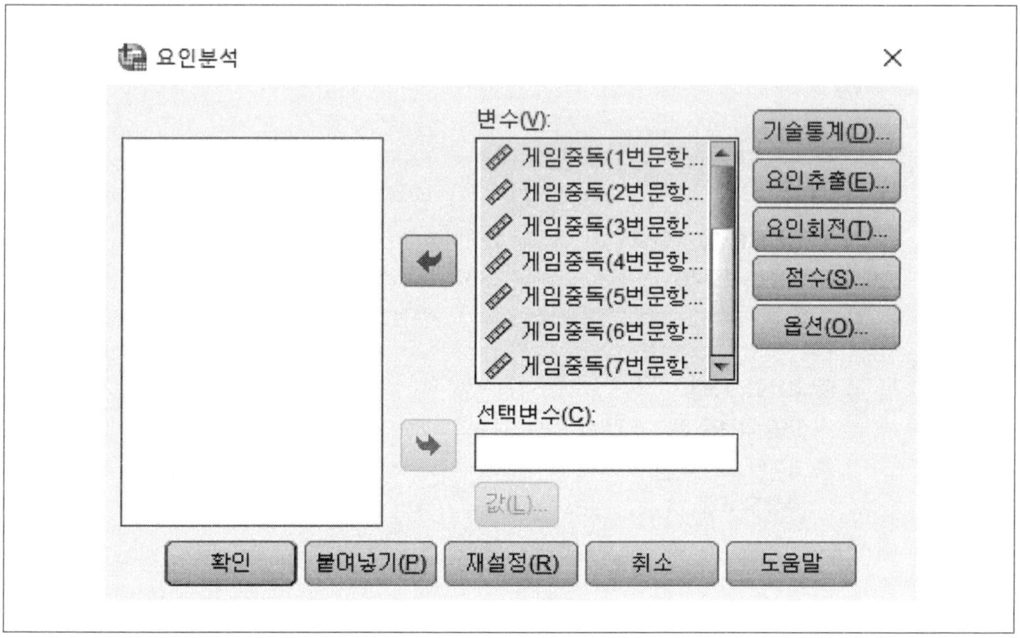

요인분석 대화상자에서 기술통계 버튼을 클릭한다.

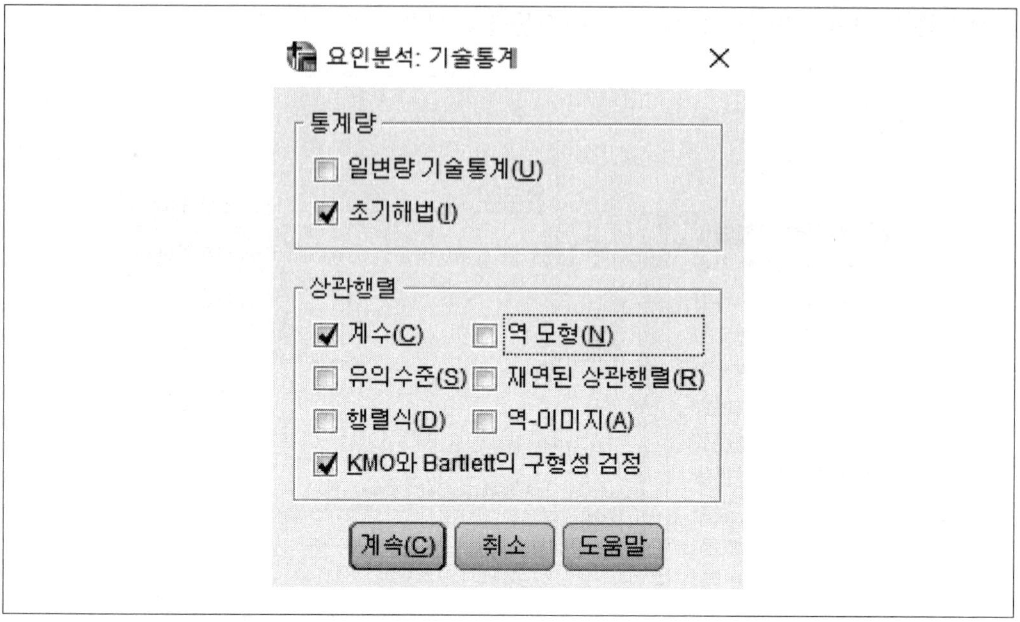

계수, KMO와 Bartlett의 구형성 검정을 클릭한다. 계속을 클릭한다. 요인분석 대화상자에서 요인추출을 클릭한다. 스크리 도표에 클릭한다. 계속을 클릭한다.

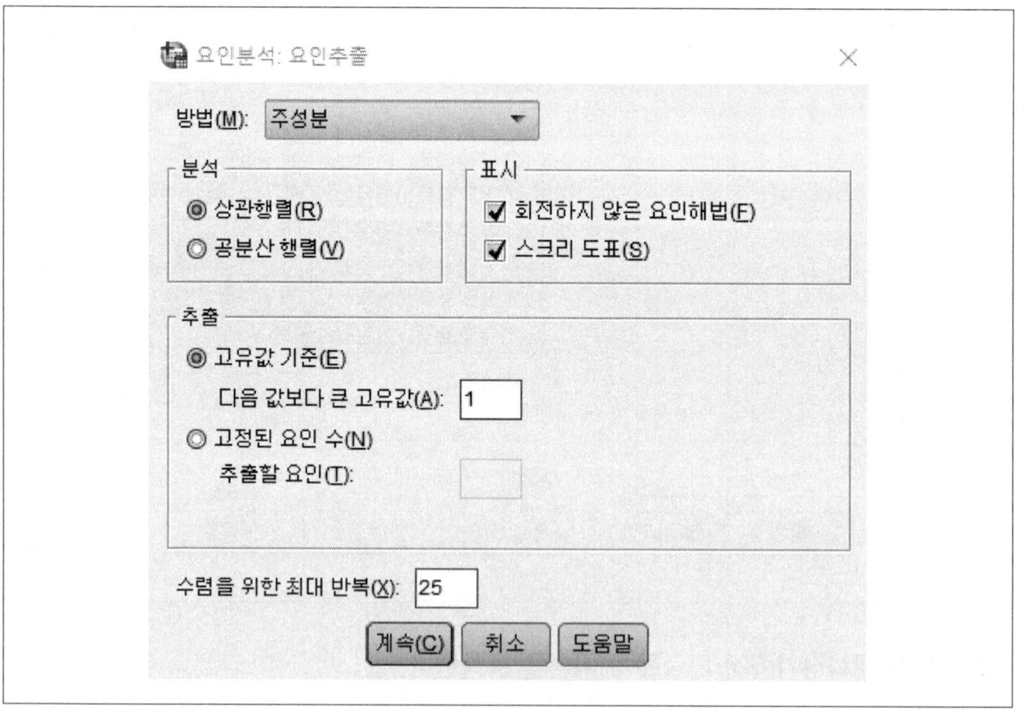

요인분석 대화상자에서 요인회전을 클릭한다. 배리맥스, 적재량 도표를 선택하고 계

속을 클릭한다.

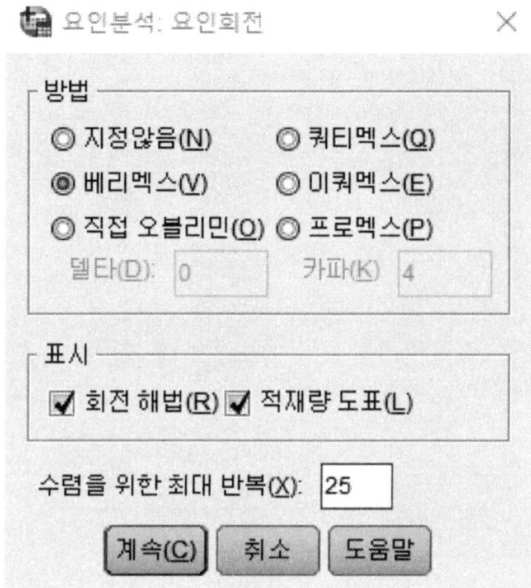

요인분석 대화상자에서 점수를 클릭한다. 변수로 저장, 요인점수 계수행렬 표시에 클릭한다. 계속을 클릭한다.

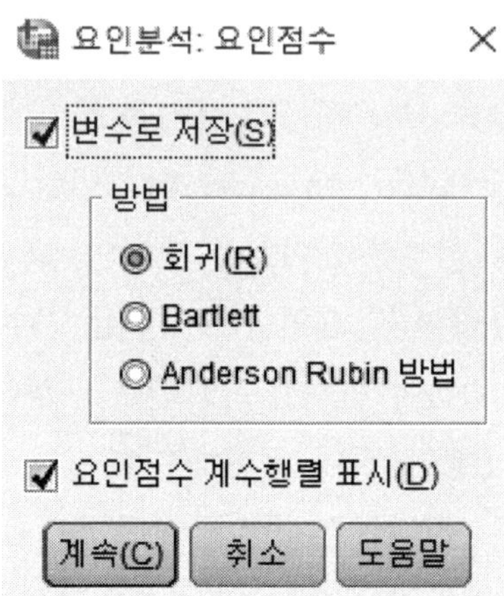

요인분석 대화상자에서 확인을 클릭한다. 결과가 화면에 나타나면 우선 변수(문항)들 간의 상관관계를 검토한다. 변수들간의 상관관계가 높은 변수들에는 어떤 것들이 있는지 또는 변수들간의 상관관계가 특별히 낮은 것에는 어떤 것이 있는지 찾아본다.

상관행렬

		게임중독(1번 문항)	게임중독(2번 문항)	게임중독(3번 문항)	게임중독(4번 문항)	게임중독(5번 문항)	게임중독(6번 문항)	게임중독(7번 문항)	게임중독(8번 문항)	게임중 문
상관관계	게임중독(1번문항)	1.000	.772	.460	.499	.533	.547	.644	.532	
	게임중독(2번문항)	.772	1.000	.560	.539	.632	.646	.729	.623	
	게임중독(3번문항)	.460	.560	1.000	.483	.639	.562	.574	.632	
	게임중독(4번문항)	.499	.539	.483	1.000	.565	.536	.538	.529	
	게임중독(5번문항)	.533	.632	.639	.565	1.000	.692	.608	.607	
	게임중독(6번문항)	.547	.646	.562	.536	.692	1.000	.677	.738	
	게임중독(7번문항)	.644	.729	.574	.538	.608	.677	1.000	.690	
	게임중독(8번문항)	.532	.623	.632	.529	.607	.738	.690	1.000	
	게임중독(9번문항)	.302	.394	.482	.399	.526	.453	.430	.490	
	게임중독(10번문항)	.443	.570	.586	.465	.584	.667	.570	.684	
	게임중독(11번문항)	.420	.511	.543	.473	.518	.572	.577	.630	
	게임중독(12번문항)	.395	.433	.428	.498	.497	.555	.476	.504	
	게임중독(13번문항)	.428	.496	.523	.438	.577	.508	.441	.478	
	게임중독(14번문항)	.538	.629	.492	.551	.572	.599	.613	.628	
	게임중독(15번문항)	.479	.544	.472	.473	.519	.560	.606	.619	
	게임중독(16번문항)	.619	.596	.418	.504	.443	.542	.640	.539	
	게임중독(17번문항)	.582	.663	.509	.625	.568	.653	.649	.628	
	게임중독(18번문항)	.357	.466	.533	.462	.535	.449	.439	.520	
	게임중독(19번문항)	.447	.562	.663	.552	.575	.572	.585	.636	
	게임중독(20번문항)	.357	.419	.488	.441	.504	.519	.472	.562	

자료가 요인분석을 하기에 자료가 적합한지 판단하기 위해서는 Kaiser-Meyer-Olkin(KMO) 방법을 이용한다. Kaiser-Meyer-Olkin(KMO) 측도값은 0~1의 범위에 있게 되며 0.9 이상이면 매우 훌륭한 적합(marvelous), 0.8~0.9 미만이면 상당히 적합(meritorious), 0.7~0.8 미만이면 중간 정도 웬만한 적합(middling), 0.5~0.6 미만이면 초라한 적합(miserable), 0.5보다 작으면 부적합(unacceptable)으로 판단한다. 일반적으로 적어도 0.6 이상일 것을 추천한다. 본 예에서 Kaiser-Meyer-Olkin(KMO) 측도값이 0.953이므로 요인분석을 하기에 적합하다고 할 수 있다.

Bartlett의 구형성 검정(Bartlett's sphericity test)이란 요인분석에서 사용하는 변수들 사이에 상관이 존재하는지 여부를 알아보는 것이다. 요인분석에서 사용하는 변수들 사이에 상관이 존재하지 않는다면 각 요인을 구성하는 변수들이 모두 상관관계가 존재하지 않게 되어서 각 요인에 속하는 변수들로 요인을 구성하는 의미가 없게 된다. 여기서 영가설(H_0)은 변수들 사이에 "상관이 존재하지 않는다. 즉 상관성은 0이다"이고 대립가설(H_1)은 "변수들 사이에 상관이 존재한다. 상관성이 0이 아니다"라고 할 수 있다. 따라서 근사카이제곱 검정통계량이 충분히 커서 유의확률이 작으면 현재의 자료가 요인분석에 적합한 자료라고 판단하는 하나의 근거로 사용한다. 유의확률 $p=0.000$으로 $p<0.05$이므로 20개 게임중독 문항들 간에 상관관계가 존재한다고 해석한다. 따라서 요인분석을 하기에 적합하다고 판정한다.

KMO와 Bartlett의 검정

표본 적절성의 Kaiser-Meyer-Olkin 측도		.953
Bartlett의 구형성 검정	근사 카이제곱	4494.642
	자유도	190
	유의확률	.000

커뮤날리티(공통성, 공통분산성)는 어떤 변수(문항)에 대하여 추출된 요인들이 그 변수(문항)에 담겨진 정보(분산)를 얼마나 설명할 수 있는가를 나타내는 비율로서 변수 j에 대한 커뮤날리티는 hj^2로 표기한다. 커뮤날리티는 개별변수(문항)의 분산을 추출된 요인들이 얼마나 설명할 수 있는지를 의미한다. 커뮤날리티가 높으면 높을수록 해당 변수(문항)의 요인구조에 기여하는 바가 큰 것을 나타낸다. 커뮤날리티 기준은 대개 0.4로 본다. 커뮤날리티가 0.4 미만이면 어떤 요인에도 기여하는 변수라고 보기 어렵다. 따라서 기준치 미만의 변수가 발견되면 해당 변수를 제거하고 요인분석을 다시 한다. 본 예제에서는 20개 변수의 커뮤날리티가 모두 0.4 이상으로 나왔다. 본 예에서 게임중독 1번 문항에 대한 커뮤날리티를 수작업으로 구해보자. 회전 전의 성분행렬표에서 v1의 요인적재값들을 제곱해서 더하면 된다. $h^2=(0.692)^2+(-0.480)^2=0.708$이 되는데 첫 번째 문항인 게임중독 1번 문항의 분산 중 70.8%를 추출된 2개의 요인이 설명할 수 있음을 보여준다. 나머지 변수에 대한 커뮤날리티도 같은 방식으로 구할 수 있다. 게임중독 4번 문항과 게임중독 12번 문항이 다른 문항에 비해서 낮은 커뮤날리티를 보이고 있음을 알 수 있다.

공통성

	초기	추출
게임중독(1번 문항)	1.000	.708
게임중독(2번 문항)	1.000	.758
게임중독(3번 문항)	1.000	.561
게임중독(4번 문항)	1.000	.507
게임중독(5번 문항)	1.000	.611
게임중독(6번 문항)	1.000	.667
게임중독(7번 문항)	1.000	.731
게임중독(8번 문항)	1.000	.679
게임중독(9번 문항)	1.000	.574
게임중독(10번 문항)	1.000	.648
게임중독(11번 문항)	1.000	.592
게임중독(12번 문항)	1.000	.505

게임중독(13번 문항)	1.000	.550
게임중독(14번 문항)	1.000	.624
게임중독(15번 문항)	1.000	.571
게임중독(16번 문항)	1.000	.637
게임중독(17번 문항)	1.000	.668
게임중독(18번 문항)	1.000	.663
게임중독(19번 문항)	1.000	.697
게임중독(20번 문항)	1.000	.674

추출방법 : 주성분 분석

요인분석의 목적은 변수의 수를 줄이는 것이라고 할 수 있다. 따라서 본 예에서 변수 20개를 사용하기보다는 요인으로 묶어서 해석하는 것이 바람직하다. 추출된 두 요인의 고유치(eigenvalue)는 각각 11.265, 1.362로 이것은 요인추출 기준으로 지정한 고유치 1 이상인 요인만 추출된 것을 의미하고 있다. 고유치(고유값)는 그 요인이 설명하는 분산의 양을 나타내므로 이 값이 큰 요인이 중요한 요인이 된다. 본 예에서는 두 요인으로 압축되었는데, 게임중독에 대한 학생들의 반응을 보인 요인 1은 56.325%, 요인 2는 6.809%를 설명함으로써 전체(누적)적으로는 63.184%를 설명하고 있다. 20개 문항이 갖고 있는 분산의 63.184%를 2개의 요인으로 설명하고 있음을 보여준다. 그리고 요인 1이 요인 2보다 더 높은 설명력을 갖고 있다. 요인을 많이 추출하도록 기준을 낮추면 그 설명력은 63.134%보다 높아질 것이지만 반대로 요인의 수가 많아진다. 따라서 요인 수는 가능한 한 줄이고 설명력을 높이는 것이 중요하다.

고유값(eigenvalue)은 각 요인의 설명력을 나타낸다. 모든 요인(성분)의 고유값 합계는 요인분석에 사용된 변수의 수와 같다. 그러므로 본 예에서 고유값 합계는 20이다. 따라서 요인 1의 설명력은 11.265/20=0.56325(56.325%)로 계산된다. 그리고 요인의 고유값은 요인에 속한 각 변수들의 적재값을 제곱하여 더한 것과 같다. 예를 들어, 요인 1의 고유값은 회전 전의 성분행렬에 나타나 있는 요인 1에 속한 각 변수들의 요인적재값을 제곱하여 더한 것과 같다. 즉, $(0.692)^2+(0.790)^2+.........+(0.808)^2+(0.720)^2 =11.265$가 된다.

설명된 총분산

성분	초기 고유값			추출 제곱합 적재량			회전 제곱합 적재량		
	전체	% 분산	누적 %	전체	% 분산	누적 %	전체	% 분산	누적 %
1	11.265	56.325	56.325	11.265	56.325	56.325	6.479	32.396	32.396
2	1.362	6.809	63.134	1.362	6.809	63.134	6.147	30.737	63.134
3	.854	4.268	67.402						
4	.738	3.689	71.090						
5	.683	3.413	74.503						
6	.589	2.947	77.450						
7	.545	2.727	80.177						
8	.481	2.403	82.581						
9	.437	2.183	84.764						
10	.423	2.117	86.880						
11	.381	1.907	88.787						
12	.331	1.654	90.441						
13	.310	1.549	91.990						
14	.303	1.517	93.507						
15	.286	1.432	94.939						
16	.256	1.282	96.222						
17	.231	1.157	97.379						
18	.188	.940	98.319						
19	.177	.883	99.202						
20	.160	.798	100.000						

추출방법 : 주성분 분석

스크리 도표를 통해서도 고유값이 1이상인 2개의 요인을 선택할 수 있음을 알 수 있다.

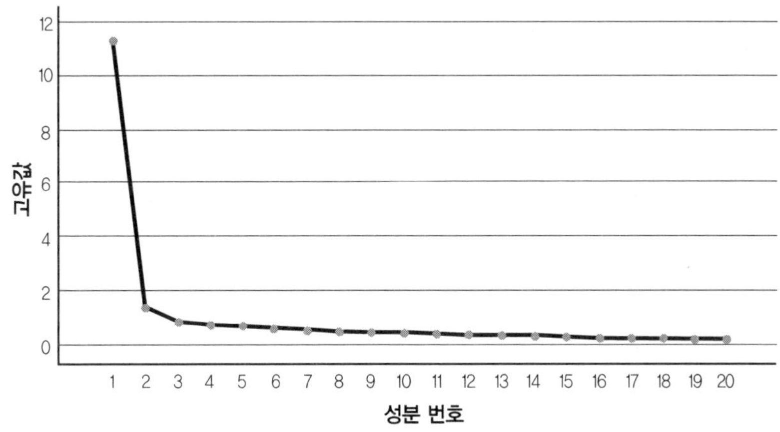

스크리 도표

스크리 도표는 고유값(eigenvalue)의 변화를 보여 주고 있다. 가로축은 요인의 번호, 세로축은 고유값을 나타내고 있다. 요인 3부터는 고유값이 급격히 작아지고 있음을 알 수 있다. 이와 같이 고유값이 급격히 작아지는 점에서 요인의 개수를 결정할 수도 있다. 따라서 이 방식에 의해서도 요인의 개수는 2개가 적당하다고 할 수 있다.

아래의 결과표는 회전 전의 성분 행렬을 나타내고 있다. 이 표의 의미는 2개의 요인이 추출되었는데 예를 들어, 게임중독(1번 문항)의 요인적재값(요인부하량, factor loading)은 요인 1과 요인 2에 대하여 각각 0.692, −0.480만큼 영향을 준다는 것이다. 일반적으로 요인적재값이 0.40 이상은 되어야 의미있다고 간주한다. 요인적재값을 해석할 때는 요인적재값의 절대값으로 환산한 후 0.40보다 큰지 작은지를 판단한다. 이상적으로 볼 때 한 요인에 대하여는 1이 되고 또 다른 요인에 대하여는 0이 되기를 바라지만 그런 결과가 나오는 경우는 거의 없다. 때로는 한 변수(문항)가 여러 요인에 걸

성분행렬[a]

	성분 요인	
	1	2
게임중독(1번 문항)	.692	−.480
게임중독(2번 문항)	.790	−.366
게임중독(3번 문항)	.738	.126
게임중독(4번 문항)	.704	−.110
게임중독(5번 문항)	.781	.021
게임중독(6번 문항)	.809	−.116
게임중독(7번 문항)	.803	−.295
게임중독(8번 문항)	.823	−.038
게임중독(9번 문항)	.626	.427
게임중독(10번 문항)	.788	.166
게임중독(11번 문항)	.759	.128
게임중독(12번 문항)	.691	.163
게임중독(13번 문항)	.700	.245
게임중독(14번 문항)	.753	−.240
게임중독(15번 문항)	.755	−.040
게임중독(16번 문항)	.730	−.323
게임중독(17번 문항)	.802	−.155
게임중독(18번 문항)	.705	.407
게임중독(19번 문항)	.808	.211
게임중독(20번 문항)	.720	.396

추출방법 : 주성분 분석
a. 추출된 2성분

h^2=공통성=$(0.692)^2+(-0.480)^2$

← 요인적재값(factor loading)

Σ^2=요인 1의 고유값(eigenvalue)$(0.692)^2+........+(-0.720)^2$

쳐서 상관성이 있게 결과가 나와서 특정 요인에 속하는 것으로 해석하기 애매한 경우도 있다. 본 예제에서는 9번 문항과 18번 문항이 2개의 요인에 관련성이 상당히 있어 보인다. 이런 경우에 요인을 회전시키면 좀 더 명확하게 어느 요인에 포함시키는 것이 좋을지 알 수 있게 된다. 이 성분 행렬표에서 요인 1에 대한 고유치를 구하려면 각 문항의 요인적재값을 제곱하여 모두 더하면 된다. 또한 각 문항에 대한 커뮤날리티(공통분산비)를 구하려면 요인 1(성분 1), 요인 2(성분 2)의 요인적재값을 각각 제곱하여 더하면 된다. 예를 들어 요인 1에 대한 고유값을 구하려면 $(0.692)^2+(0.790)^2+.........+(0.808)^2+(0.720)^2=11.265$가 된다. 게임 중독 문항 1에 대한 커뮤탈리티(공통분산비)는 $(0.692)^2+(-0.480)^2=0.7053$이 된다. 공통성 표에 제시된 값과 비교해 보기 바란다.

회전된 성분행렬은 배리맥스법에 의한 세 차례의 반복계산 후에 얻어진 결과를 보여주

회전된 성분행렬[a]

	성분	
	1	2
게임중독(1번 문항)	.831	.136
게임중독(2번 문항)	.822	.286
게임중독(3번 문항)	.443	.604
게임중독(4번 문항)	.582	.410
게임중독(5번 문항)	.547	.558
게임중독(6번 문항)	.662	.479
게임중독(7번 문항)	.782	.346
게임중독(8번 문항)	.619	.545
게임중독(9번 문항)	.153	.742
게임중독(10번 문항)	.451	.667
게임중독(11번 문항)	.456	.620
게임중독(12번 문항)	.384	.598
게임중독(13번 문항)	.333	.663
게임중독(14번 문항)	.708	.351
게임중독(15번 문항)	.570	.496
게임중독(16번 문항)	.749	.275
게임중독(17번 문항)	.685	.446
게임중독(18번 문항)	.224	.783
게임중독(19번 문항)	.434	.714
게임중독(20번 문항)	.242	.785

추출방법 : 주성분 분석
회전 방법 : 카이저 정규화가 있는 배리멕스
a. 3 반복계산에서 요인회전이 수렴되었습니다.

고 있다. 요인을 회전시키는 이유는 변수의 설명축인 요인들을 회전시킴으로써 요인의 해석을 쉽게 하는데 있다. 회전을 시키기 전 성분행렬에서 요인 1 혹은 요인 2에 포함시키기 애매한 문항들을 회전(배리맥스, 프로맥스 등)시키면 더욱 명확하게 구조를 볼 수 있게 된다. 요인을 회전시키기 전에 명확하지 않았던 9번 문항과 18번 문항이 어느 요인에 속할 것인가가 좀 더 명확해졌음을 볼 수 있다. 회전된 성분행렬을 참고하면, 요인 1에 포함시킬 수 있는 문항은, 1,2,4,6,7,8,14,15,16,17번 문항이 될 것이고, 요인 2에 포함시킬 수 있는 문항들은 3,9,10,11,12,13,18,19,20번 문항이 될 것이다. 5번과 8번 문항은 여전히 애매하다. 모든 요인에서 요인적재값이 0.40 미만이면 그 변수를 제거한 후에 요인분석을 다시 한다. 여기서는 배리맥스 직각회전방식을 사용하였다. 일반적으로 직각회전방식은 요인점수를 이용하여 회귀분석이나 판별분석 등을 수행할 경우, 요인 간에 독립성이 유지되어 다중공선성 문제를 발생시키지 않기 때문이다. 연구자는 각 요인에 속한 문항들에 대하여 포괄적(공통적)으로 부를 수 있는 이름을 부여하게 된다.

성분 변환행렬은 추출된 요인들 간의 상관성을 보여주는 것으로 요인 간의 상관계수가 0.70 미만인지 살펴봐야 한다. 본 예에서는 0.70보다 작게 나왔으므로 두 요인이 서로 구별될 수 있다고 판단한다. 만약에 요인 간의 상관계수가 0.70 이상 나오면 두 요인이 서로 구별될 수 있다고 판단하기에 어려움이 있음을 보여준다.

성분 변환행렬

성분	1	2
1	.719	.695
2	–.695	.719

추출방법 : 주성분 분석
회전 방법 : 카이저 정규화가 있는 베리멕스

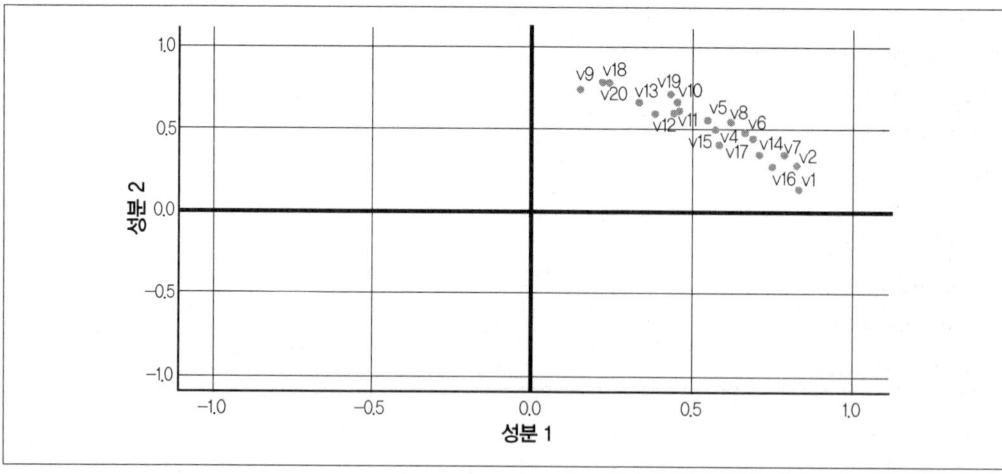

회전공간의 성분도표

회전공간의 성분도표에는 2개의 차원에 20개의 변수(게임중독 문항)들이 위치해 있는데 어느 요인에 가깝게 위치해 있는지를 대략적으로 알 수 있다.

게임중독.sav화일에 요인점수들이 새로 추가된 것을 볼 수 있다.

상관행렬

		게임중독(1번 문항)	게임중독(2번 문항)	게임중독(3번 문항)	게임중독(4번 문항)	게임중독(5번 문항)	게임중독(6번 문항)	게임중독(7번 문항)	게임중독(8번 문항)	게임중 문
상관관계	게임중독(1번문항)	1.000	.772	.460	.499	.533	.547	.644	.532	
	게임중독(2번문항)	.772	1.000	.560	.539	.632	.646	.729	.623	
	게임중독(3번문항)	.460	.560	1.000	.483	.639	.562	.574	.632	
	게임중독(4번문항)	.499	.539	.483	1.000	.565	.536	.538	.529	
	게임중독(5번문항)	.533	.632	.639	.565	1.000	.692	.608	.607	
	게임중독(6번문항)	.547	.646	.562	.536	.692	1.000	.677	.738	
	게임중독(7번문항)	.644	.729	.574	.538	.608	.677	1.000	.690	
	게임중독(8번문항)	.532	.623	.632	.529	.607	.738	.690	1.000	
	게임중독(9번문항)	.302	.394	.482	.399	.526	.453	.430	.490	
	게임중독(10번문항)	.443	.570	.586	.465	.584	.667	.570	.684	
	게임중독(11번문항)	.420	.511	.543	.473	.518	.572	.577	.630	
	게임중독(12번문항)	.395	.433	.428	.498	.497	.555	.476	.504	
	게임중독(13번문항)	.428	.496	.523	.438	.577	.508	.441	.478	
	게임중독(14번문항)	.538	.629	.492	.551	.572	.599	.613	.628	
	게임중독(15번문항)	.479	.544	.472	.473	.519	.560	.606	.619	
	게임중독(16번문항)	.619	.596	.418	.504	.443	.542	.640	.539	
	게임중독(17번문항)	.582	.663	.509	.625	.568	.653	.649	.628	
	게임중독(18번문항)	.357	.466	.533	.462	.535	.449	.439	.520	
	게임중독(19번문항)	.447	.562	.663	.552	.575	.572	.585	.636	
	게임중독(20번문항)	.357	.419	.488	.441	.504	.519	.472	.562	

요인 1의 요인점수를 구하려면 다음과 같이 성분점수 계수행렬표를 이용하면 된다.

요인 1의 점수=0.289v1+0.237v2−0.017v3+......+0.131v17−0.163v18−0.056v19−0.156v20

요인 2의 점수=−0.211v1−0.144v2+0.112v3+......−0.033v17+0.258v18+0.161v19+0.253v20

이 식에 각 사례에 대하여 각 변수들의 수치를 대입하면, 대상자들의 요인점수를 구할 수 있다.

이 예에서 구한 요인점수(FAC1_1, FAC2_1)를 독립변수로 하고 예를 들어 손목통증점수(wristpain)를 종속변수로 해서 다중회귀분석을 할 수 있다. 중회귀분석을 하기 전에 게임중독 문항에 대하여 신뢰도분석을 먼저 하고 신뢰성이 떨어지는 문항을 삭제하고 요인분석을 한 후에 요인점수를 구하고 다중회귀분석을 하는 것이 바람직하다.

성분점수 계수행렬[a]

	성분	
	1	2
게임중독(1번문항)	.289	−.211
게임중독(2번문항)	.237	−.144
게임중독(3번문항)	−.017	.112
게임중독(4번문항)	.101	−.015
게임중독(5번문항)	.039	.059
게임중독(6번문항)	.111	−.011
게임중독(7번문항)	.202	−.106
게임중독(8번문항)	.072	.031
게임중독(9번문항)	−.178	.264
게임중독(10번문항)	−.034	.136
게임중독(11번문항)	−.017	.115
게임중독(12번문항)	−.039	.129
게임중독(13번문항)	−.080	.172
게임중독(14번문항)	.170	−.080
게임중독(15번문항)	.069	.025
게임중독(16번문항)	.212	−.125
게임중독(17번문항)	.131	−.033
게임중독(18번문항)	−.163	.258
게임중독(19번문항)	−.056	.161
게임중독(20번문항)	−.156	.253

추출방법 : 주성분 분석

회전 방법 : 카이저 정규화가 있는 베리멕스

요인 점수

9

신뢰도 측정
(Reliability Measurement)

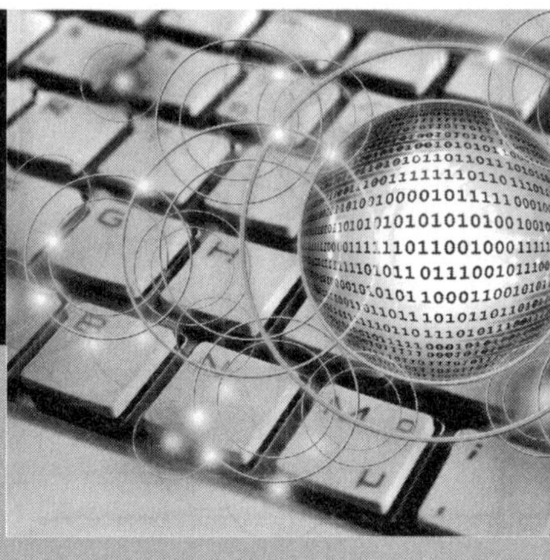

1. 급내 상관계수
2. 척도의 신뢰도 분석

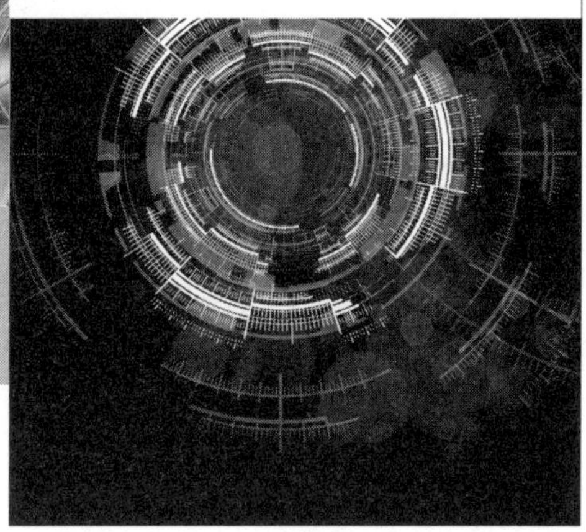

9

동종요법

(Homeopathic Medicine)

제9장

신뢰도 측정
(Reliability Measurement)

1. 급내 상관계수

물리치료 논문에서 흔히 볼 수 있는 신뢰도 분석방법은 급내 상관계수(Intraclas Correlation Coefficients: ICCs)다. 급내 상관계수는 측정값의 측정 수준이 연속변수(continuous variable)일 때 가능하다. 연속변수를 측정의 수준으로 봤을 때는 등간척도와 비척도일 때 가능하다. 급내 상관계수의 범위는 0~1사이에 해당하고 1에 가까울수록 신뢰도가 높다고 할 수 있다. 상관계수 r은 2개 변수(측정값 세트)간의 상관계수만 볼 수 있고, 일치도(agreement)는 볼 수 없다는 단점이 있는 반면에 급내 상관계수는 측정 변수(또는 측정값 세트)의 수가 2개 이상인 경우에도 상관계수 r처럼 여러 번 반복해서 상관계수를 구할 필요없이 하나의 상관계수 값으로 표현할 수 있는 장점이 있다. 급내 상관계수로 검사-재검사(test-retest) 신뢰도, 평가자간(interrater) 신뢰도, 평가자내(intrarater) 신뢰도를 구할 수 있다. 상대 신뢰도를 측정할 때 사용할 분석방법을 다음 그림과 같이 정리하였다.

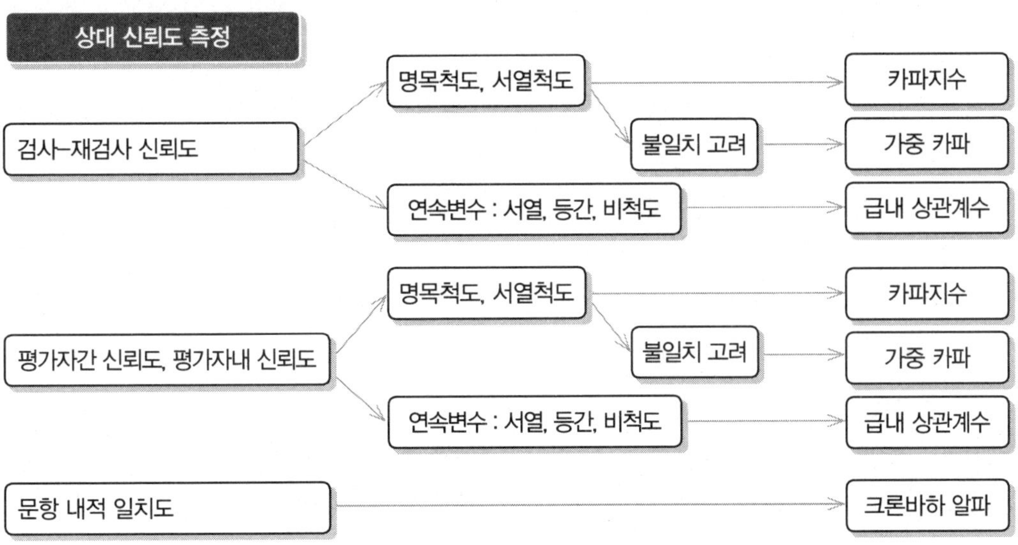

절대 신뢰도는 측정의 표준오차(standard error of measurement, SEM)를 이용하여 구하는데 다음과 같다.

[표 9-1] 측정의 표준오차를 계산하는 방법

방법 1	검사전과 검사후의 표준편차에서 차이(S_d)를 구하고 $\sqrt{2}$로 나누는 방법	$SEM = \frac{Sd}{\sqrt{2}}$
방법 2	분산분석을 하고 결과표에서 평균평방(mean square) 오차(error)를 구하는 방법	$SEM = \sqrt{MSerror}$
방법 3	검사-재검사에서 얻어진 통합표준편차(S_p)를 이용하는 방법	$SEM = Sp\sqrt{1-ICC} = \sqrt{(s1*s1+s2*s2)/2}$ x $\sqrt{1-ICC}$

이 장에서는 급내 상관계수를 중심으로 설명하겠다. 급내 상관계수는 6개의 유형이 있는데 계산을 위해서 사용하는 분산분석의 형태가 3개의 모형(일방향 분산분석; one-way ANOVA), 이방향 랜덤: two-way random ANOVA, 이방향 혼합: two-way mixed ANOVA)이 있고 형태로 단일 측도(single measures; 한 번 측정한 값을 사용하는 경우)를 사용한 경우와 평균 측도(average measure; 여러 번 측정한 값의 평균을 사용)를 사용한 경우가 있기 때문이다. 따라서 6개의 유형이 있다. ICC(1,1), ICC(1,k), ICC(2,1), ICC(2,k), ICC(3,1), ICC(3,k)의 의미는 괄호 안에 숫자에 의해 특성을 알 수 있다. 괄호 안에 있는 첫 번째 숫자는 분산분석의 유형을 나타내 주는데 급내 상관계수를 구하기 위해 일방향 랜덤 분산분석을 이용했으면 1을, 이방향 랜덤 분산분석을 이용했으면 2를, 이방향 혼합모형을 이용했으면 3을 쓴다. 괄호 안에서 두 번째 숫자 1은 한 번 측정한 값을 사용하였을 경우를 나타내며 k는 몇 번 측정한 값의 평균값을 사용하였는지를 알려준다. 예를 들어 ICC(2,3)은 급내 상관계수를 구하기 위해 이방향 랜덤 분산분석을 사용하였으며 이 때 측정값은 3번 측정한 값의 평균값을 사용하였음을 나타낸다. ICC(3,1)은 급내 상관계수를 구하기 위해 이방향 혼합모형의 분산분석을 사용하였으며 측정값은 1회 측정한 값을 사용하였음을 나타낸다. ICC(1,1), ICC(1,k)모형은 일반적으로 잘 사용되지 않는 모형이다.

신뢰도 연구에서 평가자간 신뢰도를 구할 때 모든 대상자를 모든 평가자가 측정한 경우에는 이방향 랜덤 분산분석과 이방향 혼합 분산분석이 사용된다. multicenter연구의 경우에는 ICC(1,1)이 사용되는데 모든 평가자가 모든 대상자를 평가하지 못하는 경우가 생긴다. 이방향 랜덤 분산분석을 할 때는 SPSS에서 유형을 절대합치도(absolute agreement)를 선택하고, 이방향 혼합모형을 사용할 경우에는 일치도(consistency)를 선택한다. 결과를 인용할 때는 입력된 자료의 성격이 단일 척도인지 평균 척도인지를 파악하여 인용한다.

<table>
<tr><td rowspan="3">평가자간 신뢰도
대상자들 모두를 여러 평가자들이 측정했는가?</td><td rowspan="2">예</td><td rowspan="2">대상자들이 확률적으로 추출된 표본인가? 아니면 특정 표본집단인가?</td><td>확률표본 : 평가자 확률적 선택</td><td>이방향 랜덤모형</td><td>단일평가자 (single rater)</td><td>절대합치도 (absolute agreement)</td></tr>
<tr><td>특정표본 : 평가자 고정</td><td>이방향 혼합모형</td><td>여러 평가자들의 평균을 사용</td><td>일치도(consistency)</td></tr>
<tr><td>아니오</td><td colspan="5">일방향 랜덤모형(예, multi-center 연구, ICC(1,1))</td></tr>
</table>

<table>
<tr><td rowspan="2">평가자내 신뢰도/검사-재검사신뢰도</td><td rowspan="2">이방향 혼합모형</td><td>단일측정</td><td rowspan="2">절대합치도
(absolute agreement) : ICC(3,1)</td></tr>
<tr><td>여러 번 측정한 값의 평균</td></tr>
</table>

다음의 자료는 25명의 대상자를 초음파로 복직근의 두께를 측정한 다음에 4명의 평가자가 사진을 보고 두께를 측정한 가상의 자료이다. 측정의 단위는 mm이고 입력된 자료는 3번 측정한 값의 평균값을 입력한 것이다. 이 자료를 이용하여 평가자간 신뢰도를 구하여 보자. 이 경우 이 값을 측정한 목적이 일반화를 하려고 하는 것인지, 일반화보다는 평가자 4명에 한해서 일치도를 보려고 하는 것인지에 따라 모형이 결정된다. 만약 25명의 대상자들이 전체 모집단에서 무작위로 측정된 대상자이고, 평가자 4명도 모집단에서 4명이 무작위로 선정된 대상자로서 측정된 급내 상관계수의 값을 일반화하여 사용하려는 목적이라면 모형은 2모형으로 무작위 모형(random model)을 사용하여야 한다. 그리고 3번 측정한 값의 평균값이 입력된 것이므로 ICC(2,3) 모형에 해당된다. 대부분의 자료가 일반화하려는 목적으로 많이 사용되므로 모형 2가 많이 사용된다.

SPSS에 아래의 자료를 입력하고 분석 → 척도분석 → 신뢰도 분석을 클릭한다.

[표 9-2] 복근의 두께를 잰 가상의 자료 (평가자 4명) 단위 : mm

ID number	평가자1	평가자2	평가자3	평가자4
1	33	35	36	37
2	34	39	34	30
3	26	25	27	24
4	27	28	28	27
5	26	25	25	27

6	29	29	28	30
7	28	28	27	27
8	19	19	19	20
9	14	15	18	15
10	36	35	35	33
11	23	24	24	25
12	36	36	35	35
13	22	23	23	25
14	24	24	25	25
15	22	22	23	23
16	22	23	22	21
17	25	25	26	25
18	25	25	24	24
19	31	31	33	33
20	30	30	29	31
21	29	29	30	30
22	39	38	39	40
23	35	36	37	36
24	25	25	26	26
25	20	22	22	21
평균	27.2	27.6	27.8	27.6
표준편차	6.06	6.15	5.74	5.90

이 자료에서 평균과 표준편차를 보면 평가자들은 측정값이 거의 일치하고 있으며 표준편차는 평가자 3이 가장 적으며 평가자 2가 가장 표준편차가 큰 것을 알 수 있다. SPSS에서 abdominalthickness.sav 파일을 불러온다.

	judge1	judge2	judge3	judge4
1	33.00	35.00	36.00	37.00
2	34.00	39.00	34.00	30.00
3	26.00	25.00	27.00	24.00
4	27.00	28.00	28.00	27.00
5	26.00	25.00	25.00	27.00
6	29.00	29.00	28.00	30.00
7	28.00	28.00	27.00	27.00
8	19.00	19.00	19.00	20.00
9	14.00	15.00	18.00	15.00
10	36.00	35.00	35.00	33.00
11	23.00	24.00	24.00	25.00
12	36.00	36.00	35.00	35.00
13	22.00	23.00	23.00	25.00
14	24.00	24.00	25.00	25.00
15	22.00	22.00	23.00	23.00
16	22.00	23.00	22.00	21.00
17	25.00	25.00	26.00	25.00
18	25.00	25.00	24.00	24.00
19	31.00	31.00	33.00	33.00
20	30.00	30.00	29.00	31.00
21	29.00	29.00	30.00	30.00
22	39.00	38.00	39.00	40.00
23	35.00	36.00	37.00	36.00
24	25.00	25.00	26.00	26.00
25	20.00	22.00	22.00	21.00

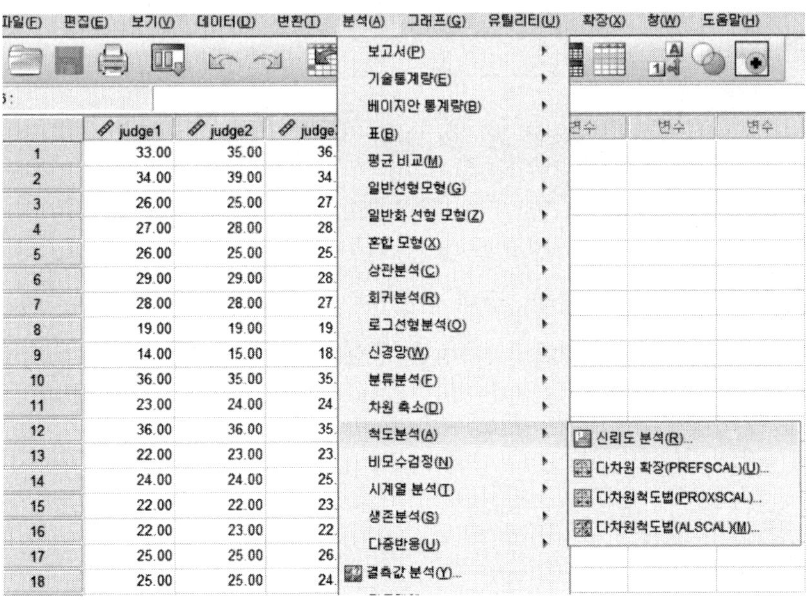

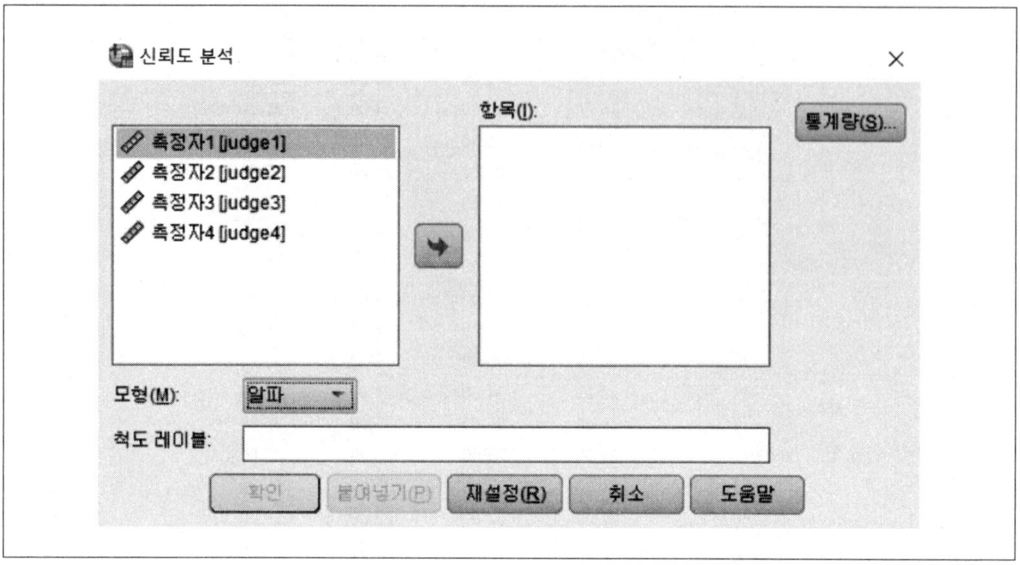

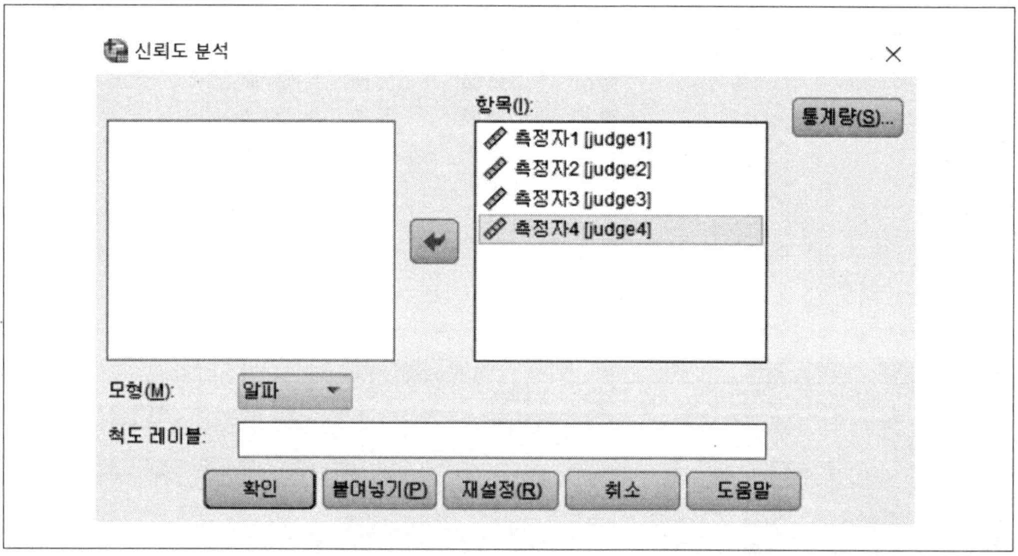

통계량을 클릭한다. 평균, 분산, 급내 상관계수를 선택하고 모형에서는 이차원 변량(two-way random effect model), 유형은 절대합치도(absolute agreement)를 선택한 다음 계속을 클릭한다.

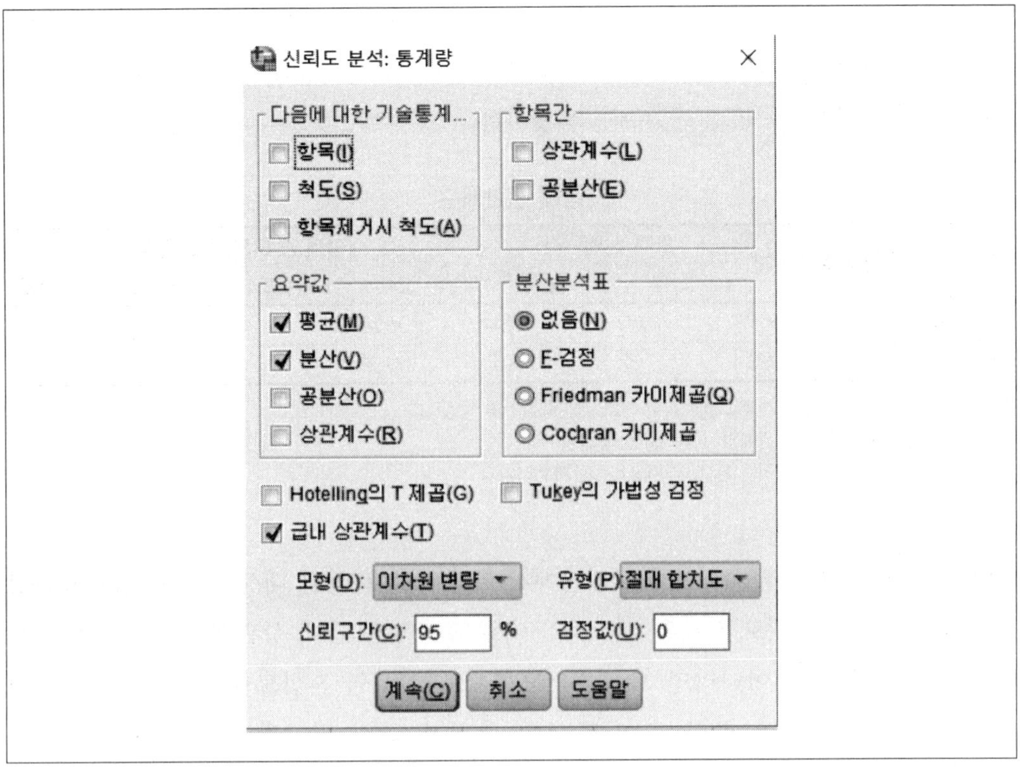

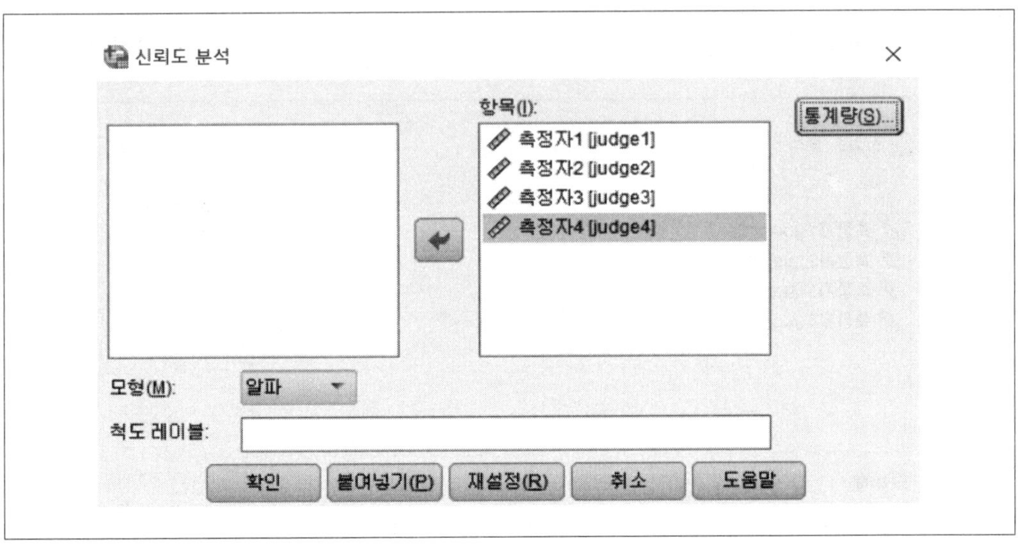

확인을 클릭한다.

다음의 결과에서 평균 측도(average measures)의 값을 읽는다. 왜냐하면 이 자료에 입력된 값들은 3번 측정한 값들의 평균값을 입력한 값들이기 때문이다. 따라서 급내 상관계수는 0.990이고 95% 신뢰구간으로 봤을 때 참값 급내 상관계수가 있을 범위는

0.982~0.995이므로 우수한(excellent) 상관 범위에 있다고 할 수 있다. 급내 상관계수 기준은 0.5 미만: 불량(poor), 0.5~0.75 미만: 중간(moderate), 0.75~0.9 미만: 양호(good), 0.9 이상: 우수(excellent)로 판정한다.

급내 상관계수

	급내 상관관계[b]	95% 신뢰구간		실제 값 0(으)로 F 검정			
		하한	상한	값	자유도1	자유도2	유의확률
단일 측도	.961[a]	.930	.981	100.504	24	72	.000
평균 측도	.990	.982	.995	100.504	24	72	.000

사람효과와 측도효과가 모두 변량효과인 경우 이차원 변량효과 모형입니다.
a. 상호작용 효과의 유무와 관계없이 추정량은 동일합니다.
b. 절대 합치도 정의를 사용하는 유형 A의 급내 상관계수입니다.

만약 25명의 대상자들이 전체 모집단에서 무작위로 측정된 대상자인데, 평가자 4명은 모집단에서 무작위로 선정된 대상자가 아니고 측정된 급내 상관계수의 값도 일반화하여 사용할 목적이 아니라면 모형은 3모형으로 이차원 혼합모형(two-way mixed model)을 사용하여야 한다. 그리고 3번 측정한 값의 평균값이 입력된 것이므로 ICC(3,3) 모형에 해당된다.

SPSS에 아래의 자료를 입력하고 분석 → 척도분석 → 신뢰도 분석을 클릭한다.

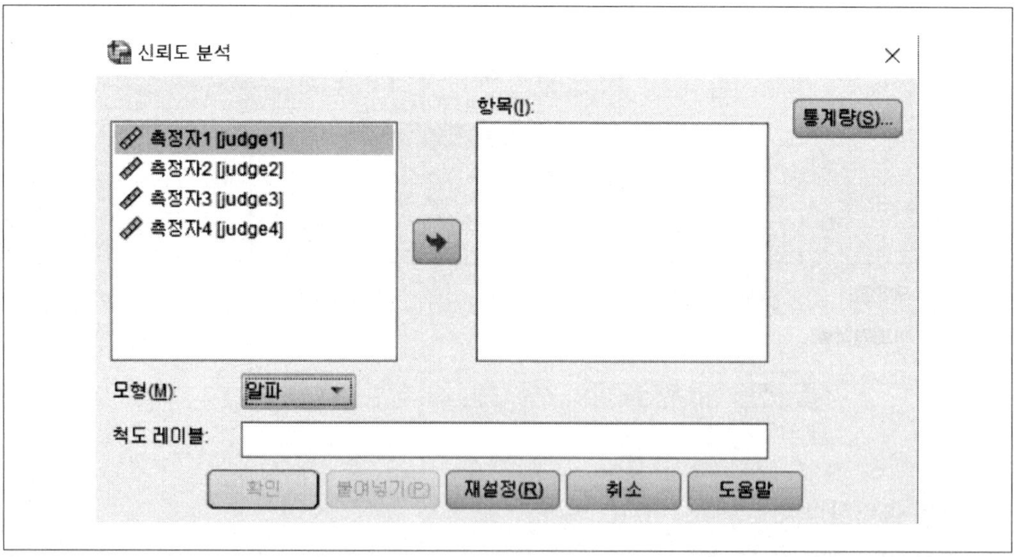

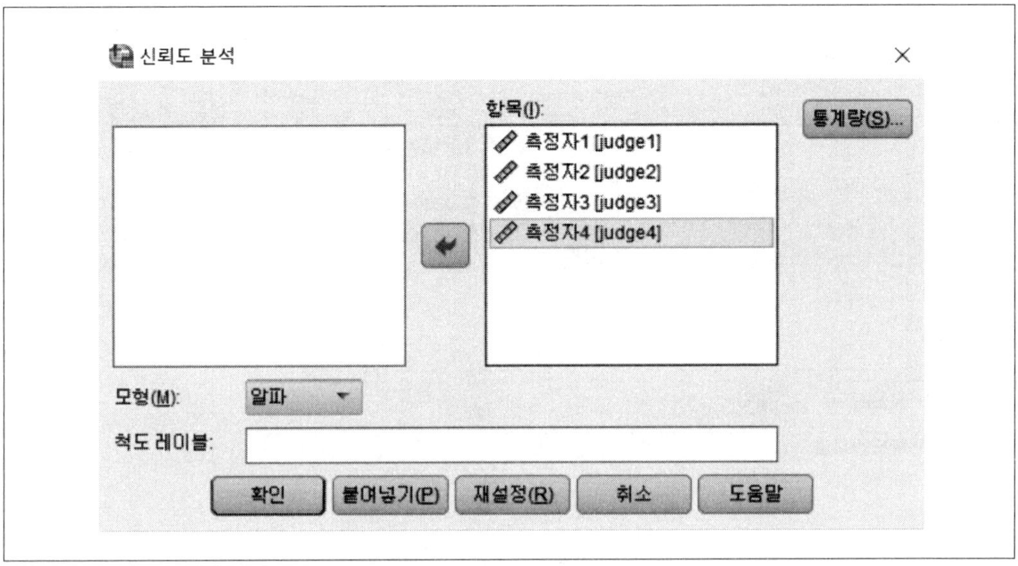

통계량을 클릭한다. 평균, 분산, 급내 상관계수를 선택하고 모형에서는 이차원 혼합(two-way mixed model), 유형은 일치도(consistency)를 선택한 다음 계속을 클릭한다.

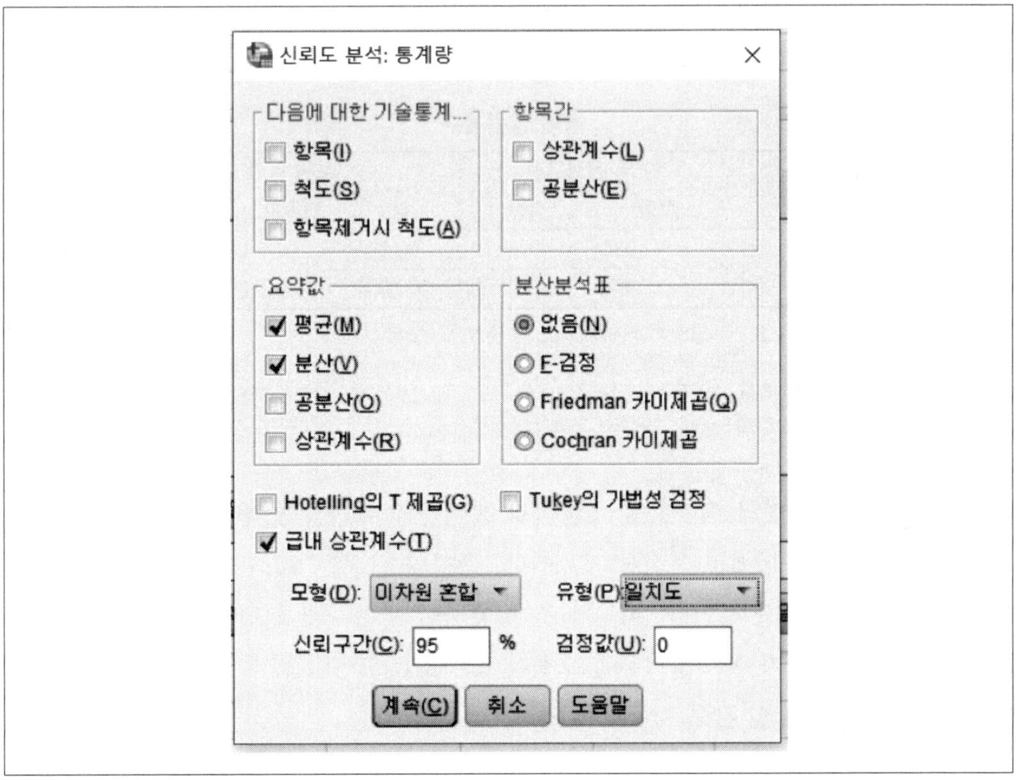

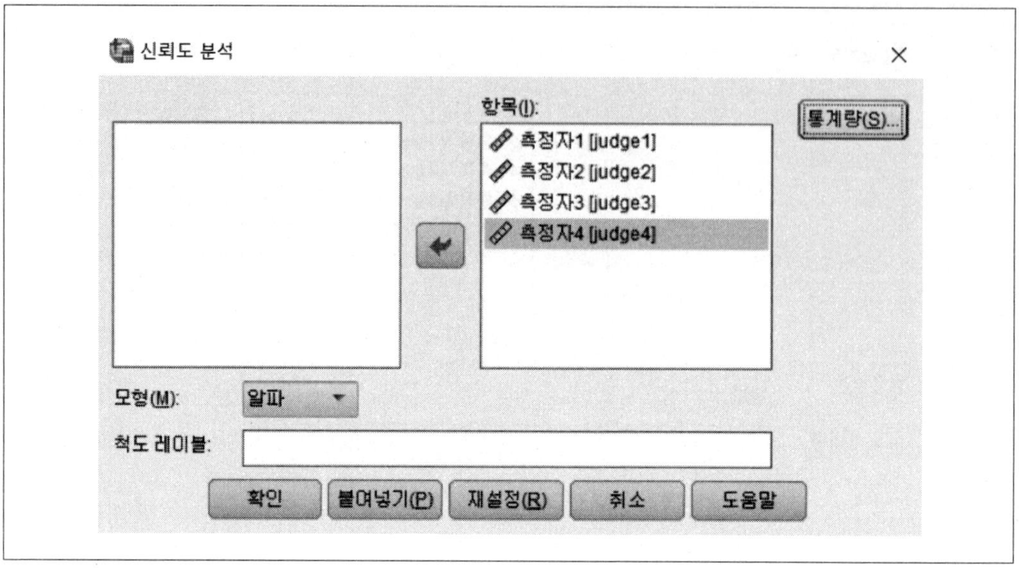

확인을 클릭한다.

다음의 결과에서 평균 측도(average measures)의 값을 읽는다. 왜냐하면 이 자료에 입력된 값들은 3번 측정한 값들의 평균값을 입력한 값들이기 때문이다. 따라서 급내 상관계수는 .990이고 95% 신뢰구간으로 봤을 때 .982~.995이므로 우수한(excellent) 상관 범위에 있다고 할 수 있다.

급내 상관계수

	급내 상관관계[b]	95% 신뢰구간		실제 값 0(으)로 F 검정			
		하한	상한	값	자유도1	자유도2	유의확률
단일 측도	.961[a]	.931	.981	100.504	24	72	.000
평균 측도	.990[c]	.982	.995	100.504	24	72	.000

사람효과가 변량효과이고 측도효과는 고정효과인 경우 이차원 혼합효과 모형입니다.

a. 상호작용 효과의 유무와 관계없이 추정량은 동일합니다.

b. 일치도 정의를 사용하는 유형 c의 급내 상관계수입니다. 측도 간 분산은 분모분산에서 제외됩니다.

c. 다른 방법으로는 추정할 수 없으므로, 추정값은 상호작용 효과가 없다는 가정 하에 계산됩니다.

다음의 자료는 25명의 대상자를 초음파로 복직근의 두께를 측정한 다음에 1명의 평가자가 사진을 보고 두께를 측정한 자료이다. 측정의 단위는 mm이고 입력된 자료는 1번 측정한 값을 입력한 것이다. 이 자료를 이용하여 평가자내 신뢰도(intrarater reliability)를 구하여 보자. 이 때 사용될 모형은 ICC(3,1) 모형이 되며 결과값에서 단일 측도(single measures)의 값을 사용하면 된다.

[표 9-3] 복근의 두께를 잰 가상의 자료(평가자 1명, 4차례 측정) 단위 : mm

ID number	1차측정	2차측정	3차측정	4차측정
1	33	35	36	37
2	34	39	34	30
3	26	25	27	24
4	27	28	28	27
5	26	25	25	27
6	29	29	28	30
7	28	28	27	27
8	19	19	19	20
9	14	15	18	15
10	36	35	35	33
11	23	24	24	25
12	36	36	35	35
13	22	23	23	25
14	24	24	25	25
15	22	22	23	23
16	22	23	22	21
17	25	25	26	25
18	25	25	24	24
19	31	31	33	33
20	30	30	29	31
21	29	29	30	30
22	39	38	39	40
23	35	36	37	36
24	25	25	26	26
25	20	22	22	21
평균	27.2	27.6	27.8	27.6
표준편차	6.06	6.15	5.74	5.90

ICC(3,1)모형으로 평가자내 상관계수를 구하려면 모형은 이차원 혼합모형(two-way mixed model), 유형은 절대합치도(absolute agreement)를, 단일 측도(single measures)를 사용하면 된다.

급내 상관계수

	급내 상관관계[b]	95% 신뢰구간		실제 값 0(으)로 F 검정			
		하한	상한	값	자유도1	자유도2	유의확률
단일 측도	.961[a]	.930	.981	100.504	24	72	.000
평균 측도	.990[c]	.982	.995	100.504	24	72	.000

사람효과와 변량효과이고 측도효과는 고정효과인 경우 이차원 혼합효과 모형입니다.

a. 상호작용 효과의 유무와 관계없이 추정량은 동일합니다.

b. 절대 합치도 정의를 사용하는 유형 A의 급내 상관계수입니다.

c. 다른 방법으로는 추정할 수 없으므로, 추정값은 상호작용 효과가 없다는 가정 하에 계산됩니다.

[표 9-4] 복근의 두께를 잰 가상의 자료(평가자 1명, 첫날과 3일후 측정, 3회 측정한 평균값사용) 단위 : mm

ID number	첫날 검사(test)	3일 후 재검사(retest)		
1	33	35		
2	34	39		
3	26	25		
4	27	28		
5	26	25		
6	29	29		
7	28	28		
8	19	19		
9	14	15		
10	36	35		
11	23	24		
12	36	36		
13	22	23		
14	24	24		
15	22	22		
16	22	23		
17	25	25		
18	25	25		
19	31	31		
20	30	30		
21	29	29		
22	39	38		
23	35	36		
24	25	25		
25	20	22		
평균	27.2	27.6		
표준편차	6.06	6.15		

따라서 평가자는 1인이고 25명의 대상자에 대하여 4차례 측정한 값들에 대한 평가자 내 신뢰도를 급내 상관계수로 살펴보면 ICC(3,1)은 .961이고 95% 신뢰구간으로 봤을 때 .930~.981이므로 우수한(excellent) 상관 범위에 있다고 할 수 있다.

만약에 혼합모형으로 검사-재검사 신뢰도를 구하려면 모형은 이차원 혼합모형(two-way mixed model), 유형은 절대합치도(absolute agreement)를 사용하면 된다. 아래의 자료는 복근의 두께를 재는 자료인데 대상자 25명에 대하여 1인의 물리치료사가 3회 측정한 값의 평균값을 입력하였는데, 첫째 날에 측정한 값을 입력한 후 3일 후에 다시 25명 각각에 대하여 복근 두께를 3회 측정하고 평균값을 입력한 것이다. 이 경우 ICC모형으로는 ICC(3,3)이며 이차원 혼합모형(two-way mixed model), 유형은 절대합치도(absolute agreement), 평균 측도(average measure)를 사용하면 된다.

	검사	재검사	변수
1	33.00	35.00	
2	34.00	39.00	
3	26.00	25.00	
4	27.00	28.00	
5	26.00	25.00	
6	29.00	29.00	
7	28.00	28.00	
8	19.00	19.00	
9	14.00	15.00	
10	36.00	35.00	
11	23.00	24.00	
12	36.00	36.00	
13	22.00	23.00	
14	24.00	24.00	
15	22.00	22.00	
16	22.00	23.00	
17	25.00	25.00	
18	25.00	25.00	
19	31.00	31.00	
20	30.00	30.00	
21	29.00	29.00	
22	39.00	38.00	
23	35.00	36.00	
24	25.00	25.00	
25	20.00	22.00	

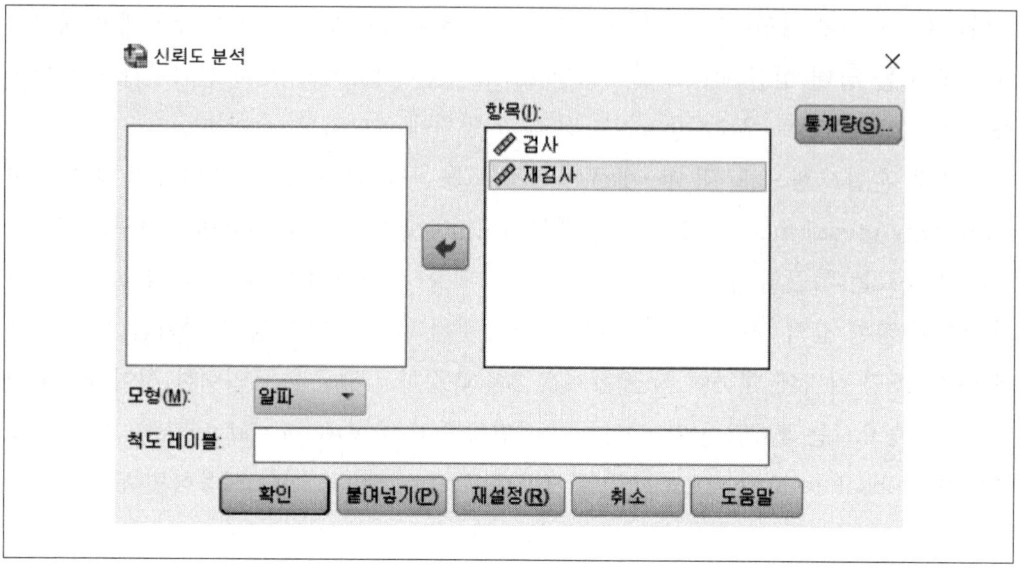

통계량을 클릭한다. 다음 그림과 같이 입력한다.

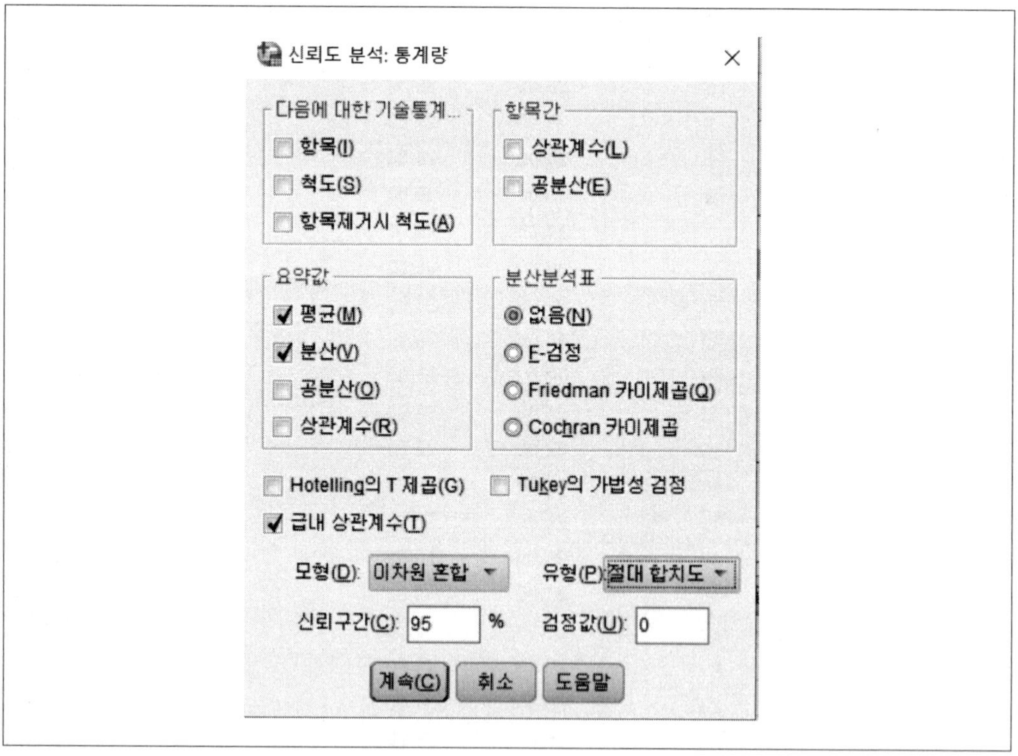

계속을 클릭한다.

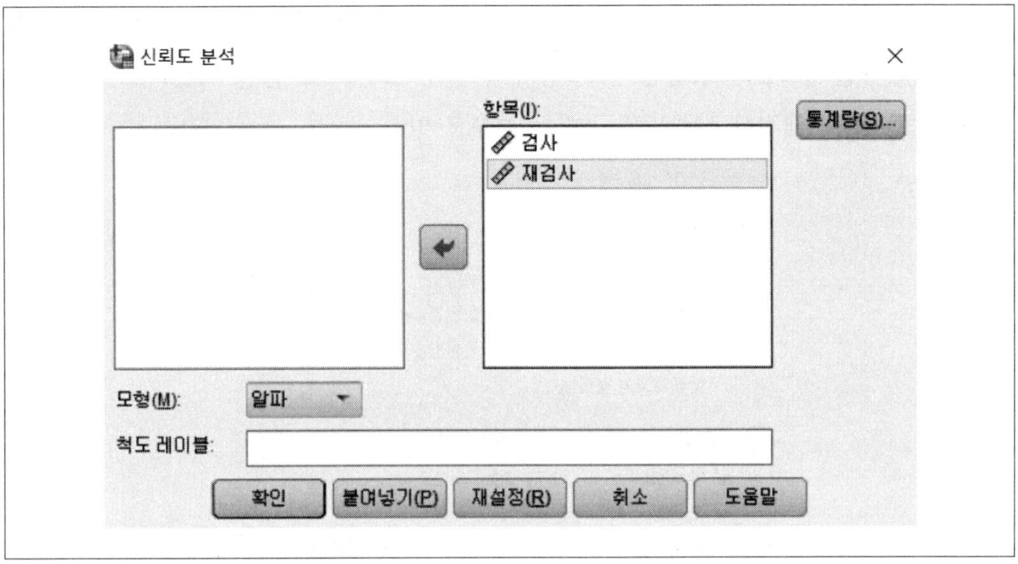

확인을 클릭한다.

급내 상관계수

	급내 상관관계[b]	95% 신뢰구간		실제 값 0(으)로 F 검정			
		하한	상한	값	자유도1	자유도2	유의확률
단일 측도	.977[a]	.947	.990	92.908	24	24	.000
평균 측도	.988[c]	.973	.995	92.908	24	24	.000

사람효과가 변량효과이고 측도효과는 고정효과인 경우 이차원 혼합효과 모형입니다.
a. 상호작용 효과의 유무와 관계없이 추정량은 동일합니다.
b. 절대 합치도 정의를 사용하는 유형 A의 급내 상관계수입니다.
c. 다른 방법으로는 추정할 수 없으므로, 추정값은 상호작용 효과가 없다는 가정 하에 계산됩니다.

따라서 평가자는 1인이고 25명의 대상자에 대하여 검사-재검사 신뢰도(test-retest reliability)를 급내 상관계수로 살펴보면 ICC(3,3)은 .988이고 95% 신뢰구간으로 봤을 때 .973~.995이므로 우수한(excellent) 상관 범위에 있다고 할 수 있다.

연구자에 따라서는 검사-재검사 신뢰도(test-retest reliability)를 일차원 변량모형(one-way random model)으로 보는 경우도 있다. 이 예에서는 3회 측정한 값의 평균값을 사용하였으므로 평균 측도를 보면 되는데 ICC(3,3), 평균 측도로 본 값과 거의 같음을 알 수 있다. ICC(1,3)방법은 통계량에서 모형을 일차원 변량(one-way random)으로 선택해주고 결과값에서 평균 측도(average measures)를 사용하면 된다. ICC(1,3)은 .988이고 95% 신뢰구간으로 봤을 때 .974~.995이므로 우수한(excellent) 신뢰도 범위에 있다고 할 수 있다. 연구자에 따라서는 ICC(2,1)로 검사-재검사 신뢰도를 보는 경우도 있다. 그 이유는 검사와 재검사 시도가 2번이지만 이 2번의 시도도 모든 가능한 나올 수 있는 모집단 시도 중에서 일부 표본으로 뽑힌 시도라고 간주하고 ICC(2,1)로 검사-재검사 신뢰도를 구하는 경우도 있다.

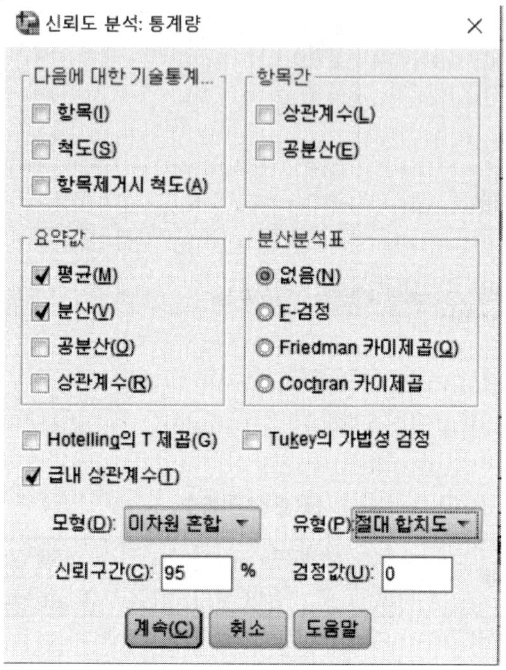

급내 상관계수

	급내 상관관계	95% 신뢰구간		실제 값 0(으)로 F 검정			
		하한	상한	값	자유도1	자유도2	유의확률
단일 측도	.977	.949	.990	85.886	24	25	.000
평균 측도	.988	.974	.995	85.886	24	25	.000

사람효과가 변량효과인 경우 일차원 변량효과 모형입니다.

다음은 폐활량계로 측정한 자료를 이용하여 기계의 신뢰도를 구하는 예이다. 폐활량계에서 FEV_1은 forced expiratory volume at 1 second로 최대로 호기를 시켰을 때 1초 동안 내뱉은 공기의 양을 의미한다. 어느 특정한 기계로 FEV_1을 3회 측정하였을 때 이 기계의 신뢰도를 구하려면 ICC(3,1)을 구하면 된다.

다음의 데이터에서 FEV1_1은 첫 번째 측정한 값, FEV1_2는 두 번째 측정한 값, FEV1_3은 3번째 측정한 값을 의미한다.

	FEV1_1	FEV1_2	FEV1_3
1	3.17	3.24	3.26
2	3.04	3.15	3.11
3	3.11	3.18	3.17
4	2.12	2.41	2.35
5	2.16	2.25	2.20
6	4.15	4.09	3.92
7	3.44	3.50	3.48
8	3.83	3.94	3.99
9	2.39	2.45	2.47
10	3.44	3.47	3.57
11	3.69	3.60	3.33
12	2.91	3.30	3.03
13	3.38	3.32	3.57
14	2.75	2.78	2.68
15	3.64	3.67	3.60
16	3.14	3.15	3.09
17	3.96	3.88	4.02
18	2.82	2.83	2.94
19	3.75	3.85	3.84
20	3.59	3.63	3.83
21	4.08	4.25	4.32
22	3.54	3.59	3.60
23	2.86	2.83	2.86
24	3.64	3.60	3.57
25	4.32	4.12	4.21
26	3.34	3.55	3.47
27	3.56	3.58	3.60
28	2.98	3.00	3.11
29	4.33	4.31	4.24
30	2.88	2.96	2.87
31	3.91	3.91	3.96

이 폐활량계의 측정신뢰도를 구하기 위해서는 ICC(3,1)을 구해야 한다. 왜냐하면 측정한 값이 한 번씩 측정한 값이기 때문이다.

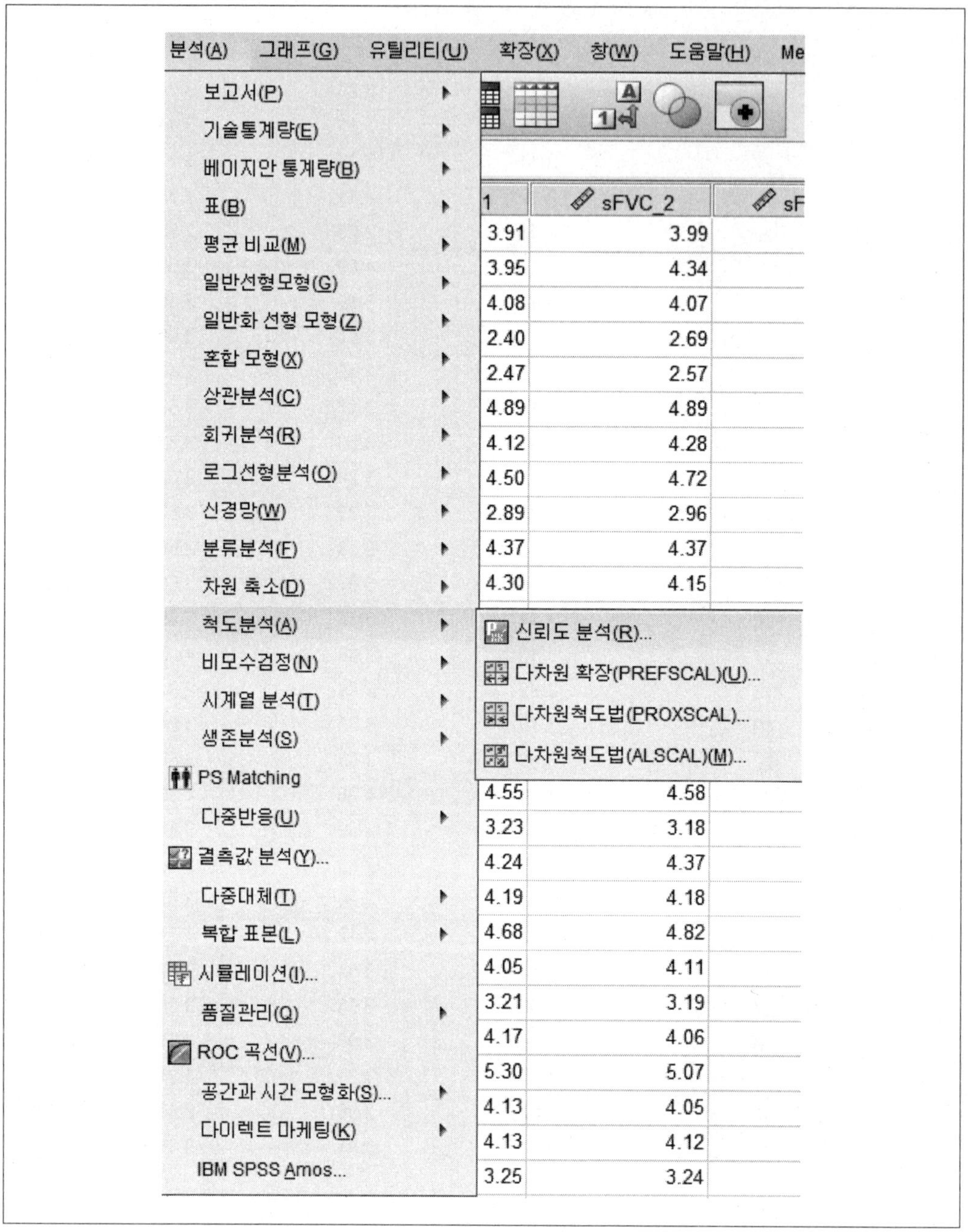
분석(A) 그래프(G) 유틸리티(U) 확장(X) 창(W) 도움말(H)
보고서(P)
기술통계량(E)
베이지안 통계량(B)
표(B)
평균 비교(M)
일반선형모형(G)
일반화 선형 모형(Z)
혼합 모형(X)
상관분석(C)
회귀분석(R)
로그선형분석(O)
신경망(W)
분류분석(F)
차원 축소(D)
척도분석(A)
비모수검정(N)
시계열 분석(T)
생존분석(S)
PS Matching
다중반응(U)
결측값 분석(Y)...
다중대체(T)
복합 표본(L)
시뮬레이션(I)...
품질관리(Q)
ROC 곡선(V)...
공간과 시간 모형화(S)...
다이렉트 마케팅(K)
IBM SPSS Amos...
신뢰도 분석(R)...
다차원 확장(PREFSCAL)(U)...
다차원척도법(PROXSCAL)...
다차원척도법(ALSCAL)(M)...
sFVC_2

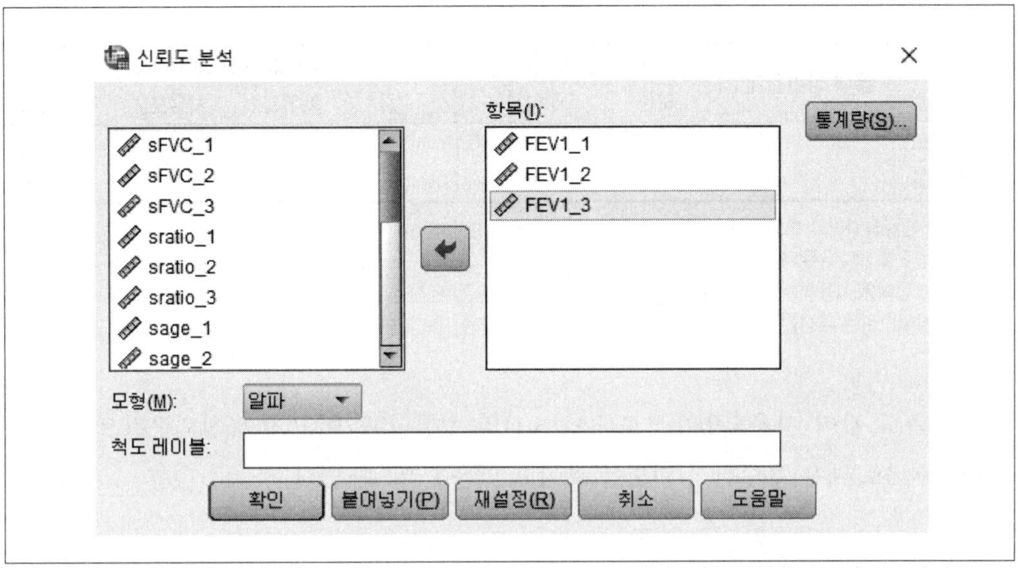

통계량을 클릭한다. 급내 상관계수를 클릭한다. 모형에서 이차원 혼합, 유형에서는 일치도를 클릭한다.

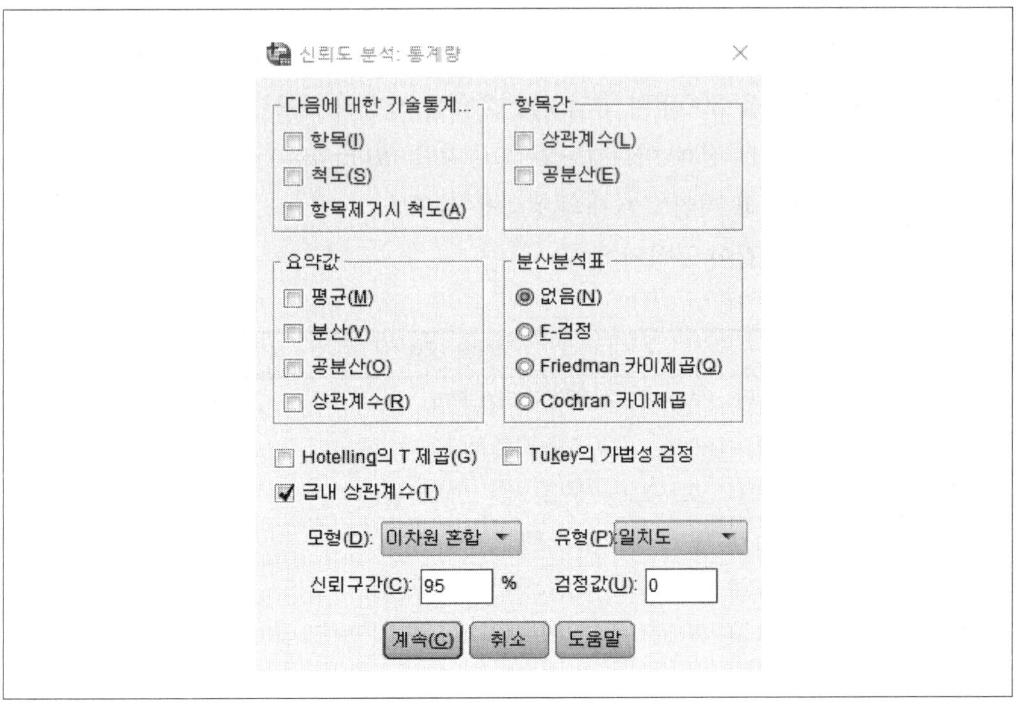

계속을 클릭한다. 확인을 클릭한다.

급내 상관계수

	급내 상관관계[b]	95% 신뢰구간		실제 값 0(으)로 F 검정			
		하한	상한	값	자유도1	자유도2	유의확률
단일 측도	.977[a]	.959	.988	128.614	30	60	.000
평균 측도	.992[c]	.986	.996	128.614	30	60	.000

사람효과가 변량효과이고 측도효과는 고정효과인 경우 이차원 혼합효과 모형입니다.

a. 상호작용 효과의 유무와 관계없이 추정량은 동일합니다.

b. 일치도 정의를 사용하는 유형 C의 급내 상관계수입니다. 측도 간 분산은 분모 분산에서 제외됩니다.

c. 다른 방법으로는 추정할 수 없으므로, 추정값은 상호작용 효과가 없다는 가정 하에 계산됩니다.

단일 측도 값이 사용되었으므로 ICC(3,1)의 값은 .977이고 95%신뢰구간으로 봐도 .959~.988로 매우 우수한 신뢰도를 보이고 있음을 알 수 있다.

2. 척도의 신뢰도 분석

일반적으로 설문지를 개발한 후에는 설문지에 대한 신뢰도를 크론바하 알파(Cronbach α)로 알아본다. 본 예에서는 게임중독에 대한 설문지를 이용하여 크론바하 알파를 구해보자. 게임중독 신뢰도.sav파일을 불러오기 하자. 이 데이터 파일에는 20개의 게임중독에 관한 문항을 300명의 응답자가 응답한 가상의 내용이 담겨있다. 응답자들은 각 문항에 대하여 1='전혀 아니다', 2='드물지만 있다', 3='가끔 있다', 4='자주 있다', 5='항상 그렇다'라고 리커트 형태의 응답을 하였다.

설문 문항은 다음과 같이 구성되어 있다.

변수명	문항 내용
v1	처음에 생각했던 것보다 더 오래 게임을 하게 된다.
v2	게임을 하느라고 집안(또는 학교) 일을 미룬 적이 있다.
v3	가족이나 친구들과 있는 것보다 게임을 하는 것이 더 즐겁다.
v4	게임을 하면서 새로운 친구를 사귀게 된다.
v5	게임을 너무 오래 한다고 주위 사람들에게 불평을 듣는다.
v6	게임을 하는데 시간을 많이 보내기 때문에 숙제나 공부를 제대로 하지 못하거나, 좋지 못한 성적을 받은 적이 있다.
v7	해야 할 일을 미루고 먼저 게임부터 하게 된다.
v8	게임 때문에 학교 공부가 소홀해지고 성적이 떨어졌다.
v9	사람들이 내게 주로 하는 게임이 몇 가지인지 물었을 때 사실보다 축소하여 말한 적이 있다.

v10	게임에 대한 기분 좋은 생각을 하면서 일상사의 괴로운 생각을 피한 적이 있다.
v11	다시 게임을 할 수 있을 때를 기다리게 된다.
v12	게임이 없는 세상은 지루하고 재미가 없을 것 같다.
v13	게임을 하는 도중 방해받았을 때 소리를 지르거나 화를 낸 적이 있다.
v14	밤새 게임을 하느라 늦게 잠이 든 적이 있다.
v15	게임을 안 할 때도 게임에 대한 생각으로 꽉 차 있거나 게임을 하고 있는 것을 상상해 본 적이 있다.
v16	게임을 할 때 "조금만 더 해야지"하면서 계속하게 된다.
v17	게임하는 시간을 줄이려고 노력했지만 결국 실패한 적이 있다.
v18	게임을 얼마나 오래 했는지를 남에게 숨긴 적이 있다.
v19	남들과 어울려 밖에 나가기보다 게임을 하며 시간 보내는 걸 선택한다.
v20	기분이 우울하고 긴장됐다가 게임을 한 후 괜찮아진 적이 있다.

메뉴화면에서 분석 → 척도분석 → 신뢰도 분석을 클릭한다.

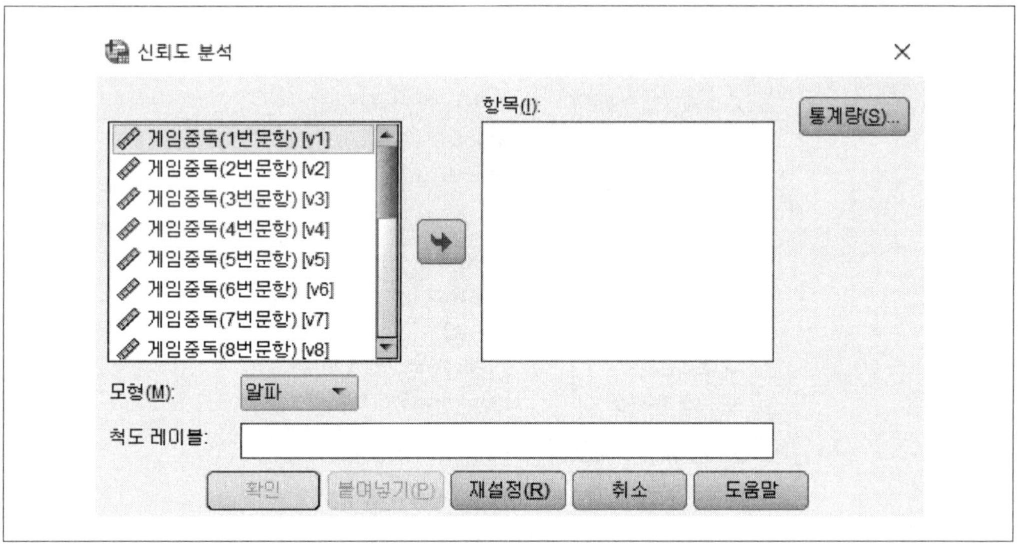

신뢰도 분석 대화상자에서 해당 변수들을 오른쪽 칸으로 이동시킨다.

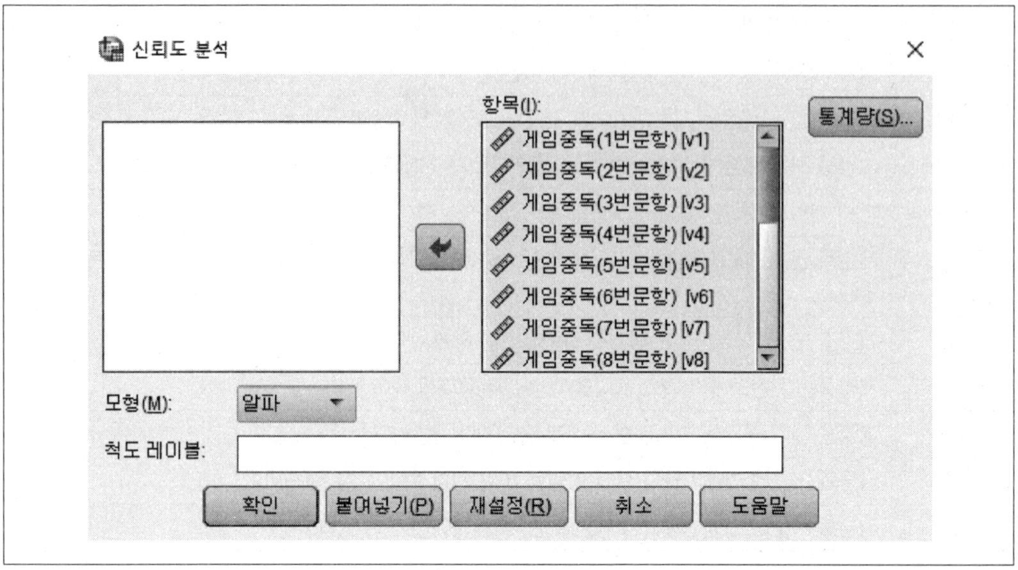

통계량을 클릭한다. 항목제거시 척도, 평균에 클릭하고 확인을 클릭한다.

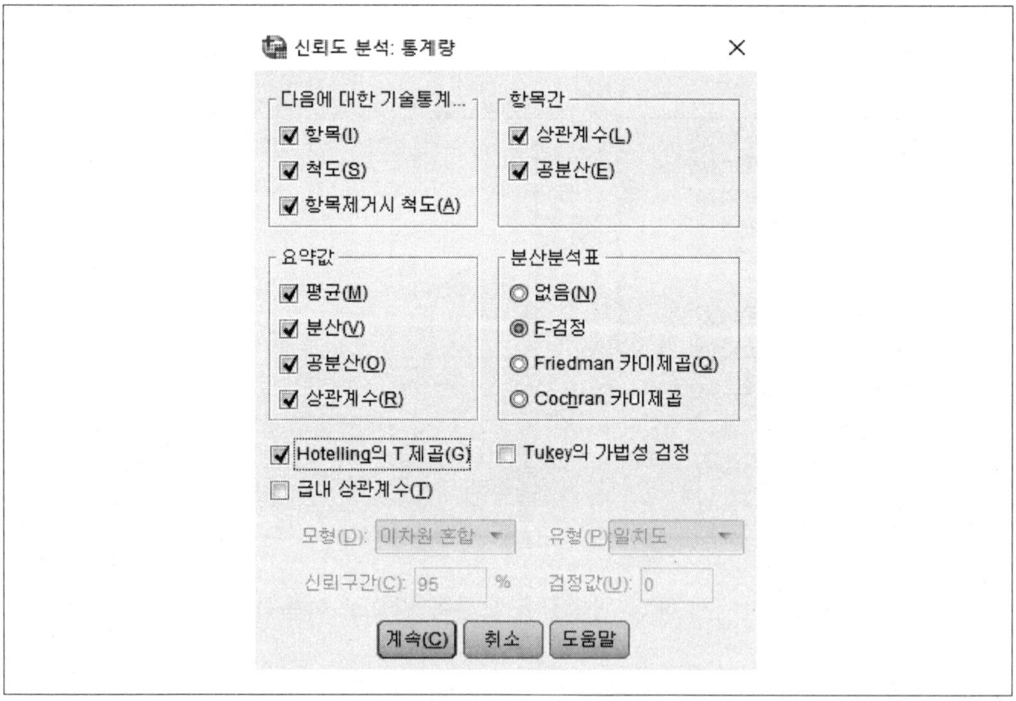

계속을 클릭한다. 확인을 클릭한다.

케이스 처리 요약

		N	%
케이스	유효	300	100.0
	제외됨[a]	0	.0
	전체	300	100.0

a. 목록별 삭제는 프로시저의 모든 변수를 기준으로 합니다.

신뢰도 통계량

Cronbach의 알파	표준화된 항목의 Cronbach의 알파	항목 수
.959	.959	20

300명의 케이스에 대하여 20개의 문항을 읽었으며, 크론바하 알파값이 0.959, 표준화된 크론바하 알파값은 0.959임을 알 수 있다. 일반적으로 크론바하 알파값이 0.6 이상이면 신뢰성이 있다고 본다. 그리고 각 개별문항에 대한 평균과 표준편차, 사례수가 제시되어 있다. 가장 표준편차가 큰 문항은 6번째 문항 "게임을 하는데 시간을 많이 보내기 때문에 숙제나 공부를 제대로 하지 못하거나, 좋지 못한 성적을 받은 적이 있다."임을 알 수 있다.

항목 통계량

	평균	표준화 편차	N
게임중독(1번문항)	2.7933	1.23384	300
게임중독(2번문항)	2.3733	1.16267	300
게임중독(3번문항)	1.6767	1.00772	300
게임중독(4번문항)	1.9900	1.18091	300
게임중독(5번문항)	1.8633	1.12049	300
게임중독(6번문항)	1.9500	1.19957	300
게임중독(7번문항)	2.2900	1.16207	300
게임중독(8번문항)	1.9467	1.14959	300
게임중독(9번문항)	1.4900	.91981	300
게임중독(10번문항)	1.7533	1.03734	300
게임중독(11번문항)	1.8333	1.05003	300
게임중독(12번문항)	1.8667	1.05480	300
게임중독(13번문항)	1.7000	.91987	300
게임중독(14번문항)	1.9900	1.12581	300
게임중독(15번문항)	2.0133	1.09108	300
게임중독(16번문항)	2.4133	1.13731	300
게임중독(17번문항)	1.9933	1.09726	300
게임중독(18번문항)	1.6533	.99824	300
게임중독(19번문항)	1.6567	.94963	300
게임중독(20번문항)	1.6233	.96846	300

20개 문항들끼리 항목간 상관행렬, 항목간 공분산 행렬을 보여준다. 이 표를 통해 상관관계가 높게 나오는 항목들은 어떤 것들이 있는지 확인한다. 상관관계가 높은 항목들끼리 요인분석을 통해 묶일 가능성이 높다.

항목간 상관행렬

	게임중독(1번문항)	게임중독(2번문항)	게임중독(3번문항)	게임중독(4번문항)	게임중독(5번문항)	게임중독(6번문항)	게임중독(7번문항)
게임중독(1번문항)	1.000	.772	.460	.499	.533	.547	.644
게임중독(2번문항)	.772	1.000	.560	.539	.632	.646	.729
게임중독(3번문항)	.460	.560	1.000	.483	.639	.562	.574
게임중독(4번문항)	.499	.539	.483	1.000	.565	.536	.538
게임중독(5번문항)	.533	.632	.639	.565	1.000	.692	.608
게임중독(6번문항)	.547	.646	.562	.536	.692	1.000	.677
게임중독(7번문항)	.644	.729	.574	.538	.608	.677	1.000
게임중독(8번문항)	.532	.623	.632	.529	.607	.738	.690
게임중독(9번문항)	.302	.394	.482	.399	.526	.453	.430
게임중독(10번문항)	.443	.570	.586	.465	.584	.667	.570
게임중독(11번문항)	.420	.511	.543	.473	.518	.572	.577
게임중독(12번문항)	.395	.433	.428	.498	.497	.555	.476
게임중독(13번문항)	.428	.496	.523	.438	.577	.508	.441
게임중독(14번문항)	.538	.629	.492	.551	.572	.599	.613
게임중독(15번문항)	.479	.544	.472	.473	.519	.560	.606
게임중독(16번문항)	.619	.596	.418	.504	.443	.542	.640
게임중독(17번문항)	.582	.663	.509	.625	.568	.653	.649
게임중독(18번문항)	.357	.466	.533	.462	.535	.449	.439
게임중독(19번문항)	.447	.562	.663	.552	.575	.572	.585
게임중독(20번문항)	.357	.419	.488	.441	.504	.519	.472

항목간 공분산 행렬

	게임중독(1번문항)	게임중독(2번문항)	게임중독(3번문항)	게임중독(4번문항)	게임중독(5번문항)	게임중독(6번문항)
게임중독(1번문항)	1.522	1.108	.572	.727	.738	.809
게임중독(2번문항)	1.108	1.352	.656	.740	.824	.902
게임중독(3번문항)	.572	.656	1.016	.575	.722	.679
게임중독(4번문항)	.727	.740	.575	1.395	.748	.759
게임중독(5번문항)	.738	.824	.722	.748	1.256	.930
게임중독(6번문항)	.809	.902	.679	.759	.930	1.439
게임중독(7번문항)	.923	.985	.673	.739	.792	.944
게임중독(8번문항)	.755	.833	.732	.719	.782	1.017
게임중독(9번문항)	.342	.422	.447	.433	.542	.499

게임중독(10번문항)	.568	.688	.612	.569	.679	.830
게임중독(11번문항)	.544	.624	.575	.587	.609	.721
게임중독(12번문항)	.514	.532	.455	.621	.587	.702
게임중독(13번문항)	.486	.530	.485	.475	.594	.560
게임중독(14번문항)	.747	.823	.559	.732	.721	.809
게임중독(15번문항)	.645	.691	.519	.609	.634	.733
게임중독(16번문항)	.868	.788	.479	.676	.565	.740
게임중독(17번문항)	.788	.845	.563	.809	.698	.859
게임중독(18번문항)	.440	.541	.536	.545	.598	.538
게임중독(19번문항)	.524	.620	.634	.619	.612	.652
게임중독(20번문항)	.427	.472	.476	.505	.547	.603

요약 항목 통계량을 보여준다.

요약 항목 통계량

	평균	최소값	최대값	범위	최대값/최소값	분산	항목 수
항목 평균	1.943	1.490	2.793	1.303	1.875	.101	20
항목 분산	1.171	.846	1.522	.676	1.799	.041	20
항목간 공분산	.628	.308	1.108	.799	3.590	.019	20
항목간 상관관계	.538	.295	.772	.477	2.618	.007	20

각 문항들의 평균의 평균, 분산의 평균, 문항들 간의 공분산 평균, 문항들 간의 상관계수의 평균에 대하여 여러 가지 기술통계를 보여주고 있다.

특정 문항이 삭제된 경우 그 변수를 제외하고 나머지 문항들로 구성되는 게임중독 척도의 평균을 보여주고 있다. 특정 항목이 삭제된 경우 크론바하 알파값이 많이 증가한다면 그 항목을 삭제할 것을 고려해 본다. 수정된 항목-전체 상관관계는 각 개별 문항과 그 문항을 제외한 나머지 문항들로 구성된 척도와의 상관계수를 의미한다.

항목 총계 통계량

	항목이 삭제된 경우 척도 평균	항목이 삭제된 경우 척도 분산	수정된 항목-전체 상관계수	제곱 다중 상관계수	항목이 삭제된 경우 Cronbach 알파
게임중독(1번문항)	36.0767	235.462	.662	.654	.957
게임중독(2번문항)	36.4967	233.435	.767	.744	.956
게임중독(3번문항)	37.1933	239.120	.703	.597	.957
게임중독(4번문항)	36.8800	236.266	.671	.507	.957
게임중독(5번문항)	37.0067	234.936	.752	.654	.956
게임중독(6번문항)	36.9200	232.020	.782	.706	.956

게임중독(7번문항)	36.5800	233.054	.779	.693	.956
게임중독(8번문항)	36.9233	232.767	.797	.704	.955
게임중독(9번문항)	37.3800	244.350	.586	.521	.958
게임중독(10번문항)	37.1167	236.832	.756	.690	.956
게임중독(11번문항)	37.0367	237.480	.725	.620	.956
게임중독(12번문항)	37.0033	239.515	.656	.536	.957
게임중독(13번문항)	37.1700	242.168	.664	.539	.957
게임중독(14번문항)	36.8800	235.718	.725	.599	.956
게임중독(15번문항)	36.8567	236.571	.723	.598	.956
게임중독(16번문항)	36.4567	236.229	.701	.659	.957
게임중독(17번문항)	36.8767	234.697	.777	.670	.956
게임중독(18번문항)	37.2167	240.418	.666	.615	.957
게임중독(19번문항)	37.2133	238.336	.777	.712	.956
게임중독(20번문항)	37.2467	240.648	.681	.627	.957

게임중독척도는 이미 신뢰도 검증과정을 거친 문항들로 구성되어 있으므로 전반적으로 크론바하 알파값이 0.95 이상으로 높게 나와 제거할 문항이 없어 보인다.

ANOVA

		제곱합	자유도	평균제곱	F	유의확률
개체 간		3917.397	299	13.102		
개체 내	항목 간	577.583	19	30.399	55.946	.000
	잔차	3086.867	5681	.543		
	전체	3664.450	5700	.643		
전체		7581.847	5999	1.264		

총 평균 = 1.9435

문항들 간에 평균차이가 있는지를 본 결과 $p=0.000$으로 $p<0.05$이므로 문항들 간에 차이가 없다는 가설을 기각한다.

Hotelling의 T제곱검정으로 문항들 간 평균의 동일 여부를 검정해 보아도 유의확률 $p=0.000$으로 0.05보다 작아서 문항들 간의 평균이 같다는 가설을 기각한다.

Hotelling의 T 제곱 검정

Hotelling의 T 제곱	F	자유도1	자유도2	유의확률
415.224	20.538	19	281	.000

참고문헌

강현철(2019). G*Power를 활용한 효과크기와 표본크기 계산. 자유아카데미

배현웅, 방성완(2013). R과 함께하는 판별분석과 로지스틱 회귀분석. 교우사

이충휘(2020). 물리치료사와 작업치료사를 위한 연구방법론, 6판. 계축문화사

이현실, 양지안(2017). SPSS/AMOS 논문통계분석 내비게이션. 한나래출판사

임시혁(2017). SPSS와 G*Power를 활용한 통계자료분석의 이해와 적용. 아카데미프레스

임회정(2014). Statistical Theory and Applications SPSS와 G-Power를 활용한 통계학 개론 및 응용. 전남대학교 출판부

Carter RE, Lubinsky J. Rehabilitation Research: Principles and Applications, fifth edition. Elsevier Inc, 2016.

Portney LG. Foundations of Clinical Research: Applications to Evidence-Based Practice, fourth edition. F.A. Davis, 2020.

Privitera GJ. Essential Statistics for the Behavioral Sciences, second edition. SAGE Publications Inc, 2019.

찾아보기

ㅎ

A

B

C

S

T

U

V

W

기타

저자 주요 약력

이 충 휘

경 력

1991~1992	연세의료원 신촌세브란스병원 물리치료사
1993	연세대학교 보건과학대학 재활학과 조교수
1994~1996	한국전문물리치료학회장
2000~2001	University of Flordia 방문교수
2002~	연세대학교 보건과학대학 물리치료학과 교수
2005~2007	한국전문물리치료학회장
2008~2009	East Carolina University 방문교수
2009~2012	연세대학교 원주캠퍼스 매지생활관장
2014.9~2016.8	연세대학교 원주캠퍼스 교육개발센터장
2016.3~2020.8	BK21+ 실버 운동건강 웰니스 전문인력 양성 사업팀장
2016.8~2020.1	연세대학교 미래캠퍼스 총무처장
2020.9~	BK21 4단계 지역사회 노인맞춤형 디지털 웰니스 케어를 위한 창의 혁신 인재 교육연구팀장

연구업적

저서: 물리치료학, 신경계 물리치료학, '전기치료학, 심호흡계물리치료학' 외 다수

논문: Difference in static and dynamic stability between flexible flatfeet and neutral feet. Gait & Posture. 2015;41:(2):546-550.

Psychometric Properties of the Korean Version of the "Patient Activation Measure 13" (PAM13-K) in Patients With Osteoarthritis. Evaluation & the Health Professions. 2015;38(2):255-264. 외 다수

https://yspt.yonsei.ac.kr/yspt/intro/faculty.do

물리치료사와 작업치료사를 위한

고급자료분석 값 18,000원

2021년 8월 10일 제1판 인쇄
2021년 8월 15일 제1판 발행

저 자 : 이 충 휘
발행인 : 주 영 일
발행처 : **계 축 문 화 사**

서울특별시 종로구 통일로12길 16-17
우편번호 : 03029
TEL : 735-2257 · 738-9746
FAX : 723-9025
E-mail : gyechuk@hanmail.net
홈페이지 : http://gyechuk.co.kr
1973. 10. 31 등록번호 제300-1973-8호
ISBN 978-89-5629-648-7 93510

* 이 책에 사용된 예제파일은 계축문화사 홈페이지(http://gyechuk.co.kr)의 자료실에서 내려받을 수 있습니다.